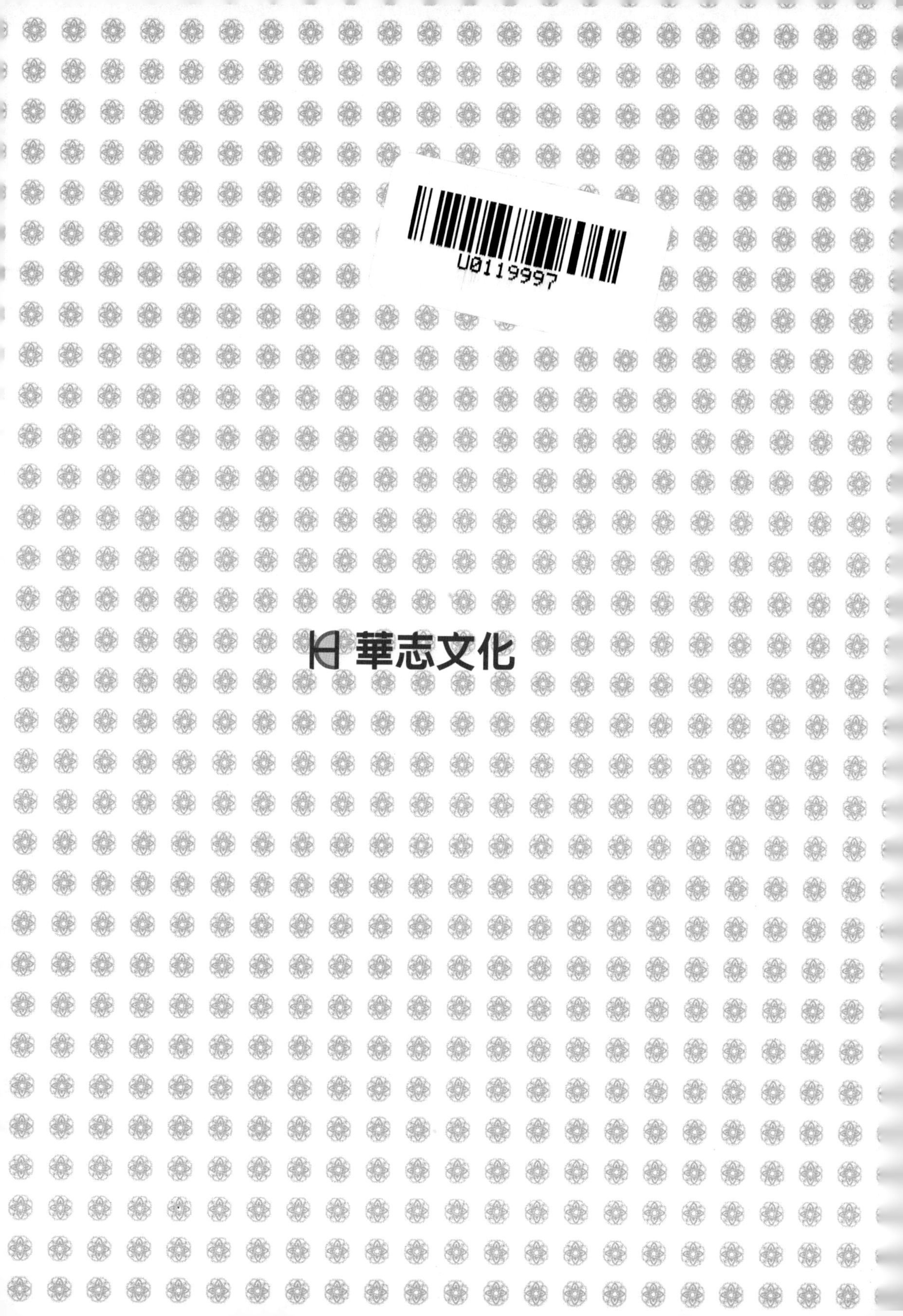
U0119997
華志文化

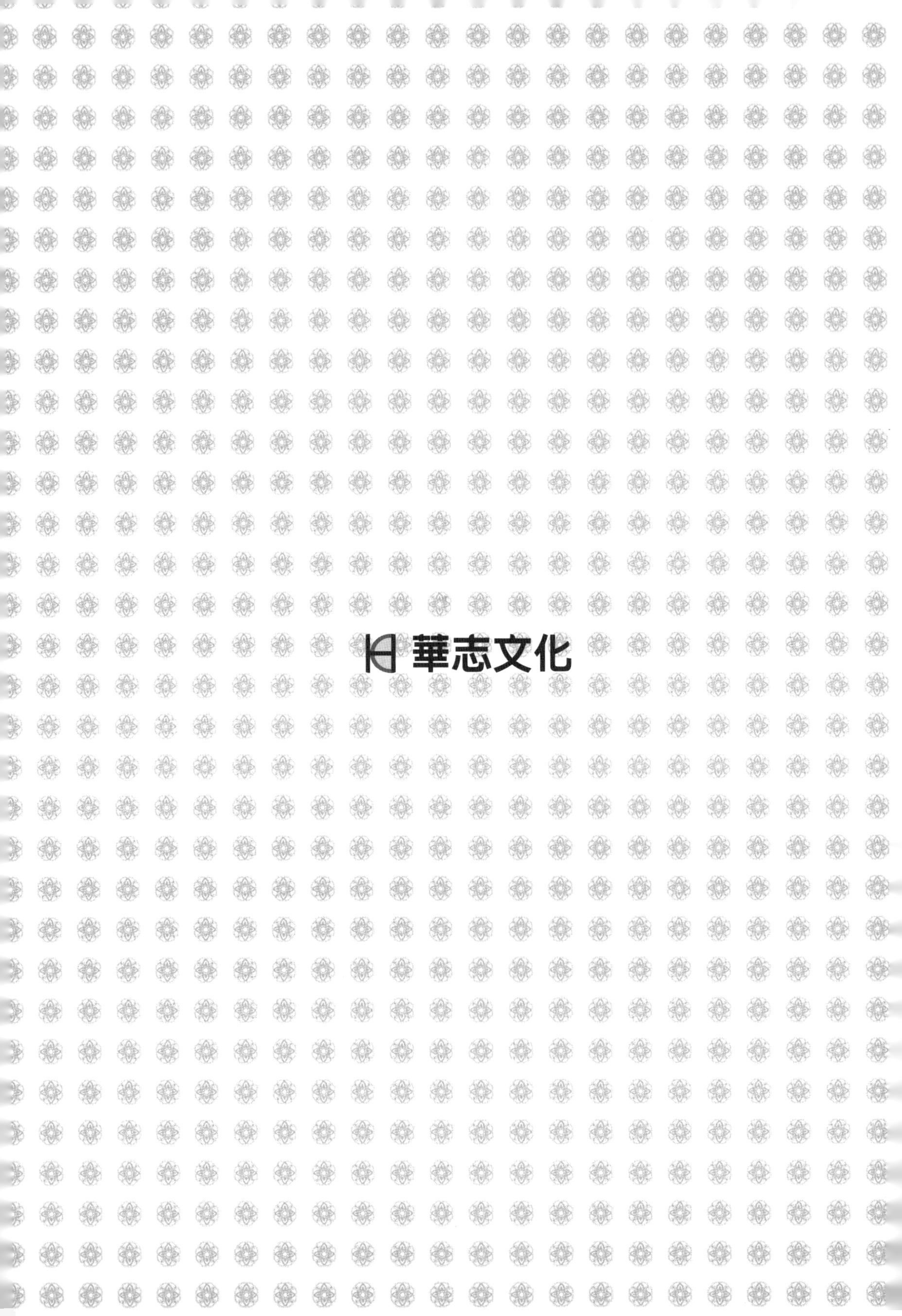
華志文化

很小很小的小偏方

女人煩惱一掃而光

不花錢少吃藥，一看就懂、一用就靈的小偏方

土曉明醫師◎編著

最古老、最齊全、最有效

專業中醫師多年精心收集

速查速用 省時、省力、省錢一用就靈

簡便易行 易找、易買、易用一看就懂

豐富實用 上百種常見病500個小偏方

想要美麗、健康並不難，很多調理方就在身邊。比如，妳發現妳的手皮膚很粗糙，那妳不妨將雞蛋液塗抹在手上；又如，痛經時用薑片艾灸肚臍，再喝一碗薑糖水，一會兒就好。或許妳半信半疑，但嘗試一次妳將暗自驚訝。小小的幾樣東西，竟然如此神效。

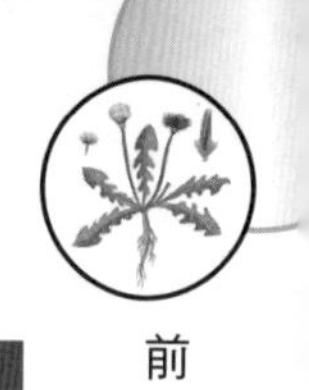

前言 Foreword

亮麗容顏，青春常駐，健康常存，這些似乎是每個女人的追求；但是，現實生活中，事倍功半甚至事與願違者不在少數，女性一生會碰到很多煩惱：

容顏，常因天氣、體質、環境等多種因素而出現乾裂、青春痘、斑點、毛孔粗大、皺紋、粗糙等問題；體型，常常會因為自己的懶惰、體內內分泌失調等因素，而變得臃腫、肥胖、不勻稱；健康常受到婦科疾病的困擾，再加上女性特殊時期的到來，更讓身體在不自覺中出現各式各樣的問題。

該怎麼辦？有的全交給了美容院，希望在一手交錢之後，換得姣好容顏；有的看看說明書聽聽介紹就自作主張買了一堆名貴的化妝品，希望能留住青春容顏；有的奔走在醫院、藥店之間，吃藥如吃飯；還有的……這些方法不是說沒有一點好處，或有的還能有「立竿見影」的效果，但多數是激素刺激下的「曇花一現」，接下來將是更大的麻煩。

想要美麗、健康並不難，很多調理方就在身邊。比如，你發現你的手皮膚很粗糙，那你不妨將雞蛋液塗抹在手上，等它乾後，用手輕輕一搓，再洗乾淨手，你會發現不但皮膚好了，而且還緊致了許多。再比如，痛經讓你花容失色，忍著痛，你也得爬起來，用薑片艾灸肚臍，然後再喝一碗薑糖水，一會兒你就能感到小肚子暖呼呼的，痛經的毛病消失了。或許你置若罔聞，或許你半信半疑，但嘗試一次，相信你將暗自驚訝。小小的幾樣東西，生活中信手拈來，竟然如此神效。

對，這就是小偏方的魅力所在。它能用日常生活中最常見的食材、方法、運動，讓你的身體更健康起來。以此為切入點，我們特別編寫了《很小很小的小偏方—女人煩惱一掃光》，本書從美容養顏、瘦身美體、抗衰防老、疾病防治、孕產保健、情緒調理、生活調養七大角度，將女性日常

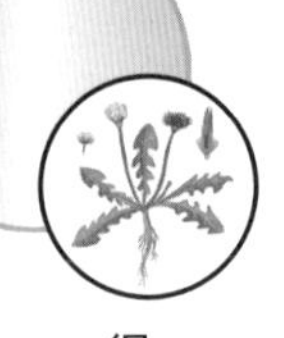

生活中的種種「煩惱」集中起來，並特別針對被大眾廣泛使用、被驗證有效的「小偏方」加以搜羅，每一個小偏方都由一個醫例引出，用以說明病因、病症表現，揭示用方的方名、原料、製用法、功效等，搭配偏方治療，其間穿插一些診治過程中的注意事項和說明。

此外，為了提供更全面性的療效方法，專門設置「專家推薦方」，再配以相應的「增效食療方」或「增效經穴方」等 ，使得療治方法更豐富，療效自然更有保障。

女人就要對自己好點，但請記住：不是貴就好，買東西是如此，養顏塑身、呵護健康也一樣。要過優質生活，讓「小偏方」守護你的健康、美麗，還你一段優雅、自然、清爽的生活。

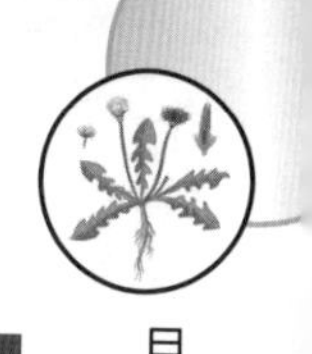

目錄 Contents

第一章 婦科小偏方

第二章 經期小偏方

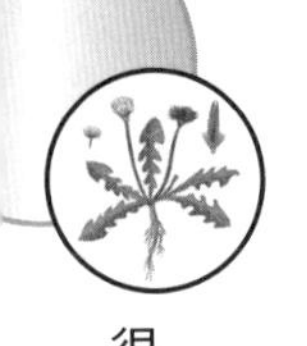

第三章 孕產小偏方

第四章 塑身小偏方

第五章 美容小偏方

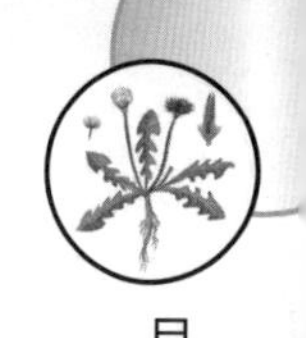

第六章 抗衰小偏方

第七章 起居小偏方

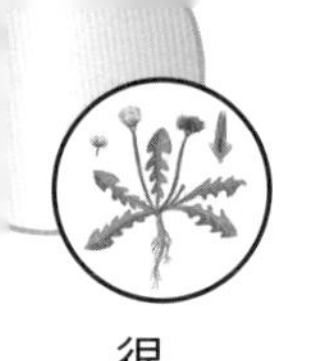

第一章

婦科小偏方

俗話說，做人難，做女人更難，大凡是女人，不管你是妙齡少女，還是職業女性，或者已經步入中年，不管你平時保養得多麼好，一輩子多多少少都要接觸婦科病，從而影響到自身的健康與美麗。為了成就一生的美麗，永葆青春的活力，不妨利用偏方知識，為自己的美麗把脈，給自己的健康開處方，將疾病從你身邊趕走，讓自己的美麗不受侵擾。

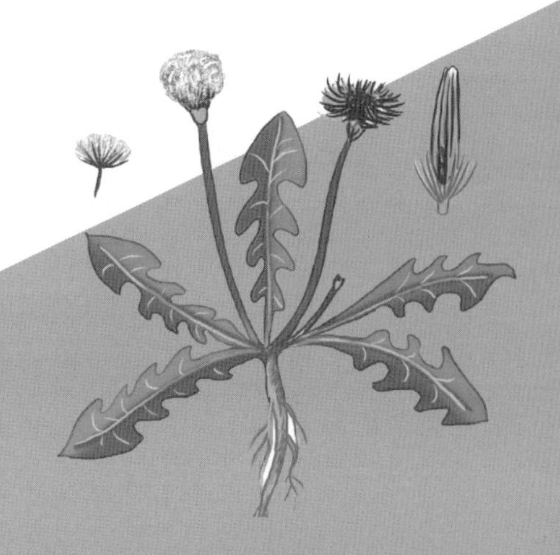

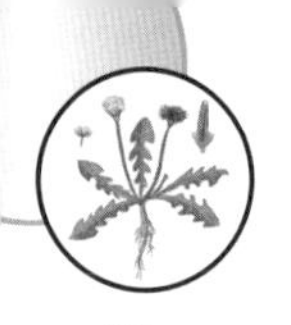

1 內調外洗，小小本草治療陰道炎

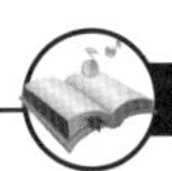

患者小檔案

症狀：外陰瘙癢，白帶多。

實用小偏方：取茵陳、苦參各30克。將上藥擇淨，放入藥罐中，加入清水適量，浸泡5～10分鐘後，水煎取汁，放入浴盆中，先薰蒸後坐浴，再足浴。每晚臨睡前熏洗1次。初起者2～7次，即能見效，病程長者7～15次見效。

聽老婆說起，他們同事今年「計畫」生育一個寶寶。可以說夫妻倆都做了各方面的準備工作，其中最為重要的一項就是天天洗私處。結果，出乎他們意料的是，女性一方在孕前檢查中，被查出了好幾種陰道病菌。她鬱悶極了：為使寶寶降生的「路上」有「衛生保障」，從三個月前，她就盡心盡力地天天用洗液為寶寶清洗「跑道」了，為什麼還會出現「故障」呢？

注重衛生，保護陰道，要天天「洗」一下，結果事與願違，病菌更易找上門，聽起來有那麼點「喝水都塞牙縫」的倒楣感，但其實，看似偶然後面卻隱藏著健康傷害的必然。女性的陰道本來就是一個存在細菌的地方，而且這個菌群它是平衡的，互相抑制的。如果採用醋、水、抗菌劑等洗液成分進行天天沖刷，那麼，在把有害細菌沖洗出陰道的同時，保護人體的細菌也被同時沖刷得一乾二淨，酸性環境遭到毀滅性的破壞，自然陰道也就無法實現自我保護了。在此提醒廣大女性朋友，不要想當然地認為，清潔衛生，勤洗勤換，肯定錯不了。

中醫學講究辨證治療陰道炎，認為辨證使用中醫內服藥物的話，提高患者機體的免疫能力，對於陰道炎的治療會有很大的幫助，特別是對於反反覆覆發作的患者，能夠減少復發的機率。這裡推薦一則內服方，方用知柏地黃湯加減。

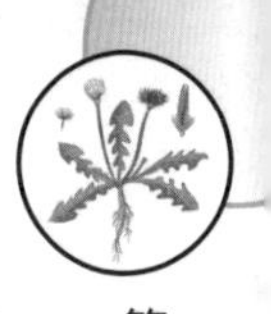

具體做法：蒲公英20克，山藥、旱蓮草各15克，熟地、萸肉、澤瀉各12克，水煎2次，早晚分服。每日1劑。以上藥材在普通中藥店都能買到，常服此方，具有滋陰益腎、清熱止帶的功效。陰虛火旺者，熟地改為生地，尿頻尿痛者加鹿含草15克；帶下穢臭者，加龍膽草6克，粉萆薢12克，因瘙癢影響睡眠者加酸棗仁10克，夜交藤10克；滴蟲性陰道炎加百部10克，苦參10克；真菌性陰道炎加黃芩10克，虎杖30克。

除了內服方劑，中醫還有一則治療陰道炎的外用方劑。

具體做法：取茵陳、苦參各30克。將上藥擇淨，放入藥罐中，加入清水適量，浸泡5～10分鐘後，水煎取汁，放入浴盆中，先薰蒸後坐浴，再足浴。每晚臨睡前熏洗1次。初起者2～7次，即能見效，病程長者7～15次見效。治療期間，暫停房事，忌辛辣刺激性食物。

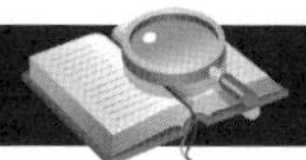

專家推薦方

增效食療方

馬齒莧飲

【具體做法】鮮馬齒莧45克，蜂蜜適量。將鮮馬齒莧洗淨，用溫水浸泡10分鐘，洗淨，撈出，切成小段，用攪拌機攪爛，榨取鮮汁，加入蜂蜜，再放入砂鍋中，燉煮30分鐘即成，每日1劑，分2次飲用。

【功效】清熱祛濕。緩解陰道炎引起的瘙癢症狀。

蒜泥鯉魚

【具體做法】鯉魚1條，大蒜1頭，低鈉鹽、雞精粉、香油各少許。將鯉魚去內臟、洗淨，大蒜去皮，一同放入鍋中，加適量清水，同煮至魚肉熟爛，加入低鈉鹽、香油等調料調味，即可食用，每週1～2次。

【功效】殺菌消炎。緩解陰道炎不適症狀。

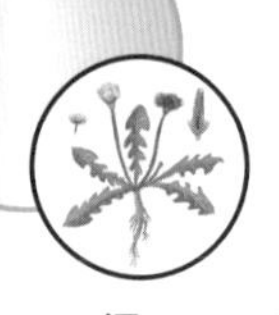

槐花薏仁冬瓜粥

【具體做法】槐花6克，薏仁25克，冬瓜仁15克，白米70克。先將槐花、冬瓜仁水煎，去渣取汁，再加入白米、薏仁同煮成粥即可，每日1次。

【功效】清熱祛濕，止癢消炎。輔助治療陰道炎。

雞冠花鮮藕汁

【具體做法】鮮雞冠花200克，鮮藕汁150CC，白糖適量。將鮮雞冠花洗淨，放入砂鍋中，水煎3次，每次約25分鐘，分別濾出後，再合併煎液調勻，再倒入奶鍋中，小火慢燉，加入鮮藕汁，熬煮至黏糊狀，加入白糖調勻即成。每日1劑，分3次服完。

【功效】祛濕排毒，健脾養胃。輔助治療陰道炎。

增效足浴方

透骨草蒲公英足浴方

【具體操作】取透骨草15克，蒲公英、馬齒莧、地丁、黃芩、防風、羌活、艾葉各10克，甘草5克。將上藥擇淨，放入藥罐中，加入清水適量，浸泡5～10分鐘後，水煎取汁，放入浴盆中，先薰蒸後坐浴，再足浴。每日2～3次，每次10～30分鐘，每日1劑，連續5～7天。

【功效】解毒祛風，止癢利濕，治療陰道炎。

黃柏蒼朮足浴方

【具體操作】黃柏25克，蒼朮10克，藿香葉12克，明礬8克。將上藥（除明礬）擇洗乾淨，放入藥膳中，加清水適量，浸泡5～10分鐘後，水煎取汁，加入明礬混合調勻，放入患者專用浴盆中，先薰蒸，然後坐浴，再足浴。每日1劑，每日2～3次，每次15～30分鐘，7天為1療程。

【功效】利濕殺蟲。治療滴蟲性陰道炎。

百部苦參足浴方

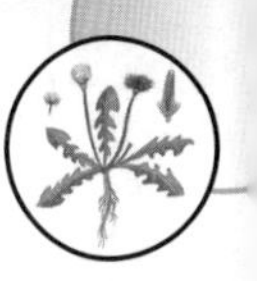

【具體操作】百部10克，苦參8克，明礬、川椒、蛇床子各6克。將上藥（除明礬）擇洗乾淨，放入藥罐中，加清水適量，浸泡5～10分鐘，水煎取汁，加入明礬，混合調勻，放入患者浴盆中，先熏洗，再坐浴片刻，最後足浴（若水溫不熱，可加適量開水）。每日1劑，每日2～3次，每次10～30分鐘，10天為1個療程。

【功效】殺蟲止癢。治療陰道炎，若陰部皮膚有破潰，則去川椒。

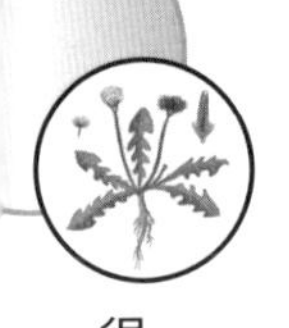

2 補氣益氣粥，輕鬆調治陰道鬆弛

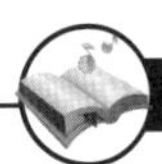

患者小檔案

症狀：陰道鬆弛、患有陰吹。

實用小偏方：取紅棗3枚，黃耆20克，黨參10克，升麻5克，白米80克，將上述前4味藥共煎成濃汁，米淘洗乾淨，與藥汁同煮成粥，每天服用1次。可緩解胃氣下陷，治療陰吹。

劉利是我認識多年的好朋友，前幾個月，她剛生完孩子。可是，煩心的事又來了，在一次和丈夫同房的過程中，奇怪的事情發生了。隨著進入狀態，陰道處居然發出了響聲，好像有氣體跑了進去一樣，令人尷尬。開始老公還安慰自己，說過段時間身體恢復了，就會好。但過去快一個月了，情況還未好轉，夫妻間感情也開始逐漸冷淡起來，劉利很著急。於是，打電話找我求救。

聽了劉利的訴說，我懷疑她可能是產後後遺症，患上「陰吹」。

什麼是「陰吹」？其實，就是陰道鬆弛症。正常情況下，婦女的陰道前後壁是緊密貼合在一起的，外界的空氣無法進入陰道，但女性生產後陰道肌肉由於過度擴張可能形成空腔，這樣外界的空氣就容易進入陰道，聚集在陰道最深處。當患者起身或用力做腹部運動時，腹壓就可能將氣體壓出，造成「陰吹」現象。一般來說，這種陰道鬆弛會隨著產婦身體的恢復而漸漸消失，但如果久久無法改善，就必須及時進行鍛鍊了。最好的鍛鍊法就是排尿鍛鍊法。做法很簡單，就是在每次小便的時候，不要一次性排完，而是用意念控制肌肉，一下一下地排，每次小便停上4～5下，每天進行2～3次，持續1個月，陰道鬆弛症狀就會有明顯改觀。

此外，胃氣下陷、氣血虛弱時，女性也容易患上「陰吹」。因此我還給劉利開一個食療方，叫補氣益氣粥。

具體做法：取紅棗3枚，黃耆20克，黨參10克，升麻5克，白米80克，

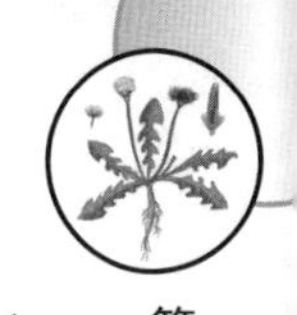

將上述前4味藥共煎成濃汁，米淘洗乾淨，與藥汁同煮成粥，每天服用1次。可緩解胃氣下陷，治療陰吹，促進陰道附近肌肉的恢復。

劉利聽後，用這兩種方法持續使用了1個月，陰吹的毛病逐漸開始好轉，但為了能達到孕前的狀態，我讓她再繼續做一段時間，然後去醫院做一個婦科體檢，這對她的身體健康是大有幫助的。

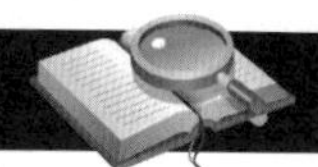

專家推薦方

增效食療方

五仁粥

【具體做法】桃仁、杏仁、鬱李仁、柏仁各10克，核桃仁30克，香蕉2根，白米100克。將上述5種果仁搗碎，香蕉切碎，和米一同加水適量煮粥，代早餐食。

【功效】可緩解胃氣下陷，治療陰吹，促進陰道附近肌肉的恢復。

黃耆黨參排骨

【具體做法】黃耆5克，黨參3克，八角1克，排骨300克，蔥段、薑片、米酒、豆腐乳、醬油、冰糖各適量，太白粉少許。將排骨洗淨，剁成小塊，放入盆中，加入鹽、米酒醃漬10分鐘，放入油鍋中炸成金黃色，備用；將黃耆、黨參、八角放入砂鍋中，加2小碗水以小火煎煮20分鐘，再加入蔥段、薑片、豆腐乳、醬油、冰糖等，轉大火煮沸，調成濃汁，放入炸好的排骨，稍燉煮片刻，用太白粉勾芡即成。

【功效】補虛升陽，益氣養血，調補胃氣。治療陰吹，促進陰道附近肌肉的恢復。

西洋參甲魚湯

【具體做法】西洋參10克，紅棗4枚，枸杞5克，無花果7顆，甲魚400克，

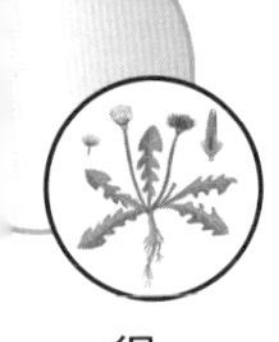

低鈉鹽少許。甲魚血放淨，並與適量清水一同放入鍋內加熱至水沸，撈出去表皮，去內臟洗淨，剁成小塊；西洋參、無花果、紅棗分別洗淨；砂鍋中加適量清水，燒沸，加入上述食材，大火煲開後，轉小火煲2小時，加低鈉鹽調味即可。

【功效】補氣養陰，清火祛燥，健脾養胃。可治療胃氣下陷導致的「陰吹」。

運動療方

【具體操作】靠床沿仰臥，臀部放在床沿，雙腿挺直伸出懸空，不要著地，雙手把住床沿，防止下滑，雙腿合攏，慢慢舉起，向上身靠近，雙膝伸直，當雙腿舉至身軀的上方時，用雙手扶住雙腿，使之靠向腹部，之後再慢慢將雙腿放下，使之恢復原來的姿勢。如此反覆6次為1組。

【功效】持續鍛鍊可改善陰道鬆弛狀態，有效緩解房事時發生「陰吹」症狀。

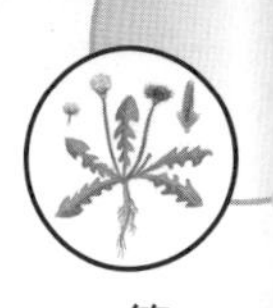

3 黃豆豬肝湯，陰道乾澀的「潤滑劑」

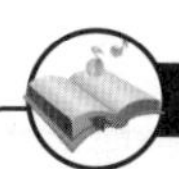

患者小檔案

症狀：陰道乾澀。

實用小偏方：黃豆150克，豬肝100克，低鈉鹽、薑片、蔥末、香油各適量。將黃豆預先浸泡清水中4～8小時，泡發後撈出洗淨，備用。再將豬肝洗去血水，切成薄片，與黃豆一同放入砂鍋中，加適量清水，大火煮沸，去浮沫，轉小火，放入低鈉鹽、薑片、蔥末，燉約1小時，熟爛後淋上幾滴香油拌勻，即食。每週1～2次，連用4～5週。

韓大姐最近非常煩惱，因為她與老公性愛時經常會遭遇尷尬。雖然很努力地讓自己進入狀態，可就是力不從心，每次都沒能配合得很好，在性交時還會覺得有點疼痛，老公也覺得不舒服。於是，為了能更好地進行，她只好使用陰道潤滑劑，不過，借助工具實現性生活，心裡總感覺不自在，於是便來診所尋求幫助。

我告訴韓大姐，引起陰道乾澀的常見原因有兩個：一是體內性激素分泌不足，尤見於臨近停經期的中老年女性；二是與體內維生素B_2缺乏有關。維生素B_2又叫核黃素，身體內缺乏這種成分的話，會導致皮膚黏膜受損、細胞代謝失調，不僅皮膚會感覺乾澀，而且體內也會感到乾燥，致使陰道內分泌物減少，變得不濕潤。

要想陰道濕潤，平時可以多吃一些富含維生素B_2的食物，如芹菜、橘子、柳丁、奶類及乳製品、動物肝臟和腎臟、蛋黃、鱔魚、胡蘿蔔、香菇、紫菜等。乾澀症狀比較嚴重者，可按時適量服用維生素B_2片，每天3次，每次10毫克，直至症狀改善後停藥。根據韓大姐的情況，我給她推薦了一個食療方—豬肝黃豆湯。

具體做法：黃豆150克，豬肝100克，低鈉鹽、薑片、蔥末、香油各適量。將黃豆預先浸泡清水中4～8小時，泡發後撈出洗淨，備用。再將豬肝

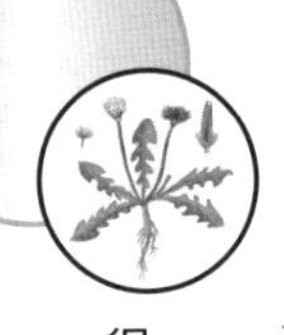

洗去血水，切成薄片，與黃豆一同放入砂鍋中，加適量清水，大火煮沸，去浮沫，轉小火，放入低鈉鹽、薑片、蔥末，燉約1小時，熟爛後淋上幾滴香油拌勻，即食。每週1～2次，連用4～5週。

此湯中，豬肝富含維生素B_2，能產生增加體液，潤滑陰道的功效，而黃豆中富含大豆異黃酮，能夠與女性體內的雌激素受體相結合，對雌激素產生雙向調節的作用，長期食用黃豆豬肝湯除了改善陰道乾澀的症狀，對調治更年期綜合症引起的潮熱汗出、心慌憂鬱等症狀也有幫助。此外陰道乾澀的女性朋友，不妨每天早晚飲用豆漿，有明顯效果。

韓大姐聽了我的建議，回家照這個方劑服用了3週，果然有效果，發簡訊告訴我，她現在已經可以不用潤滑劑幫助進行房事了，而且皮膚也開始滋潤起來。

溫馨提醒

陰道乾澀的女性朋友，要避免做陰道沖洗，日常清潔外陰用清水就可以了。正處在更年期的女性，可在醫生指導下適量補充雌激素來保持陰道濕潤。

專家推薦方

增效食療方

芹菜炒雞雜

【具體做法】一隻雞的雞雜（包括雞心、雞肝、雞胗、雞腸等），香芹200克，泡椒、泡薑各25克，蒜2瓣，生抽（醬油的一種）、料理酒、澱粉、豆瓣醬各適量。新鮮雞雜切成小塊，用1湯匙生抽、1茶匙澱粉抓勻稍醃；芹菜去老葉洗淨切成4公分左右的段；泡椒斜切成段、泡薑、大蒜切片待用；炒鍋燒熱油下豆瓣醬炒香，炒出紅油，下薑、蒜和泡椒炒香，下雞雜炒斷生，加料理酒翻炒，下芹菜翻炒幾下，加入少許低鈉鹽調味，再

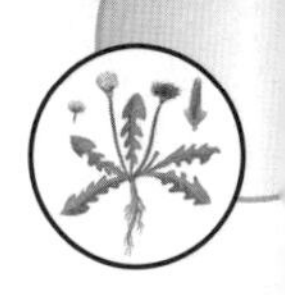

炒1分鐘即成。

【功效】雞雜與芹菜中富含維生素B_2，可滋潤皮膚，使陰道濕潤，緩解房事中陰道乾澀症狀。

柳丁汁

【具體做法】柳丁1個，蜂蜜適量。將柳丁切成兩半，去皮，再切成小塊，放入榨汁機中，榨成汁，濾入杯中，加入蜂蜜調勻即成。

【功效】柳丁中富含維生素C、維生素B_1、維生素B_2，可補充體內每日所需維生素，搭配蜂蜜，可為身體補充水分，滋潤皮膚，緩解陰道乾澀症狀。

香菇油菜

【具體做法】小油菜10棵，香菇5朵，低鈉鹽、醬油、太白粉各少許。小油菜擇洗乾淨，瀝乾水分，香菇用溫水泡發，去蒂，擠乾水分，切成小丁；炒鍋燒熱，倒入油燒熱，放入小油菜，翻炒幾下，下香菇，翻炒至香菇出水分，加入低鈉鹽、醬油翻炒至熟，聞到香菇特有的香氣後，加入太白粉勾欠，可放些許雞精粉調味即成。

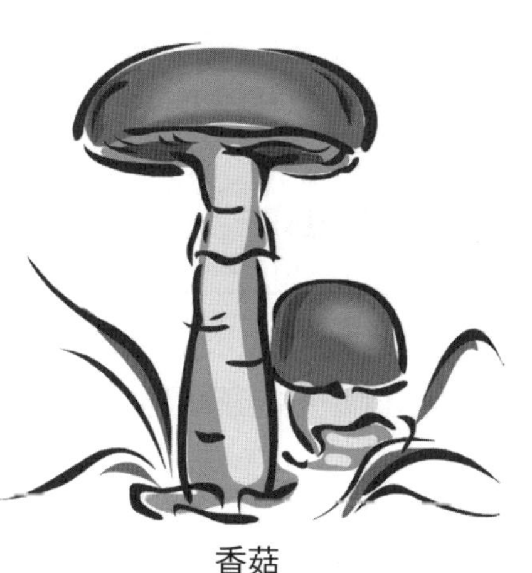

香菇

【功效】油菜含有大量胡蘿蔔素和維生素C，有助於增強機體免疫能力，搭配香菇可降低血脂、解毒消腫、滋潤皮膚，緩解陰道乾澀症狀。

情侶瑜伽方

情侶瑜伽激性式

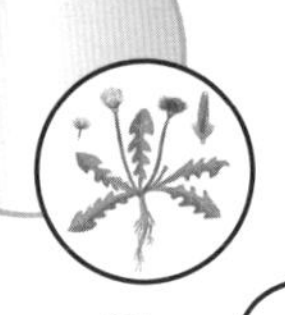

【具體操作】男女面對面站立，背部挺直，雙手高高舉起，做向前擁抱式貼近身體。加深身體之間的摩擦，然後鬆開，面對面彎下腰，將彼此之間的面頰相貼，做親密式，保持3～5次呼吸。

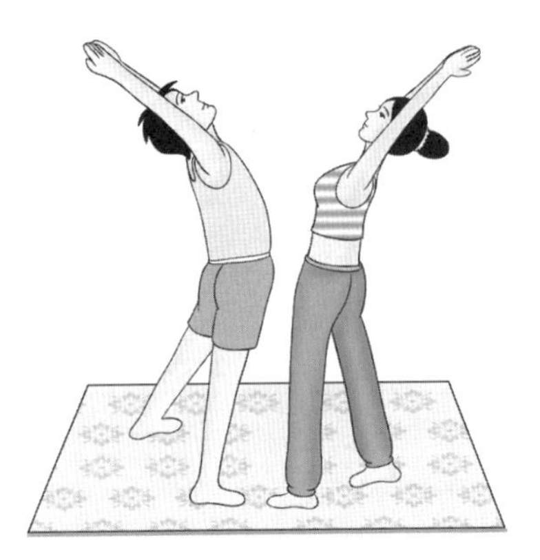

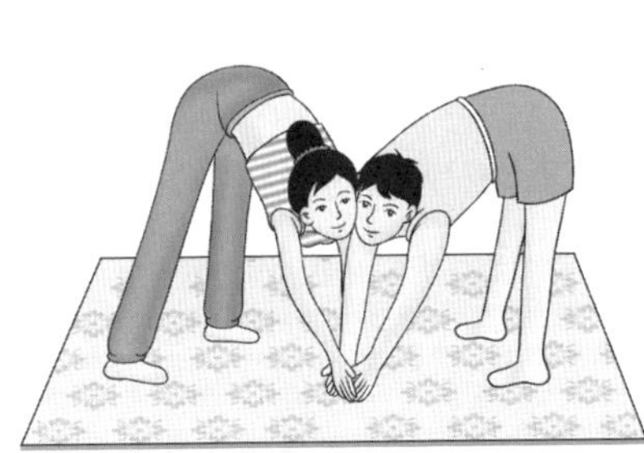

【功效】增進夫妻的配合能力，可作為房事的前戲，增加體內雌性激素分泌，促使陰道濕潤。

情侶魚式

【具體操作】男士緩緩仰臥，女士將腰部放在男士雙膝間，上身慢慢向後傾，兩臂緩緩向頭頂伸展。男士用雙手托住女士腰上部，調息3～5分鐘。

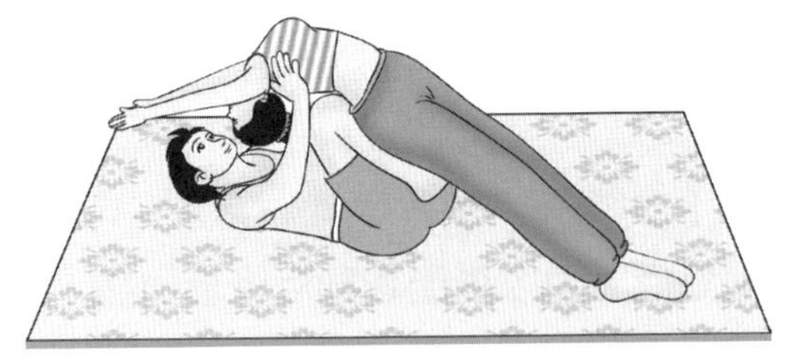

【功效】增進夫妻的配合能力，可作為房事的前戲，增加體內雌性激素分泌，促使陰道濕潤。

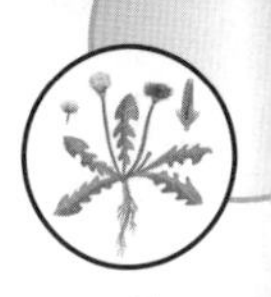

4 「私密」運動，治療慢性骨盆腔炎

患者小檔案

症狀：腰部痠痛，精神疲乏，帶下似膿、有穢味。

實用小偏方：常做骨盆底肌肉鍛鍊，患者躺在床上，全身放鬆，有意識地收縮陰道和肛門處的肌肉。每次收縮時，保持收緊動作3秒鐘，然後放鬆3秒鐘，再繼續，連續做15～20分鐘，每天1次，持續1個月為1個療程。

近年來，女性中患上骨盆腔炎的不在少數，尤其是職業女性，工作壓力大，時間緊，身心均處於疲憊不堪的狀態，每天根本沒有太多空閒的時間，可以關注自己的健康，這也就造成骨盆腔炎發病機會，此病在女性的疏忽中，慢慢蔓延開來。

最近凌雪常感覺腰痠、小腹墜痛，一開始以為是穿高跟鞋所致，可是換了平跟鞋後，仍感覺腰部痠痛得好像快斷了，而且小便頻繁，不到兩個小時就想上洗手間。到醫院檢驗後發現，白血球在正常值範圍內偏高，有婦科感染，白帶清潔度是「＋＋＋」，她原本以為只是輕微的陰道炎，沒想到醫生開出慢性骨盆腔炎的診斷書。但是，她和老公最近都比較忙，房事品質不高，次數也少了，怎麼還會得慢性骨盆腔炎呢？

骨盆腔炎是指女性上生殖道及其周圍組織的炎症，主要包括子宮內膜炎、輸卵管炎、輸卵管卵巢膿腫、骨盆腔腹膜炎。它主要表現為下腹部不適，有墜脹和疼痛感覺，下腰部痠痛，月經和白帶量增多，可患有疲乏、全身不適、失眠等症。在勞累、性交後、排便時及月經前後症狀加重，給患者的生活帶來了極大的困擾。

雖然在確診病情後，醫生給她開了婦科千金片，但起效很慢。她也知道骨盆腔炎很難治，但還是希望我能告訴她一些輔助治療的辦法。

聽了她的訴說，我推薦她做「縮陰提肛功」，她聽後非常詫異，我只

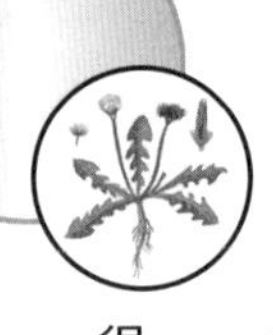

好向她解釋，「縮陰提肛功」就是骨盆底肌肉鍛鍊。

具體做法：躺在床上，全身放鬆，有意識地收縮陰道和肛門處的肌肉。每次收縮時，保持收緊動作3秒鐘，然後放鬆3秒鐘，再繼續，連續做15～20分鐘，每天1次，持續1個月為1個療程。初學者可能會犯一個毛病，就是把屁股和大腿的肌肉收縮起來，這樣陰道、肛門反而沒有動，但只要慢慢熟練，稍微注意一下，就能克服。

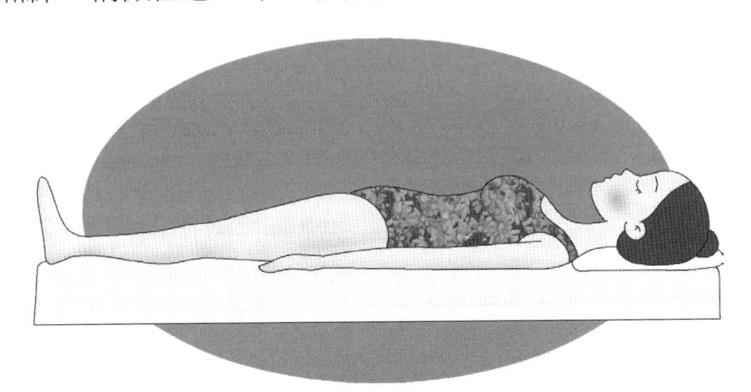

一般骨盆腔炎患者的骨盆腔內部都有增厚黏連的炎症組織，其局部的血液循環不暢，吃藥治療的話，藥物比較難透過血液循環到達炎症部位，治療效果也不佳。骨盆底肌肉鍛鍊可透過縮陰、提肛這兩個動作促進局部的血液循環，吃下去的藥物能夠有效地到達局部，產生活血化瘀、消炎殺菌的作用，最大限度地發揮藥效，這對慢性骨盆腔炎的治療是很有幫助的。

凌雪聽後，驚喜萬分，依照我說的方法，天天鍛鍊，大概一個月後，她再去醫院複診時，慢性骨盆腔炎症狀大致消失了。

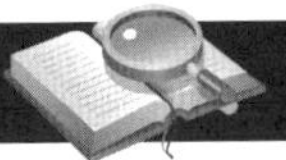

專家推薦方

增效食療方

蓮子排骨湯

【具體做法】豬排骨200克，蓮子40克，芡實30克，枸杞20克，懷山藥25

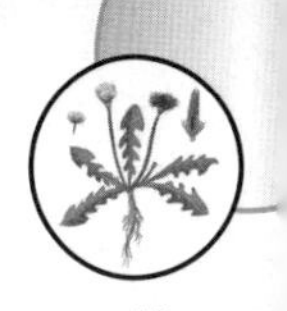

克。將豬排剁成小塊，用沸水汆一下，洗去浮沫，與蓮子（去心）、芡實（去雜質）、懷山藥、枸杞，一起放入砂鍋中，加水、料理酒、低鈉鹽、胡椒、薑、蔥等，用中火燉1小時，即可食用。

【功效】補腎益精，清心固帶。對於肝腎不足、濕熱下注的慢性骨盆腔炎患者康復有益。

冬瓜粥

【具體做法】槐花10克，薏仁30克，冬瓜仁20克，米適量。將槐花、冬瓜仁水煎成濃湯，去渣後再放薏仁及米同煮成粥服食。

【功效】清熱祛濕。治療慢性骨盆腔炎。

增效足浴方

地丁草當歸足浴方

【具體操作】地丁草、虎杖、蚤休各30克，當歸、川芎各20克。將上藥加清水適量，浸泡20分鐘，煎數沸，取藥液與1500CC開水同入腳盆中，趁熱薰蒸患處，待溫度適宜時泡洗雙腳，每天2次，每次40分鐘，15天為1療程。

【功效】疏肝理氣，活血化瘀。適用於慢性骨盆腔炎。

黃連黃柏水足浴方

【具體操作】黃連、黃柏各30克，白花蛇舌草50克，紅藤、敗醬草各30克，赤芍、川斷各20克。將上藥加清水2000CC，煎至水剩1500CC時，澄出藥液，倒入腳盆中，先薰蒸，待溫度適宜時泡洗雙腳，每晚臨睡前泡洗1次，每次40分鐘，30天為1療程。

【功效】清熱解毒，化瘀利濕，疏肝理氣。適用於慢性骨盆腔炎。

增效經穴方

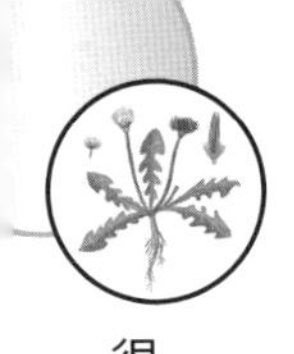

【具體操作】

1.按揉中極穴：先用右手中指指腹順時針方向按揉中極穴2分鐘，再點按半分鐘，以局部有酸脹感為準，此穴對小便不通、帶下病、骨盆腔炎有良好的治療效果。

2.按揉子宮穴：取坐位或仰臥位，用雙手拇指分別按於兩側子宮穴，先順時針方向按揉2分鐘，再點按30秒，以局部感到酸脹並向整個腹部放散為好。此穴對痛經、月經不調、骨盆腔炎有良好的治療效果。

3.按揉關元穴：取坐位或仰臥位，先用食指或中指順時針方向按揉關元穴2分鐘，再點按30秒，以局部有酸脹感為準，此穴對腹痛、腹瀉、月經不調、骨盆腔炎有較好的治療效果。

4.揉按氣海穴、中極穴、膈俞穴、腎俞穴，每個穴位按揉3分鐘，力道以局部微熱為準。

【功效】補腎益精，清心固帶，疏肝理氣，活血化瘀。治療慢性骨盆腔炎。

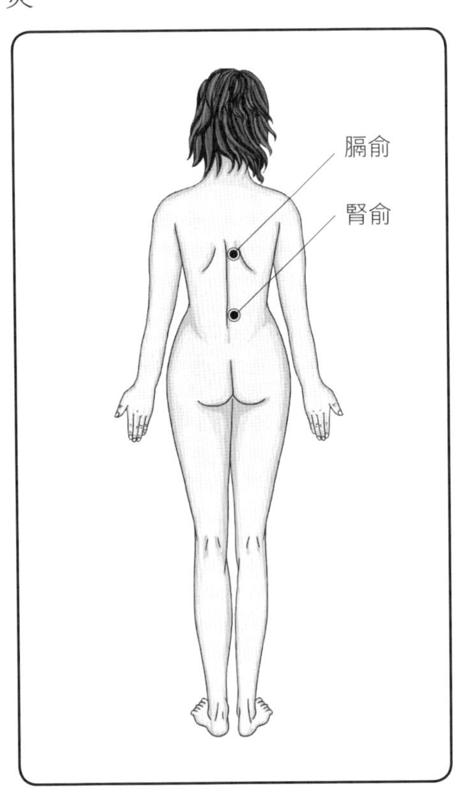

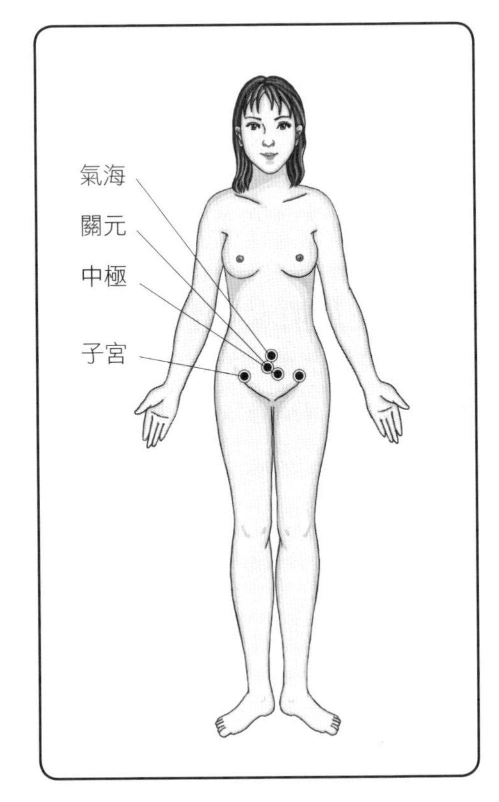

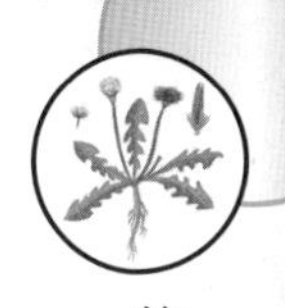

5 外陰瘙癢、白帶異常，白果雞蛋來幫忙

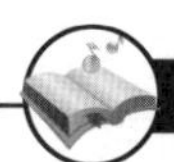

患者小檔案

症狀：外陰瘙癢、白帶增多，有黏滯感，並患有異味。

實用小偏方：白果雞蛋方。取白果肉4粒，雞蛋1顆，將白果去皮、心，在雞蛋尖頭處輕輕磕破，摳出一個小洞，塞入白果肉，用濕紙糊好洞口，煮熟雞蛋後，即可食用。每天早起吃一顆，連服5～10天，病症較重的可服用20天。

很多女性都不喜歡炎熱的夏季，天氣悶熱，人體的汗液增多，私處的排泄物也隨之增多，黏糊、濕熱、瘙癢難耐，有時還出現異味。最近韓小姐就出現了這種麻煩，她是一家公司的白領，因為公司裡空調冷，但外面卻悶熱潮濕，這一冷一熱的，對身體的影響可不小，不僅患上了難纏的熱感冒，而且私處瘙癢難耐、白帶增多，於是她便來我的診所尋求幫助。

我了解情況後，告訴韓小姐白帶是女性陰道分泌的黏液狀物質，是一種無味無刺激性、呈半透明的分泌物。它不僅是女性的天然屏障，保持陰道的濕潤，防止病原體入侵的物質，而且還是健康的一面「鏡子」，可以反射出你身體內「危險的敵人」，在正常情況下產生潤滑、保護陰道的作用。當白帶的顏色、品質、數量出現異常時，則是某種疾病的表現。

疾病隱患	白帶症狀
慢性子宮炎	白帶像糨糊一樣濃稠，量多，常浸染內褲。
陰道有真菌感染或患糖尿病	白帶量多，狀如豆渣，呈絮狀，常患有陰道奇癢。
輸卵管腫瘤	白帶清澈如水，常濕透內褲，有一股臭味。
滴蟲性陰道炎	白帶呈泡沫狀，量多，患有外陰和陰道瘙癢，如果做陰道白帶抹片檢驗，可查到活動的滴蟲。
急性陰道炎或子宮頸炎	白帶呈黃色或綠色時，且還經常患有周身無力、低熱等症狀。

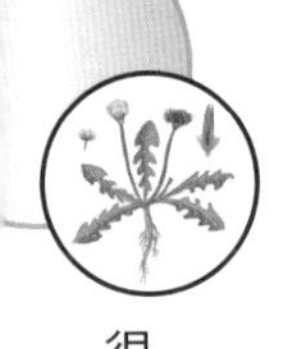

中醫學理論認為，本病的發生是脾虛生濕，濕盛下注；或肝經濕熱下注，或肝腎不足、精虧血虛、生風化燥所導致。因此，要想私處清爽就得健脾補虛、祛濕除菌。我給韓小姐推薦用白果治療此症。

具體做法：取白果肉4粒，雞蛋1顆，將白果去皮、心，在雞蛋尖頭處輕輕磕破，摳出一個小洞，塞入白果肉，用濕紙糊好洞口，煮熟雞蛋後，即可食用。每天早起吃一顆，連服5～10天，病症較重的可服用20天。

白果雞蛋對防治婦女脾虛生濕、濕盛下注所致的私處瘙癢、白帶異常具有神奇的療效。白果含有的抗菌成分對若干種革蘭氏陽性及陰性細菌均有作用（葡萄球菌、鏈球菌、白喉桿菌、炭疽桿菌、枯草桿菌、大腸桿菌、傷寒桿菌等），對結核桿菌作用極顯著。

韓小姐臨走前，我告誡她，服用偏方期間，要少吃辛辣刺激性食物，平時要注意私處衛生，每日清洗私處，常換內褲，保持私處的乾爽、清潔，這才是私處清爽度夏關鍵。

專家推薦方

增效食療方

薏仁紅棗粥

【具體做法】薏仁25克，紅棗7枚，米50克。將上述食材洗淨，一同放入砂鍋中，共煮粥食用，每週食用2～3次。

【功效】清熱利濕，健脾止癢。治療外陰瘙癢、白帶異常。

海帶綠豆粥

【具體做法】海帶25克，綠豆30克，白糖適量，白米100克。先將海帶洗淨切碎，綠豆浸泡半天，白米淘洗乾淨，共煮為粥。將熟時加入白糖調味即成。每日早晚服用，宜連續食用7～10天。

【功效】清熱解毒，利水泄熱。適用於陰部瘙癢、白帶異常。

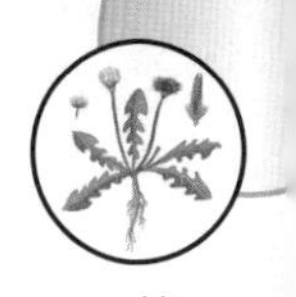

何首烏桑葚芝麻粥

【具體做法】何首烏25克，桑葚10克，黑芝麻12克，米70克。將上述食材分別洗淨，共煮粥食用。每週服用2～3次。

【功效】養血，滋陰，止癢。治療外陰瘙癢、白帶異常。

蘋果牛奶荷包蛋

【具體做法】雞蛋2顆，蘋果半個，白糖20克，牛奶150CC。將雞蛋液打入沸水鍋內煮熟，撈出放置碗內。將蘋果去皮、核，切成小丁，與白糖、牛奶同放入鍋中煮沸，倒入盛有荷包蛋的碗中即成。每日早晚各1次。

【功效】清熱解毒，利水泄熱。治療外陰瘙癢、白帶異常。

增效經穴方

刮痧療方

【選穴】中極穴、陰廉穴、三陰交穴、太沖穴。

【具體操作】

1.用平面刮法重點刮拭腹部中極穴，有益腎興陽、通經止帶的功效。

2.用平面刮法刮拭陰廉穴、三陰交穴、太沖穴，力道要適中，有收引水濕、健脾益血、調肝補腎的作用，可有效改善外陰瘙癢。

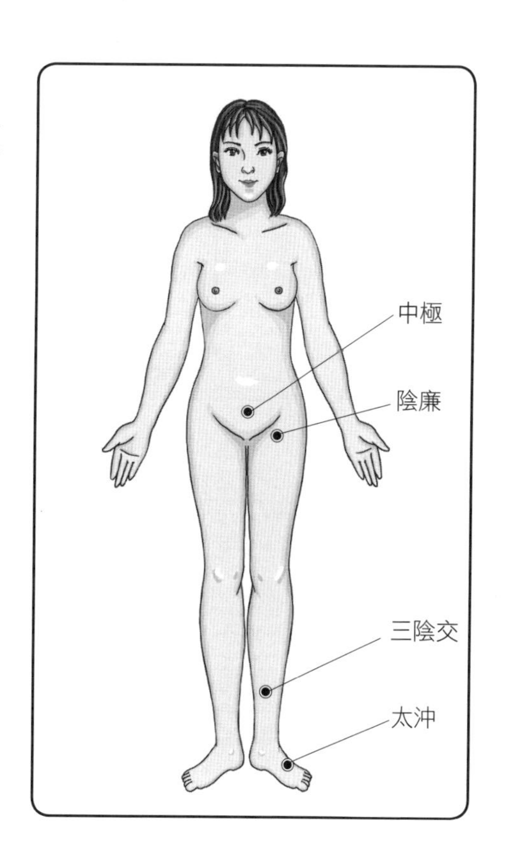

拔罐療方

【選穴】中極穴、足三里穴、陰廉穴、三陰交穴、太沖穴。

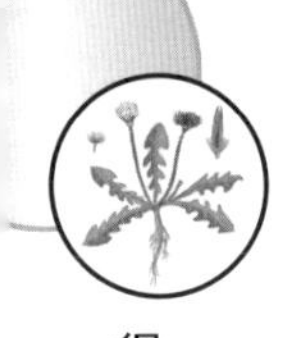

【具體操作】

取上穴，以單純火罐法吸拔穴位，留罐10～15分鐘，每隔1～2天拔罐1次。健脾益血，調肝補腎。有效改善外陰瘙癢。

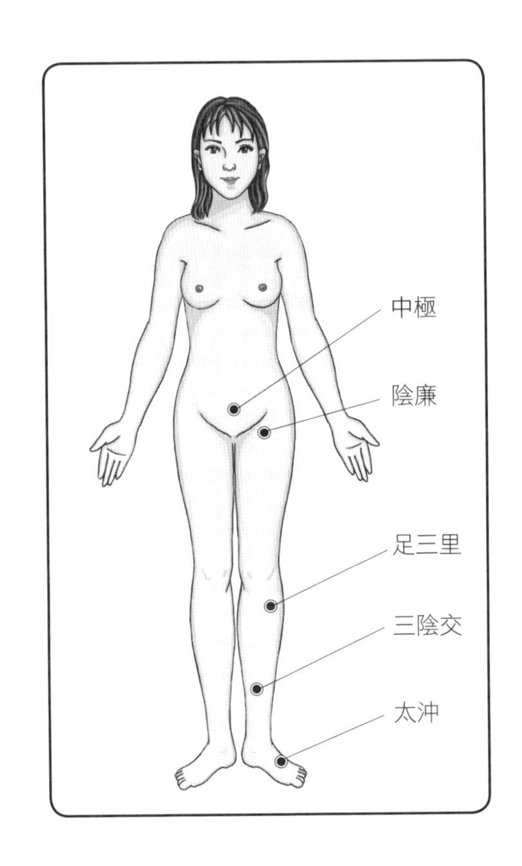

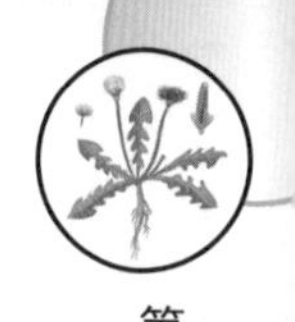

6 外敷中藥消炎，輕鬆治療急性乳腺炎

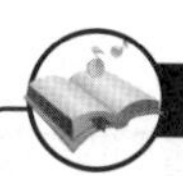

患者小檔案

症狀：急性乳腺炎，乳房脹痛、有腫塊。

實用小偏方：外敷芒硝和大黃製成的藥包。取芒硝60克，大黃30克，將兩味中藥裝入預先縫好的紗布包中，封口，鍋中加少許清水，煮沸，將藥材浸濕取出，待適溫後，敷貼在乳房腫塊處，藥包涼透後，再次浸入熱水中，反覆4～6次，每日1劑，連用7～10天，炎症就會消除。

半個月前，27歲的劉女士順產生下了一個3500克重的男孩，全家人都高興不已。更令劉女士滿意的是，自己的奶水非常好，寶寶能吃得飽飽的。可是最近幾天，劉女士感覺不那麼舒服，她常感覺乳房腫脹、疼痛，哺乳時尤甚，而且乳汁分泌不暢，乳房結塊，同時還患有發燒、食欲欠佳、胸悶煩躁等症狀。劉女士趕緊去醫院做了詳細檢查，被診斷為急性乳腺炎。

急性乳腺炎是致病菌侵入乳腺組織引起的炎症。一般炎症可發生於任何時期，但以產褥期最為常見，尤其是初產婦。這個病主要多因患者乳腺管堵塞，導致乳汁分泌不暢，乳房脹滿、疼痛，尤其在哺乳時，媽媽的疼痛感會加劇，乳房上會出現腫塊，皮膚微紅或不紅，或患有全身不適、食欲欠佳、胸悶煩躁等。

一般被查出患急性乳腺炎，醫院都會給患者開一些抗生素類藥物，醫院給劉女士開了阿莫西林膠囊，但她對青黴素過敏，所以回家後沒有服用，但乳房脹痛得厲害，於是便找到了我的診所。鑑於她對西藥抗生素過敏，我給她推薦了中藥—芒硝和大黃。

具體做法：取芒硝60克，大黃30克，將兩味中藥裝入預先縫好的紗布包中，封口，鍋中加少許清水，煮沸，將藥材浸濕取出，待適溫後，敷貼在乳房腫塊處，藥包涼透後，再次浸入熱水中，反覆4～6次，每日1劑，

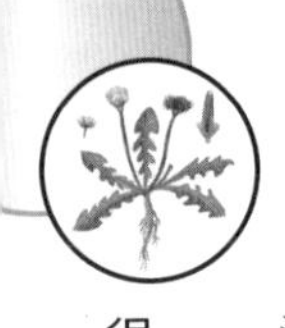

連用7～10天，炎症就會消除。

芒硝可瀉熱通便，潤燥軟堅，清火消；大黃則攻積滯，清濕熱，涼血祛瘀，解毒。兩者搭配使用能抑制細菌中的蛋白質、核酸的合成，從而殺滅體內有害細菌。

從劉女士的情況看，她還只是乳房腫塊、疼痛，並沒有發展到化膿期。如果乳腺炎出現化膿症狀，而且患者感到明顯發熱，那只用這個方劑是不行的，必須接受醫院的抗生素治療，如果膿液過多，還需進行引流排膿，否則病情會進一步惡化。

幾天後，劉女士打來電話說，炎症大致上沒有了，但為了徹底治癒，她還在持續外敷這個方劑。

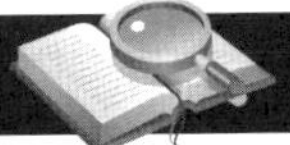

專家推薦方

增效食療方

蒲公英薄荷飲

【具體做法】蒲公英10克，薄荷、鮮蔥鬚、菊花、陳皮各5克，白糖50克。將以上6種放入茶壺內，用沸水浸泡15分鐘，頻頻飲服。

【功效】清熱解毒，舒肝散結。適用於急性乳房腺炎初起紅腫熱痛之證。

薏仁紅豆湯

【具體做法】薏仁、紅豆各30克。將薏仁、紅豆分別洗淨，置鍋中，加清水500CC，大火煮開5分鐘，改小火煮30分鐘，分次食用。

【功效】利濕清熱，通乳。適用於急性乳房腺炎屬乳汁淤積型，見乳汁排泌不暢者。

豆豉粥

【具體做法】豆豉15克，蔥白3莖，薄荷6克，生薑片6克，羊髓100克，白

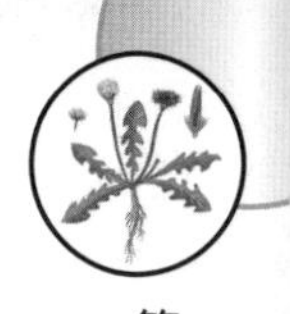

米100克，低鈉鹽少許。先煎蔥、薑及豆豉，後下薄荷，稍煎後去渣取汁，入米，再煮，候粥熟，下羊髓及低鈉鹽，攪勻即成。空腹服，每日2次。

【功效】祛風，清熱，解毒。適用於乳腺炎初起、局部紅腫熱痛，而膿尚未成者。

增效經穴方

刮痧療方

【具體操作】

（1）用平面刮法由上而下依次刮拭肝俞、脾俞、腎俞，力道要適中。

（2）用平面刮法由上而下依次刮拭腹部的四滿、歸來、子宮、中極穴，力道要適中。

（3）用平面刮法或點按法依次刮拭下肢部的足三里、陽陵泉、三陰交、然穀穴。

【功效】清熱利濕，舒肝散結，消炎止痛。

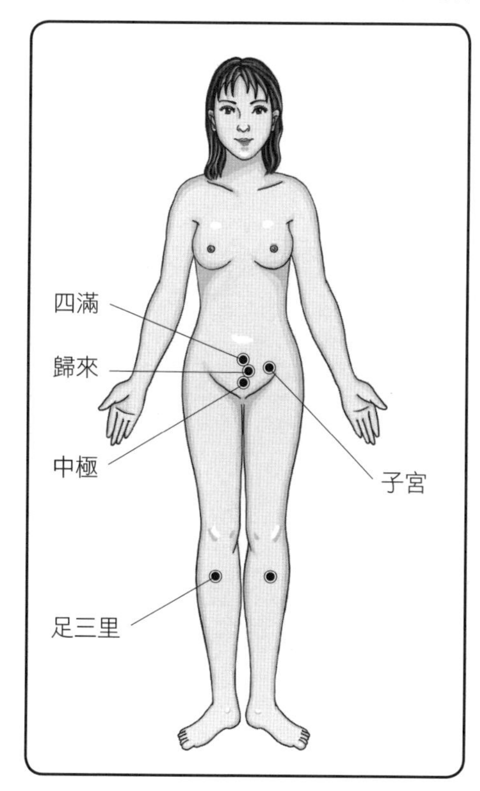

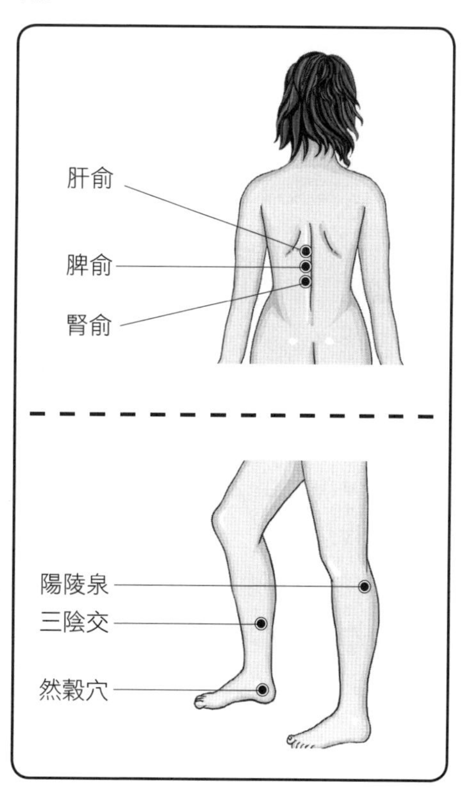

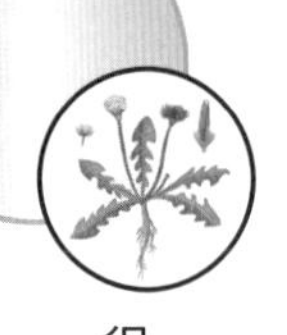

7 豬肝馬鞭草護子宮，防子宮頸糜爛

患者小檔案

症狀：子宮頸糜爛，白帶異常、有異味。

實用小偏方：買一些馬鞭草（乾品）和一塊豬肝，取馬鞭草30克，用水浸透，豬肝洗淨，切薄片，將兩者混勻在盤中，隔水蒸熟食用，每日1劑，連服3～4週。

在外人看來，雅麗的生活可謂一帆風順，老公多金，孩子乖巧，自己的事業也蒸蒸日上，其實，她是有苦說不出啊。一年前，她常常覺得外陰瘙癢及灼熱，白帶異常。由於忙於事業，無暇到醫院規律治療，婦科炎症已經開始「升級」為中度子宮頸糜爛，白帶變得顏色發黃、黏稠並有臭味。更令她苦不堪言的是，半年下來，她發現老公的言行當中多了客氣和疏遠，少了寵愛和親昵，原本和諧的性生活也向她亮起了紅燈。

子宮頸糜爛並非真正的糜爛，而是由於炎症刺激，子宮頸表面的被覆上皮細胞脫落，子宮頸管內的柱狀上皮細胞向外突出，代替了脫落的被覆上皮，由於覆蓋面的新生上皮非常薄，甚至可以看到下方的血管和紅色的組織，看上去就像真正的糜爛，所以才稱之為子宮頸糜爛。一般用抗菌消炎藥可以治療，但極易發生反覆，甚至有時會出現治療時輕、不治則復發的情況。

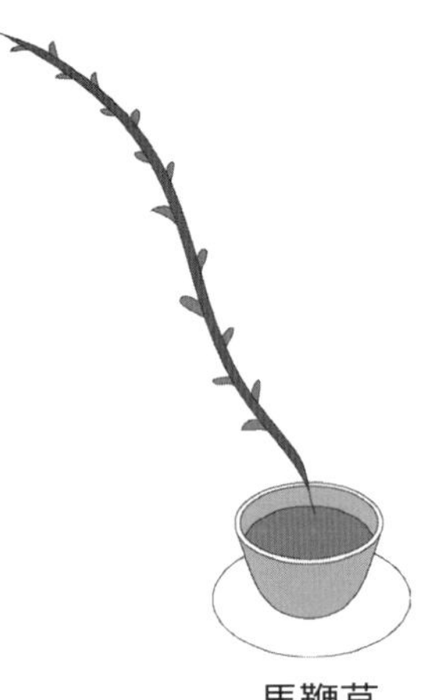

馬鞭草

目前，治療子宮頸糜爛最為先進的是HIFU子宮頸修復術和LEEP刀技術，但雅麗不想做手術。於是，我想起了一味中藥馬鞭草。馬鞭草味苦，性涼，在基督教中，馬鞭草被視為是神聖的花，經常被用來裝飾在宗教意識的祭壇上。中醫裡，馬鞭草能清熱解毒、活血通絡、利水消腫，具有

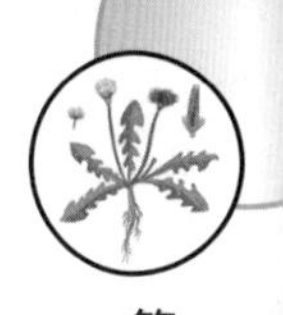

很好的消炎止痛的作用。所以用馬鞭草蒸豬肝治療子宮頸糜爛是最適合的了。

具體做法：取馬鞭草30克，用水浸透，豬肝洗淨，切薄片，將兩者混勻在盤中，隔水蒸熟食用，每日1劑，連服3～4週。雅麗說回家一定照做，臨走時，我提醒雅麗，服用期間盡量少同房。

一個月後，雅麗給我打來電話說，前幾天去醫院做了婦科檢查，子宮頸糜爛已經徹底好了，而且順帶把外陰瘙癢的毛病也治好了。

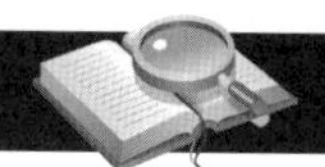

專家推薦方

增效食療方

當歸黃耆粥

【具體做法】當歸15克，黃耆50克，米100克。將黃耆、當歸用水煎，取汁，米淘洗乾淨，放入藥汁中煮粥，常食。

【功效】活血補氣，殺菌消炎，增強免疫力。適用於子宮頸糜爛體虛乏力。亦適用於子宮頸糜爛各類物理治療之後的體虛乏力。

當歸羊肉湯

【具體做法】當歸50克，羊肉500克，生薑3克，低鈉鹽少許。將羊肉洗淨，切塊，汆煮片刻，撈出，去浮沫，再將羊肉、當歸、生薑一同放入砂鍋中，加適量清水，煮沸，轉小火燉熟，加低鈉鹽調味，即可飲湯食肉。

【功效】活血補氣，殺菌消炎，增強免疫力。適用於子宮頸糜爛體虛乏力。亦適用於子宮頸糜爛各類物理治療之後的體虛乏力。

黨參雞湯

【具體做法】雞1/2隻，黨參5克，低鈉鹽少許。雞洗淨，剁塊，將雞塊和黨參一同放入砂鍋中，加水，煮沸，調入少許低鈉鹽，小火燉約1小時，

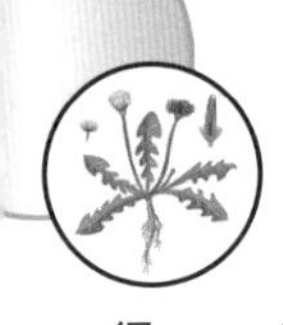

雞肉熟爛後，即可飲湯食肉。

【功效】活血補氣，殺菌消炎，增強免疫力。適用於輔助治療子宮頸糜爛，緩解體虛乏力症狀。

金針菜瘦肉湯

【具體做法】金針菜30克，當歸30克，瘦豬肉500克。將上述食材洗淨後，一同放入砂鍋，加適量清水，熬燉成清湯，以低鈉鹽調味，即可食用。

【功效】活血補氣，殺菌消炎，增強免疫力。輔助治療子宮頸糜爛，緩解體虛乏力、陰道時時出血等不適症狀。

外用熏洗療方

黃柏兒茶油

【具體操作】黃柏、兒茶、苦參各20克，枯礬15克，冰片3克。將以上幾味藥共研末，加香油適量，調成糊狀，將帶線棉球浸蘸藥糊後塞入子宮頸處，每隔3日換藥1次，10次為1個療程。敷藥1療程後，即可痊癒。

【功效】清熱利濕，解毒化瘀。治療子宮頸糜爛。

紫草藥油

【具體操作】紫草150克，香油550CC，將紫草除去雜質放香油中炸枯，去渣濾油，裝入小瓶中。使用時，先用溫開水沖洗陰道，再將帶線棉球浸透藥油，塞入子宮頸處，隔日1次，10次為1療程，輕度子宮頸糜爛患者用藥1療程後，糜爛面會逐漸癒合，但還需持續用藥鞏固，避免反覆。

【功效】清熱利濕，解毒化瘀。治療子宮頸糜爛。

豬苦膽外洗合用方

【具體操作】豬苦膽5個，石榴皮30克，桉樹葉20克。先將苦膽晾乾，再將石榴皮與豬苦膽共研為末，放入碗中，加香油適量調成糊狀。取適量藥

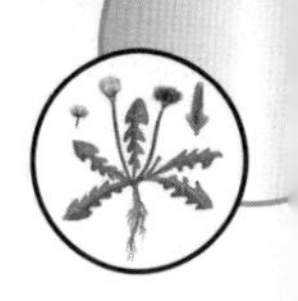

汁放入鍋中，加入桉樹葉，水煎取液，用該溶液清洗陰道，再用帶線棉球蘸藥糊後塞入子宮頸處，每日換藥1次。輕、中度患者用藥2～5次，病情即可得到緩解；重度患者需用藥10～20次，病情得到緩解。

【功效】清熱利濕，解毒化瘀。治療子宮頸糜爛。

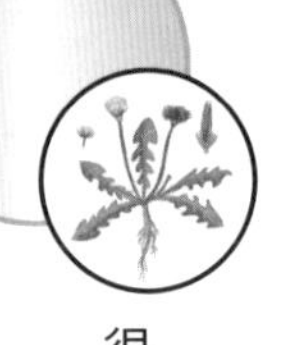

8 乳腺增生，刮拭肩胛防病變

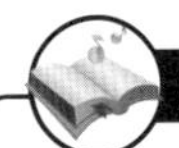

患者小檔案

症狀：乳腺增生，乳房有腫塊，疼痛，心情煩躁。

實用小偏方：刮拭肩胛方。刮拭與乳房同水平處的脊柱和兩側的背肌，在刮拭時應注意尋找壓痛點，對它們進行重點刮拭，一旦疼痛區域出痧，或者疼痛減輕，結節變軟縮小後，乳腺增生便可望縮小，乳房脹痛的症狀也會隨之減輕或消失。

許琳幾個月前被診斷為乳腺增生症。從得知這個診斷起，她就經常惴惴不安，異常緊張。她想，自己不過才30歲，今後的歲月還很漫長，會不會有一天轉變成乳癌？於是，這個困擾使她整天變得失魂落魄的，日常生活和工作變得一團糟。身邊的人看她每日在擔憂中度過，真擔心某天她的健康防線被摧毀，禁不住發問：乳腺增生真這麼可怕嗎？

乳腺增生既非炎症，也非腫瘤，它是指乳腺上皮和纖維組織增生，乳腺組織導管和乳小葉在結構上的退行性病變及進行性結締組織的生長。近年來，患上乳腺增生的女性不在少數，發病率呈逐年上升的趨勢，而且年齡也越來越年輕化。

其實，乳腺增生不是一天兩天就能患上的，它是一種慢性疾病，大多數女性患上此病，多是由於一些不良的生活習慣，慢慢累積，而使乳腺血液循環不暢、身體激素不穩定，最終才導致乳房出現不良的反應，疾病發生。

中醫學認為，乳腺增生主要與肝、腎、胃三經有關，其中肝經行於乳房的外側，腎經行於乳房的內側。而腎主生殖發育，肝主疏泄，且經絡循環於乳房。無論是經絡調理還是服藥調治，都主要指向肝、腎兩臟或兩經。因此，中醫常透過疏通經絡的方法來防治乳腺增生。

具體做法：刮拭與乳房同水平高度的脊柱和兩側的背肌，也就是通常

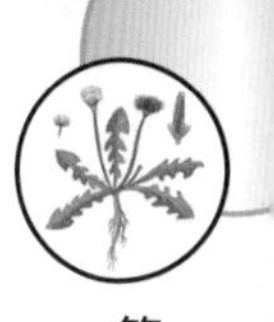

所說的肩胛部位。為了取得理想的效果，在刮拭時應注意尋找壓痛點，對它們進行重點刮拭，一旦疼痛區域出痧，或者疼痛減輕，結節變軟縮小後，乳腺增生便可望縮小，乳房脹痛的症狀也會隨之減輕或消失。

刮痧治療時，需要注意的是，室內需保暖，必須注意避免風口，只要刮至毛孔張開即可，不一定強求出痧。刮拭結束後，最好飲1杯溫開水（最好為淡鹽水），並休息15～20分鐘，並且30分鐘內不宜洗涼水澡。

此外，在經前7天每天服用加味逍遙丸，並配合應用一些鹿角膠之類的「補氣藥」，可行血中之氣，治療乳腺疾病效果也比較好。

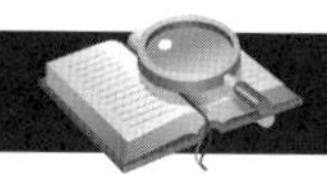

專家推薦方

增效食療方

蘿蔔拌海蜇皮

【具體做法】白蘿蔔200克，海蜇皮100克，低鈉鹽、植物油各適量，白糖、蔥花、麻油各少許。將白蘿蔔洗淨，切成細絲，用低鈉鹽拌透；再將海蜇皮切成絲，先用涼水沖洗，再用冷水漂清，擠乾，與蘿蔔絲一起放碗內拌勻。炒鍋上火，下植物油燒熱，放入蔥花爆香，趁熱倒入碗內，加白糖、麻油拌勻即成，佐餐食用。

【功效】可緩解乳腺增生引起的胸悶、心煩、乏力。

海帶煮豆腐

【具體做法】豆腐1塊，海帶2～3尺許，低鈉鹽、雞精粉、食醋各少許。將海帶切段，豆腐切塊，一同煮熟，放入低鈉鹽、雞精粉、食醋調味，即可盛出，飲湯食菜。

【功效】海帶對乳腺疾病有較好的治癒效果，因此，患有乳腺增生的患者應常吃。

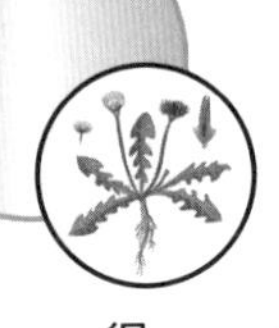

天合紅棗茶

【具體做法】 天門冬15克，合歡花8克，紅棗5枚，蜂蜜少許。將天門冬、合歡花、紅棗一同放入茶壺中，以沸水沖泡，加蓋悶約15分鐘，濾出茶湯，加蜂蜜調味，即可頻飲。

【功效】 此茶可開鬱理氣，乳腺增生患者感到胸悶時，可每日一劑，泡茶頻飲，有助於緩解。

增效經穴方

【具體操作】

1.推撫法：患者取坐位或側臥位，充分露出胸部。先在患側乳房上撒些滑石粉或塗上少許液狀石蠟，然後雙手全掌由乳房四周沿乳腺管輕輕向乳頭方向推撫50～100次。

2.揉壓法：以手掌上的小魚際或大魚際著力於患部，在紅腫脹痛處施以輕揉手法，有硬塊的地方反覆揉壓數次，直至腫塊柔軟為止。

3.揉、捏、拿法：以右手五指著力，抓起患側乳房部，施以揉捏手法，一抓一鬆，反覆施術10～15次。左手輕輕將乳頭揪動數次，以擴張乳頭部的輸乳管。

4.振盪法：以右手小魚際部著力，從乳房腫結處，沿乳根向乳頭方向做高速振盪推趕，反覆3～5遍。局部出現有微熱感時，效果更佳。

【功效】 疏肝理氣，活血化瘀，軟堅散結。緩解乳腺增生、腫塊、疼痛等不適症狀。

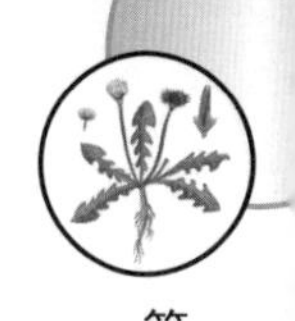

9 拒絕性冷感，手到「性」福來

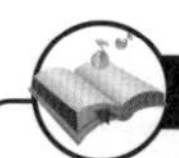

患者小檔案

症狀：性冷感，性欲低下。

實用小偏方：按摩腰部方。取直立位，兩足分開與肩同寬，雙手拇指緊按同側腎俞穴，小幅度快速旋轉腰部，並向左右彎腰，同時雙手掌從上向下往返摩擦2～3分鐘，以深部自感微熱為準，每天2～3次。

夫妻間的「魚水之歡」本身是一件再幸福不過的事了，但對於一些女性來說，即使受到足夠和適當的愛撫，也很難達到性高潮，甚至連性欲也沒有，這就不是生理問題，而是心的冷漠給「性」福生活立起的「寒冰牆」。

季女士結婚6年，小孩都已經有兩個了，她平常工作比較忙，老公也經常出差。近來，她感覺自己對性生活非常冷淡，好幾個月未見老公也不會有所思念，就算老公回來強烈要求，她也無動於衷，像是一個旁觀者。老公對此感到非常不滿，還說她在外有情人之類的難聽話。「幾個月未見都不會有任何性欲，不是有情人還會有什麼問題。」因為這個原因，本來很幸福的家庭一點都不幸福了。經朋友介紹季女士來診所尋求幫助，我告訴她，她患上了「性冷感」。她很沮喪，但還是問我有沒有好的方法治療。我告訴她，女性性冷感是指育齡夫婦婚後居住在一起，女方3個月以上無主動的性要求，或對其丈夫的性愛行為反應淡漠、遲鈍。要想治療並不難，我給季女士推薦了一種按摩方法。

具體做法：

1.按摩腰部

取直立位，兩足分開與肩同寬，雙手拇指緊按同側腎俞穴（腰部第2腰推旁邊開1.5寸），小幅度快速旋轉腰部，並向左右彎腰，同時雙手掌從上向下往返摩擦2～3分鐘，以深部自感微熱為準，每天2～3次。按摩

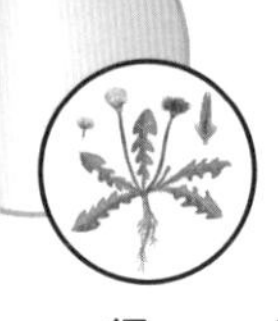

時，妻子轉動腰部，丈夫搓熱手心，可以從後環抱妻子，幫助妻子按摩。

2.按摩神闕

仰臥位，兩腿分開與肩同寬，雙手掌按在神闕穴（肚臍）上，左右各旋轉200次，以深部自感微熱為準，每天2～3次。

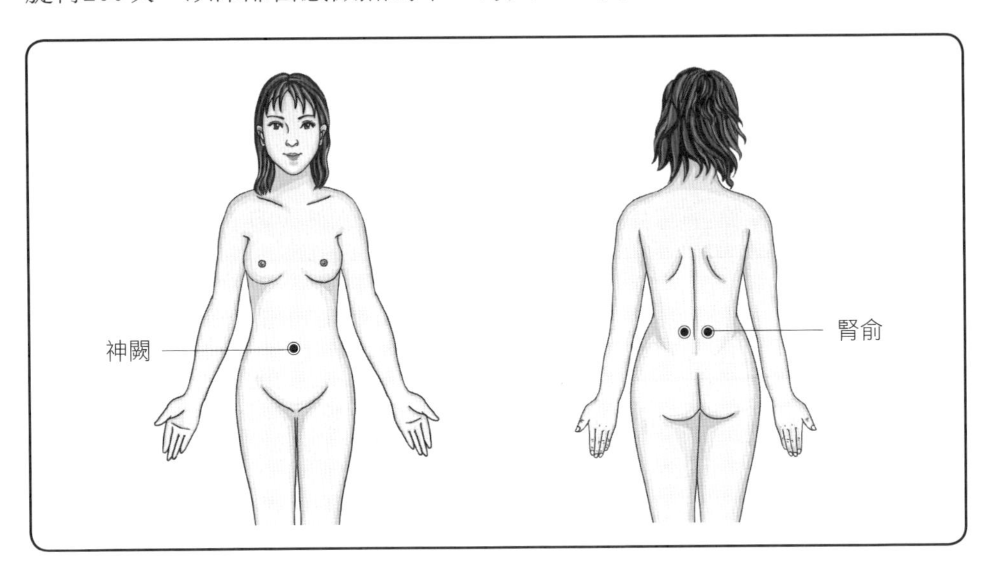

我告訴季女士，這種按摩最好由丈夫幫助妻子按摩，這樣在夫妻交流中更容易治癒疾病。季女士心裡有些酸，她感覺丈夫不會這樣配合的，於是我讓季女士打了她老公的電話，轉告了季女士的情況，並邀請他到診所一趟。季女士的丈夫聽了我的訴述，認識到了自己的錯誤，並對妻子保證以後再不會出言不遜了。

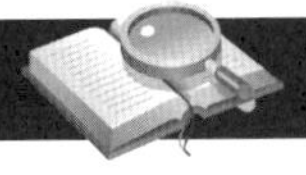

專家推薦方

增效食療方

蓯蓉羊肉粥

【具體做法】肉蓯蓉15克，精羊肉200克，米80克。肉蓯蓉洗淨切片和精羊肉、米共煮粥食用。

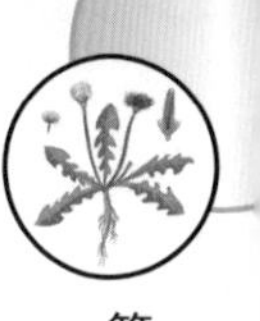

【功效】溫中益腎，固精壯陽。適用於腎陽虛衰型性欲低下、性冷感的女性食用。

大蝦炒韭菜

【具體做法】韭菜、大蝦肉各250克，低鈉鹽適量。先將蝦肉用油炸熟，再炒韭菜，加低鈉鹽適量拌吃。

【功效】溫中益腎，固精壯陽。治療腎陽虛衰型性欲低下、性冷感的女性食用。

胡桃蓯蓉煮豬腰

【具體做法】肉蓯蓉、胡桃肉各15克，豬腰2副。剖開豬腰去掉白色部分，將肉蓯蓉、胡桃肉洗淨切片裝入豬腰中煮熟。每日1次，連服半月。

【功效】溫中益腎，固精壯陽。治療腎陽虛衰型性欲低下、性冷感的女性服用。

運動療方

伸腿運動

【具體操作】兩手後撐，左腿屈立，右腿屈膝外展，平放床上，提臀，左腿外展，略伸直，然後右腿屈立，左腿屈膝外展，做相同動作。左右交替，重複做5次。

【功效】伸腿可鍛鍊大腿內側肌群，在運動軀幹、大腿時，腹壓作用於陰道，產生快感，同時陰道口會張開，利於局部氣血通暢。

雙腿開張練習

【具體操作】仰臥位，屈膝，分開大腿，輕輕分開陰唇，將手放到大腿上，再移至大腿根，同時盡量屈髖屈膝，再慢慢伸直大腿，這時候感覺非常舒適。然後再次將兩腿分開，微屈，左手放在左下腹部，肩胛放鬆，使大腿內側肌肉有緊張感。膝部緩緩地做圓周運動，直到大腿內側出現快

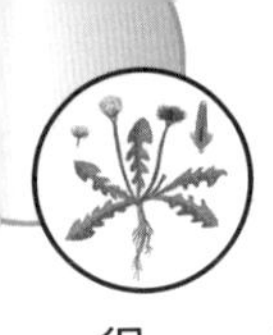

感。出現快感時，使注意力集中到恥骨隆突處，並上挺恥骨，但臀部不要離開床。

【功效】增強女性對子宮、陰道和骨盆部肌肉的感覺，提高性欲。

擠壓外陰練習

【具體操作】俯臥位，上肢側展平放，右腿伸直，左腿屈膝架在右腿上，足背繃直，左腿盡量觸地，扭動髖部，然後髖、腹不動，持續10秒，然後左腿在下、右腿在上，做相同動作。左右腿各反覆3次。越用力扭動，陰道口及陰唇受到的壓力越大，由於大腿的擠壓和放鬆，外陰部的血液會驟然減少和增加，外陰部即感到鬆弛舒適。

【功效】擠壓外陰對挑逗性欲是一種非常好的練習，可提高女性對性的要求，同時這種運動還會使臀部和大腿健美，肌肉富有彈性。

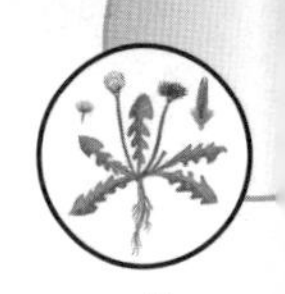

10 抱腿壓湧泉，卵巢囊腫一去不復還

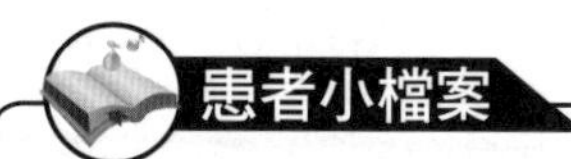

症狀：卵巢囊腫，腹部脹大，有硬塊，患有腹痛。

實用小偏方：刺激湧泉穴法。每天晚上17～19時，坐在床上或沙發上，右腿向後屈起，左腿往頭面方向抬起（一定要伸直，不要打彎），伸出雙手，深吸一口氣，將雙手的四指併攏，壓在腳底的湧泉穴上，意想吸氣要快速到達卵巢部位，並以卵巢中央向湧泉穴的方向衝擊，持續1分鐘，吐氣，猛然鬆開壓著湧泉穴的雙手，意想卵巢囊腫由此彈出。交換另一條腿，反覆持續操作20分鐘。

桑蘭在幾個月前無意中摸到下腹部有一個雞蛋大的硬塊，剛開始她還沒放在心上。隨著時間的推移，桑蘭總感覺肚子脹大了，她還以為自己是發福了，於是拚命減肥。結果不僅沒有減掉肚子上的肉，腹部反而越來越大，排尿次數也增多了，就連月經週期都發生了變化，周圍人對「孕」味十足的她投來質疑的眼光，她覺得很委屈，自己連男朋友都沒有，怎麼可能懷孕呢？到醫院一查，醫生告訴她，是卵巢囊腫惹的禍。

卵巢是人體中較小的器官，位於骨盆腔的深部。它雖然只有核桃般大小，卻是腫瘤的好發部位。卵巢囊腫的體積通常比較小，類似豌豆或腰果那麼大，此時囊腫較小，多沒有自覺症狀；到囊腫增大至中等大時，巨大的卵巢囊腫會壓迫周圍臟器，令患者常感到腹脹或自己於腹部觸及腫塊，還有可能出現尿頻、便祕、氣急、心悸等症。

中醫學將卵巢囊腫分為氣滯型、血瘀型和痰濕型三種類型。但不管是哪種類型的卵巢囊腫，都屬於胞宮的問題，胞宮歸屬腎的管轄範圍。治療時多從腎經入手，透過疏肝理氣、活血化瘀的方法來軟堅散結，清熱解毒，可透過刺激湧泉穴（足底心）進行療治。

具體做法：每天晚上17～19時，腎經當令之時，坐在床上或沙發上，

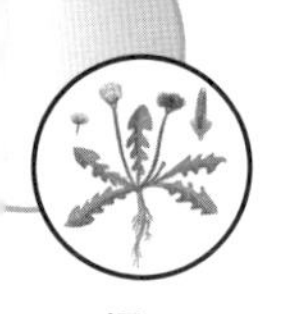

右腿向後屈起，左腿往頭面方向抬起（一定要伸直，不要打彎），伸出雙手，深吸一口氣，將雙手的四指併攏，壓在腳底的湧泉穴上，意想吸氣要快速到達卵巢部位，並以卵巢中央向湧泉穴（足底心）的方向衝擊，持續1分鐘後再吐氣。吐氣時猛然鬆開壓著湧泉穴（足底心）的雙手，意想卵巢囊腫由此彈出。練完左腿，再換右腿，如此反覆持續操作20分鐘，有保養子宮和卵巢的功效，且能促進任脈、督脈、沖脈的暢通，達到化散卵巢囊腫塊的目的。

對於年齡較大、平衡性較差，或者初次練習的女性而言，要求可以放寬。臉朝上，平躺，繃直一條腿，緩緩抬起另一條腿，使大腿部位逐漸靠近腹部，伸出雙手的四指，開始按壓湧泉穴，長期持續按壓亦有療效。

女人只要氣血暢通，經絡不瘀滯，子宮和卵巢的功能正常，婦科病就難以上身，面色就會潤澤光亮、白裡透紅。

專家推薦方

增效食療方

山楂黑木耳湯

【具體做法】山楂100克，黑木耳50克，紅糖30克。將山楂水煎約500CC去渣，加入泡發的黑木耳，小火煨爛，加入紅糖即可。每日服用2～3次，5天服完一劑，可連服2～3週。

【功效】活血散瘀，健脾補血。適用於卵巢囊腫、子宮肌瘤、月經不暢者服用。

山藥核桃仁燉母雞湯

【具體做法】母雞1隻，山藥40克，核桃仁30克，水發香菇、筍片、火腿各25克，黃酒、低鈉鹽各適量。母雞用沸水汆去血穢，放在湯碗內，加黃酒50CC，低鈉鹽適量，鮮湯1000CC；將山藥去皮切薄片，核桃仁洗淨；

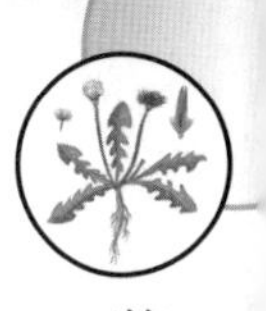

將山藥、核桃仁、香菇、筍片和火腿片擺在雞面上，上籠蒸2小時左右，待母雞酥爛時取出食用。

【功效】補氣健脾，活血化瘀。適用於卵巢囊腫患者。

田七煲乳鴿湯

【具體做法】乳鴿1隻，田七10克，紅花5克，豬瘦肉150克，生薑3片。將田七置鍋中用少許雞膏炒至微黃，晾冷後稍打碎，將乳鴿宰後洗淨，豬瘦肉洗淨，將乳鴿、豬瘦肉與諸藥放進瓦煲內，加入清水2000CC，用大火煮沸後，改用小火燉2小時，調入適量低鈉鹽即可食用。

【功效】補氣活血，化瘀散結。適用於卵巢囊腫、子宮肌瘤患者。

瑜伽保健方

坐角式

【具體操作】按基本坐姿坐好，分開兩腿。兩手放於身體前地面，屈肘，將上身軀體盡量貼近地面。兩手分開，盡量伸展，慢慢抓住腳尖。呼氣，兩手收回，慢慢抬起上體及頭部，閉眼放鬆全身。

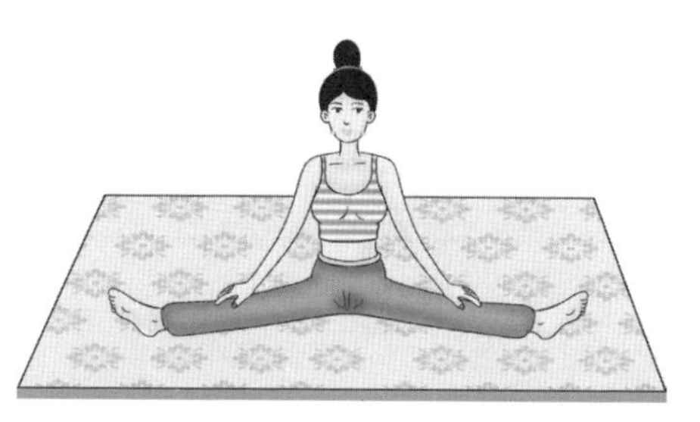

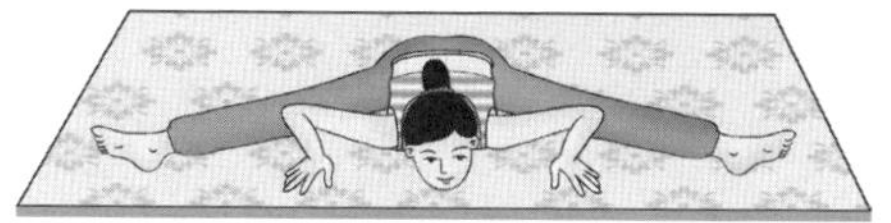

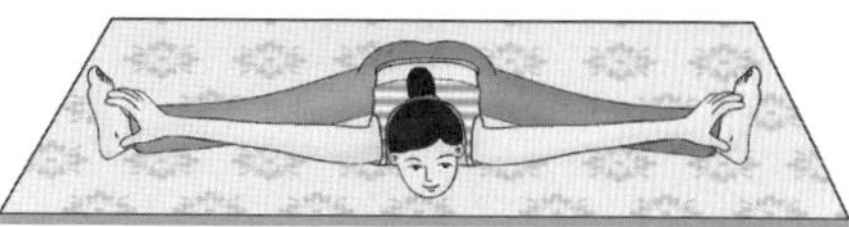

【功效】減少女性的經期腹痛，減輕腰骶椎疼痛；能最大限度地鍛鍊髖部，刺激整個骨盆血液循環的狀態，溫暖和滋養卵巢。

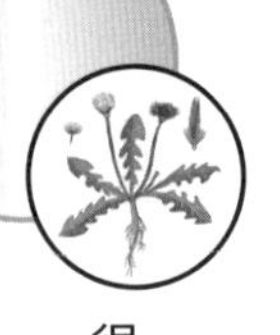

臥蝶式

【具體操作】腳心相對坐於地面，吸氣，身體向上延長伸展，呼氣時，身體下彎直至額頭觸及腳趾，保持10～30秒。再次吸氣，繼續把雙臂向前向下充分伸展，加大整個身體與地面的接觸，呼氣，上半身繼續向下，保持好正常的呼吸，持續20～30秒。

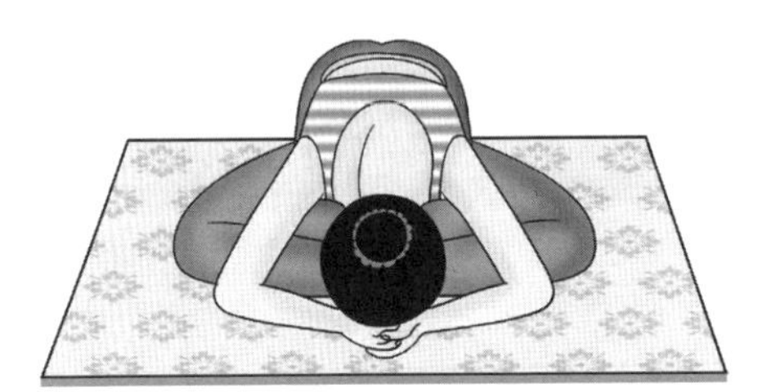

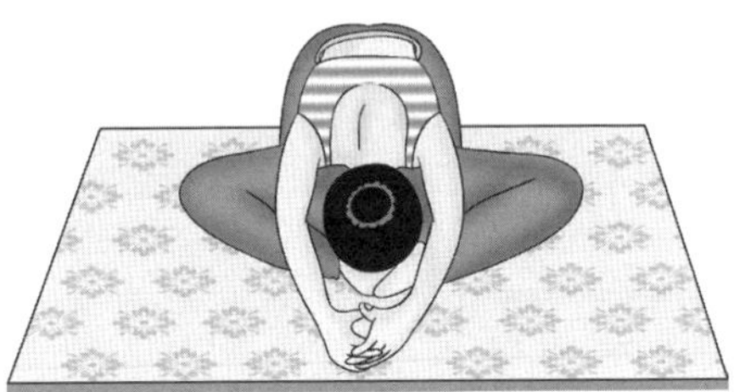

【功效】加大整個腹腔的血流量，驅除整個腑臟內的寒氣，由於展開骨盆，身體最大幅度地向前彎曲，可以擠壓和刺激整個骨盆血液循環的狀態，溫暖和滋養卵巢。

溫馨提醒

經常練習瑜伽對預防卵巢囊腫是很有幫助的，練習者能強健腎臟，提高性功能，改善經期不適，增強卵巢功能，延緩衰老。

第二章

經期小偏方

月經是女性們的好朋友，但同時也會給女性朋友們帶來煩惱和痛苦。當它不按時到來時，女性會為之擔憂，懷疑自己是不是生了什麼病；當它出現經前徵兆時，又讓女性出現煩躁、頭痛、乳房脹痛等問題；也許很多女性會想，進入經期症狀就會消失，可痛經又會讓女性疼痛難耐、畏寒怕冷，稍稍沾一下涼水都會引起病痛纏身。別煩惱，其實只要注意調養，學會使用一些簡單的小偏方，經期並不難度過。

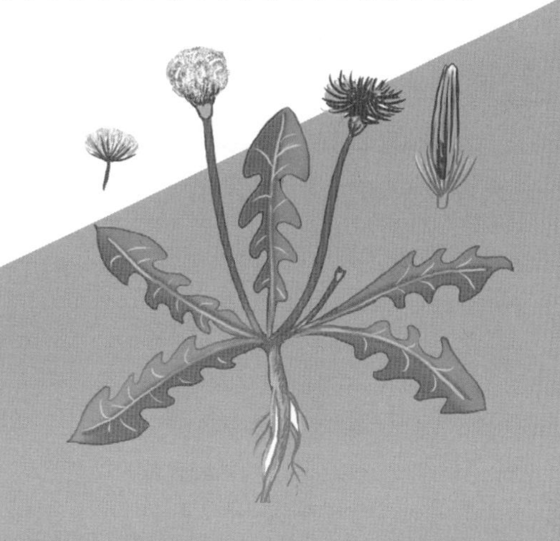

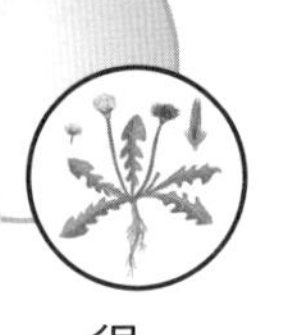

1 臀部按摩，「打屁股」也能治好閉經

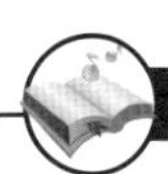

患者小檔案

症狀：閉經，連續半年未來月經。

實用小偏方：常做臀部骨盆按摩，每天空閒時間，沿骨盆下緣，從最外側向脊椎方向進行敲打，有熱感後，用全掌重力深按骨盆部位，再沿脊柱骨敲打、揉按，直至尾椎骨最下沿，每天進行30次。敲打時，以局部有酸脹、發熱感為佳。

小豔今年22歲，在某著名大學讀大四，最近半年來她很辛苦，不僅忙畢業論文，還忙著參加招聘會找工作。據悉，半年前小豔就發現自己月經不調，後來月經索性不來了。不過由於小豔沒覺得有其他不適感，也就沒在意，後來小豔的家人得知情況後，感覺很不對勁，就立即帶她到醫院應診。醫生說她患的是閉經，經過連續兩個月的中醫調理，服用了一些補肝腎、補氣血的湯藥，但起效很慢，而且中藥太苦，小豔根本不願意持續喝，所以病情沒有什麼大的起色。為了能快一些恢復正常的月經，媽媽帶著小豔來到我的診所。

閉經，中醫稱為「經閉」、「女子不月」、「經水不通」等。認為多由先天不足、體弱多病，或多產房勞、腎氣不足、精虧血少、大病、久病、產後失血，或脾虛生化不足、沖任血少，情志失調，精神過度緊張，或受刺激、氣血瘀滯不行，肥胖之人、多痰多濕、痰濕阻滯沖任等引起。

我看了看小豔的病例後，告訴她，她的閉經是由於內分泌失調、氣血瘀滯引起的，醫院開出的中藥方中有很多活血化瘀、調經養血的藥材，只是一般要持續使用3個月以上效果才會明顯。鑑於小豔沒有耐心持續用中藥調理，我告訴她，最好能來診所做針灸治療，1週2～3次，透過穴位的針灸確實可以達到治癒之效。小豔聽後，面有難色，因為學校最近特別忙，而且路程較遠，如果不經常回家的話，來診所做治療很花時間。小豔

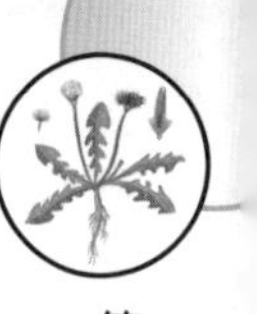

問我，有沒有什麼別的辦法，我考慮了一下，給她推薦了一個偏方，做起來較簡單，但也需要每天固定操作。小豔說，只要不用天天喝苦藥，做什麼都可以。

我告訴她，方法很簡單，就是每天「打屁股」。小豔笑了，「打屁股？」「打屁股」是一種臀部按摩法，又叫做臀部骨盆按摩。

具體做法：每天空閒時間，沿骨盆下緣，從最外側向脊椎方向進行敲打，有熱感後，用全掌重力深按骨盆部位，再沿脊柱骨敲打、揉按，直至尾椎骨最下沿，每天進行30次。敲打時，以局部有酸脹、發熱感為佳。但需要注意的，月經來潮時，停用敲打按摩，注意經期衛生，注意保暖和休息。

小豔按照我教的方法回去自行治療，大概20天後，小豔復診時欣喜地告訴我，月經來潮了，但是量少、色淡，血塊較多。我聽後也很高興，並囑咐她要鞏固療效，最好再持續做按摩1個月。她點了點頭，但隨後又問道，為什麼這麼簡單的按摩就能治療閉經？

我告訴她，這就是中醫經穴療法神奇之處，它可以「內病外治」，透過穴位為身體活血化瘀、疏通經脈，從而產生治療疾病的作用。

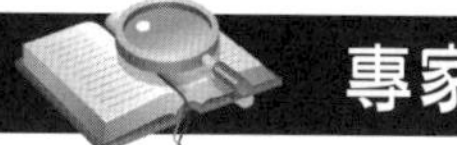

專家推薦方

增效食療方

桂圓粥

【**具體做法**】乾桂圓肉9克，薏仁30克，紅糖1匙。將乾桂圓肉與薏仁同煮粥，加紅糖1匙即可食用。每日1劑。

【**功效**】健脾，養血，調經。適用於氣血虛弱型閉經。

桂圓蓮子粥

【**具體做法**】蓮子肉50克，桂圓肉50克，紅棗20枚，糯米100克。將蓮

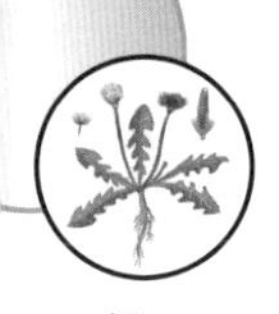

子、桂圓、紅棗、糯米放入鍋中加水適量，小火煮粥後食用。

【功效】健脾益氣，養心寧神。適用於因脾虛血虧引起的閉經。

黑豆紅花煎

【具體做法】黑豆30克，紅花6克，紅糖60克。將黑豆、紅花放入砂鍋中煎水，沖紅糖拌勻，趁熱飲用。

【功效】活血化瘀，調經止痛。凡因血脈瘀阻引起的閉經、小腹脹痛者，皆可以此作輔助食療。

當歸益母粥

【具體做法】當歸9克，益母草15克，紅棗6枚，黑糯米60克，將當歸與益母草放入砂鍋中，水煎成汁，濾出，黑糯米洗淨，用藥汁熬粥，即可食用，每週服用2～3次，連服1～2月。

【功效】破瘀，行血，通經。適用於血虛血瘀型閉經。

增效足浴方

紅花雞血藤水足浴方

【具體操作】紅花35克，雞血藤、桑葚各25克，黃酒50CC。將上藥中的前3味加清水2000CC，煎至水剩1500CC時，澄出藥液，倒入腳盆中，調入黃酒，先薰蒸臍下，待溫度適宜時泡洗雙腳，每晚臨睡前泡洗1次，每次40分鐘，30天為1療程。

【功效】補血行血，通滯化瘀。適用於閉經的治療。

二草艾葉水足浴方

【具體操作】馬鞭草、益母草、艾葉、川牛膝各30克。將上藥加清水1500CC，煎至1000CC，將藥液倒入腳盆內，待溫浸泡雙腳。每日浸泡2次，每次浸泡30分鐘。每劑可用3次。

【功效】活血調經，散寒止痛。可治療閉經。

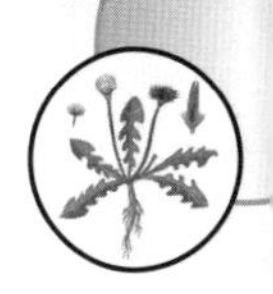

黃耆杜仲水足浴方

【具體操作】黃耆、杜仲、黨參、益母草、白朮各15克。將上藥加清水適量，煎煮30分鐘，去渣取汁，與2000CC開水一起倒入盆中，先薰蒸臍下，待溫度適宜時泡洗雙腳，每天早、晚各1次，每次熏泡40分鐘，20天為1療程。

【功效】行氣益氣，養血通經。適用於閉經。

增效經穴方

【具體操作】

1.用面刮法由上而下分段刮拭背部兩側的膈俞穴、脾俞穴、腎俞穴至次髎穴，重點刮拭次髎穴。

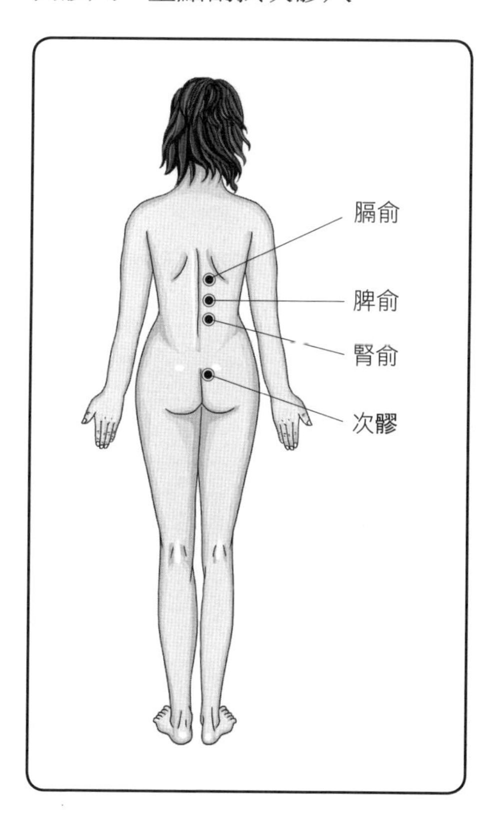

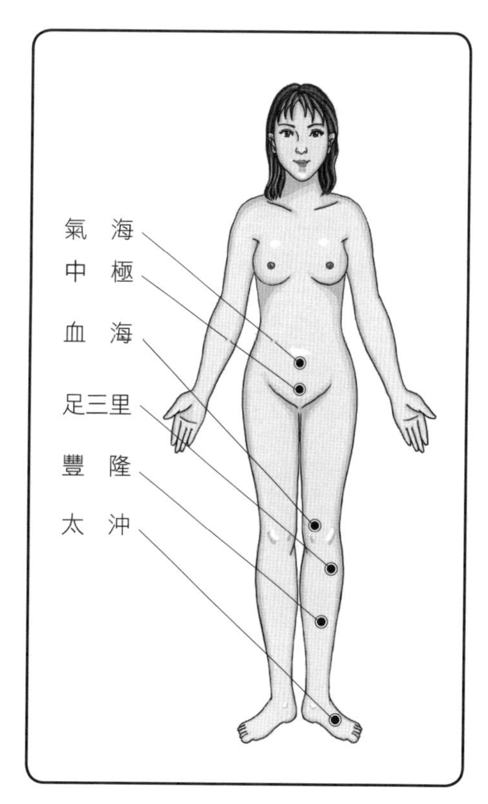

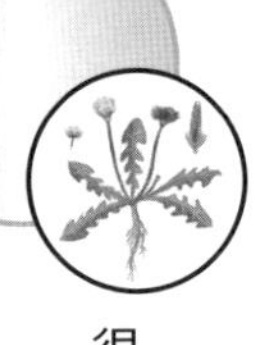

2.用面刮法由上而下刮拭腹部的氣海穴至中極穴，重點刮拭中極穴，力道要適中。

3.用平面按揉法由上而下依次按揉下肢部的血海穴、足三里穴、豐隆穴，用垂直按揉法按揉腳背的太沖穴，力道要適中，可產生生血、活血、培補元氣的作用，對治療閉經有很好的輔助作用。

【功效】活血調經，散寒止痛，通滯化瘀。

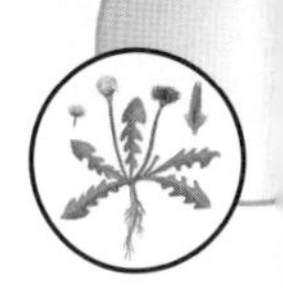

2 經期煩躁，玫瑰花茶飲、花浴兩相宜

患者小檔案

症狀：經前情緒煩躁、低熱，常出虛汗。

實用小偏方：取一個透明的玻璃杯，放入玫瑰花3～5朵，加入開水，浸泡5分鐘後即可代茶隨意飲用。

劉梅是一個非常文靜的女孩，大學剛畢業就去一家雜誌社做編輯，但因為不適應，常常感到不自在，她性格內向，有時心裡委屈了也不發洩出來，結果沒半年，劉梅的身體似乎出現了問題，她常常感到煩躁不安，特別是月經快要來的前10天，那種煩躁的感覺特別明顯，而且反應遲鈍，晚上睡不著，白天又沒有精神，有時還會感到很餓，但吃飽了又噁心想吐，但又吐不出來，胃還發脹。最糟糕的是，有時煩躁的無法正常工作，甚至做出錯誤的判斷，就因為這樣公司主管找她談了好幾次話。

前幾天，她到我診所諮詢，我檢查後告訴她是患上了經前期綜合症引起的，並建議她要注意疏泄情緒，最好能外出散散心，緩解一下工作的緊張情緒，否則病情會更嚴重的。但劉梅告訴我，最近雜誌社裡特別忙，根本沒機會能請假外出。這該怎麼辦？

我想了想，推薦她使用玫瑰花。

具體做法：中午休息時，取玫瑰花（乾品）3～5朵，放入透明的玻璃杯中，加入開水，浸泡5分鐘後即可代茶隨意飲用。泡玫瑰花的時候，可以根據個人的口味，放入冰糖或蜂蜜，以減少玫瑰花的澀味，加強功效。需要提醒的是，玫瑰花最好不要與茶葉泡在一起喝。因為茶葉中有大量鞣酸，會影響玫瑰花舒肝解鬱的功

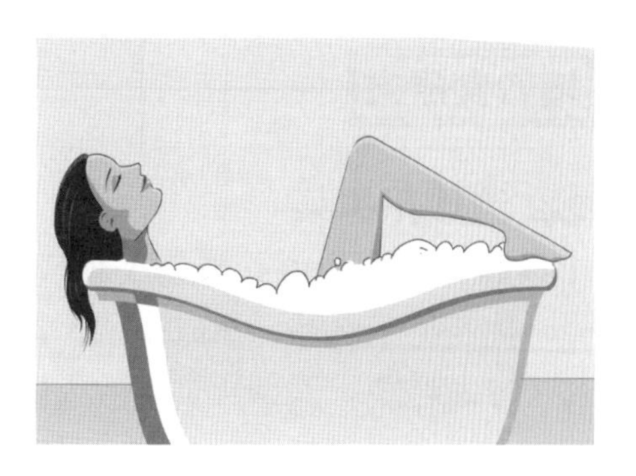

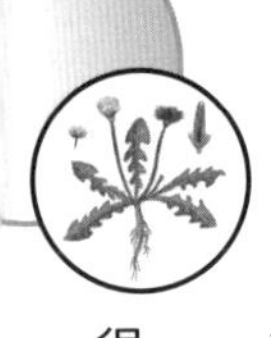

效。此外，由於玫瑰花活血散瘀的作用比較強，月經量過多的人在經期最好不要飲用。

玫瑰花性溫、味甘，具有理氣解鬱、活血散瘀、調經止痛的功效，經常飲用玫瑰花茶可養人的心肝血脈，舒發體內鬱氣，產生鎮靜、安撫、抗憂鬱的作用。此外，女性常喝點玫瑰花茶，還可以讓自己的臉色像花瓣一樣紅潤起來。改善氣血不暢、血瘀子宮的症狀。

劉梅聽了我的建議，回家後就常常喝玫瑰花茶，一週後她給我打來電話，說心裡煩躁的感覺大致上消失了，而且月經來的時候肚子也不怎麼疼了。我聽後很高興，並讓她再持續喝一段時間，如果能配合玫瑰花浴就更好了。

具體做法：取新鮮玫瑰花瓣20克，洗澡前，將其散入浴池中，先浸濕全身，泡20～30分鐘，出浴後擦乾即可。這樣可活血化瘀、理氣祛濕，放鬆全身肌肉，趕走疲憊，使身心都得到放鬆。

溫馨提醒

經前期綜合症是育齡婦女一般都會碰到的普遍現象，透過調整日常生活節奏、加強體能鍛鍊、改善營養、減少對環境的過度反應等方法都可以減輕症狀，所以當出現煩躁情緒時，不要過於緊張，要注意疏泄情緒。

專家推薦方

增效食療方

清炒花椰菜

【具體做法】新鮮花椰菜半個，番茄1顆，低鈉鹽、植物油等調料各適量。將花椰菜洗淨，掰成小朵，番茄切成薄片。鍋中倒少許植物油，油熱後，下花椰菜，煸炒片刻，放入低鈉鹽，加入番茄，繼續翻炒，至花椰菜

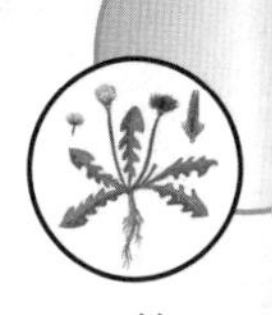

成橘紅色，烹入少許水，繼續炒2～3分鐘即可起鍋。

【功效】花椰菜中富含維生素B6，它能幫助合成提升情緒的神經傳遞素，可緩解經前期焦慮情緒，消除經前的煩躁感。

胡蘿蔔排骨湯

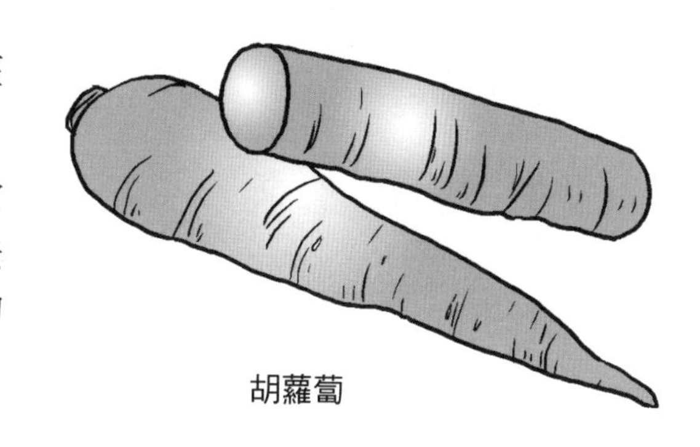

胡蘿蔔

【具體做法】排骨1根，胡蘿蔔2根，番茄1/2顆，低鈉鹽、雞精粉、胡椒粉各少許。排骨剁段，洗淨，用沸水汆熟，去浮沫，撈出晾涼；番茄洗淨切片，胡蘿蔔去皮洗淨，切段；鍋中加適量清水，放入排骨，煮沸，下胡蘿蔔，再次煮沸，轉小火，加入番茄片，以低鈉鹽、雞精粉調味，熬煮約30分鐘，肉熟爛胡蘿蔔軟爛後即成。

【功效】胡蘿蔔中富含維生素B6，它能幫助合成提升情緒的神經傳遞素，搭配排骨，可增加營養，增強機體免疫力，緩解經前期煩躁情緒。

黑芝麻豆奶

【具體做法】黑芝麻30克，黃豆40克，白糖少許。將黃豆預先浸泡6～8小時，洗淨撈出；黑芝麻洗淨；將黃豆與黑芝麻一同放入豆漿機中，打成豆漿濾出，加入白糖調味即成。

【功效】寧心安神，理氣解鬱，為女性補充所需異黃酮，紓緩煩躁情緒，緩解經期頭痛症狀。

瑜伽疏泄方

解壓弓式

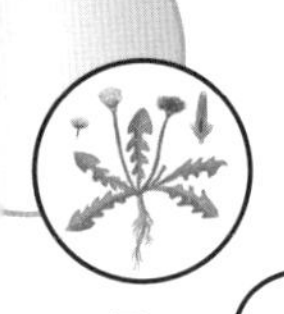

【具體操作】俯臥，兩腿彎曲，呼氣，兩小腿盡可能向後上伸。兩手分別在背後抓住兩腳腳背，做深呼吸。吸氣，上身離地，雙腿也拉高離開地板，頭部上揚，吐氣。停留做深呼吸，還原後再做一次。根據身體情況，練習3～5次。

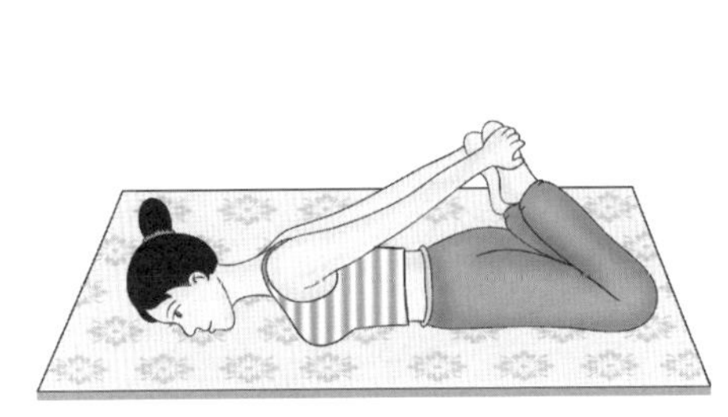

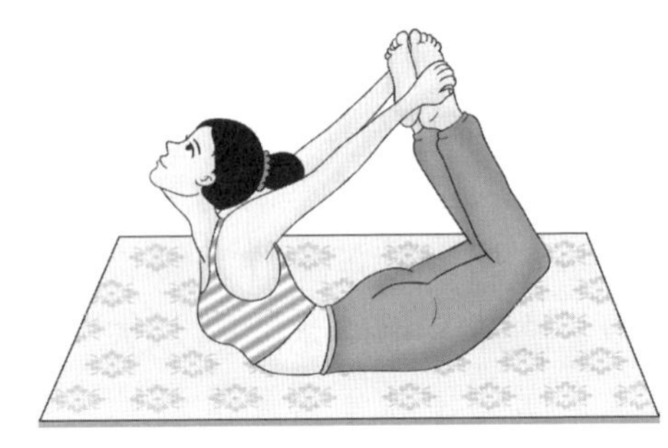

【功效】擴張胸部，解除鬱悶，使心胸開闊，緩解壓力，還可矯正駝背不正的姿勢，伸展腹部，增強胃腸蠕動，消耗脂肪，促進內分泌平衡。但注意女性經期不可練此姿勢。

後支撐式

【具體操作】保持坐姿，兩腿向前伸直，雙腳腳面繃直，用手撐住身體，手掌向下。努力提升臀部，同時伸直雙臂，盡可能把腳掌壓向地面。盡力想像用胸部去夠屋頂，感覺自己的腿和臀已經繃得非常緊了，保持這個姿勢，並做深呼吸。練習結束時，放鬆臀部，彎曲雙臂，恢復自然坐姿，反覆練習。

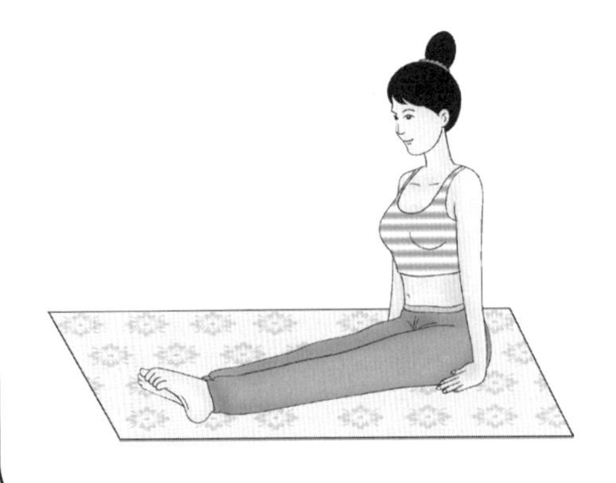

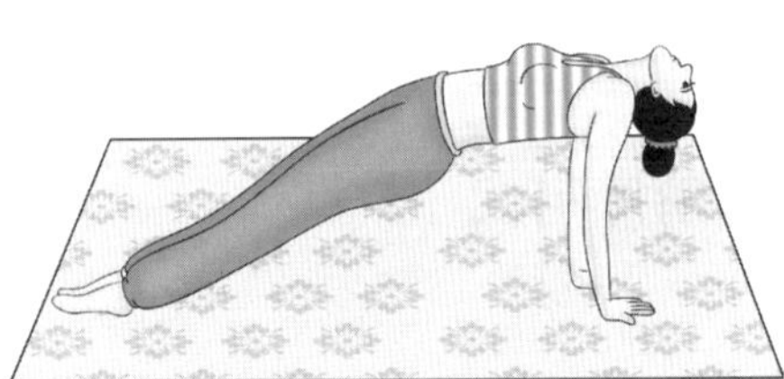

【功效】緩解壓力，釋放不良情緒，使人心情愉悅，消除經前情緒煩躁感。

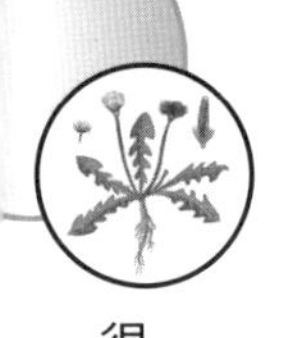

3 月經不調，益氣清宮湯來幫忙

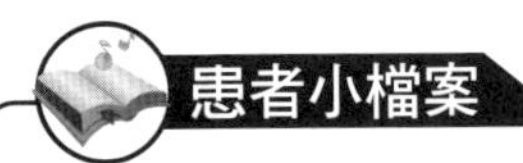

患者小檔案

症狀：月經提前、推後，先後不定。

實用小偏方：益氣清宮湯。取益母草、金銀花、蒲公英、白花蛇舌草、炒薏仁、菟絲子各30克，黨參、黃耆、黃柏、炒梔子、巴戟天、貫眾炭各15克，川楝子12克，香附、炮薑各10克，甘草6克。水煎服，每日1劑，分2次服。可益氣、清熱、固腎、調經。

朦朦大學剛畢業，在一家外商公司上班，她月經週期大概為33～35天，平時每次月經都要晚上3～4天，可是上個月17日來的，這個月5日就來了，害得她尷尬不堪：「『大姨媽』突然提前來了，我一點準備都沒有，差一點就在公司出醜了！」這次不尋常的生理期不但量多，顏色很暗很深，連乳房和小腹都有脹痛感。

月經是成熟女性的「鐘擺」。女性月經週期一般為28～30天，提前或延後7天左右仍屬正常範圍，週期長短因人而異。但如果經期總是要麼提前，要麼推後，如果偶爾發生，當然不必介意，倘若經常如此，就應該檢查病因了，因為月經不調往往是疾病的先兆，應該引起重視。

中醫認為，月經能否正常來潮，與肝、脾、腎以及沖、任二脈關係最大。而導致月經提前的原因，主要與以下兩種因素關係最為密切。第一個是血熱。《丹溪心法》中說：「經水不及期而來者，血熱也。」身體陽氣盛，或過量食用辛辣食物和補品，或情志憂鬱，或久病失血較多的人，都容易血熱。

第二個原因是氣虛。《景嶽全書．婦人規》中說：「若脈證無火，而經早不及期者，乃心脾氣虛，不能固攝而然。」飲食失節或勞累過度的人最易損傷脾氣。

仔細診斷之後，我發現朦朦的經期提前是氣虛引起的，此種原因引起

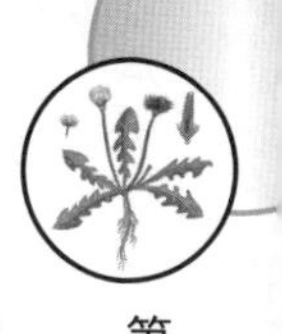

的經期提前主要表現為：經期提前，量多，顏色淡，質地稀薄，心悸氣短，精神疲倦，小腹有空墜感，舌淡苔薄。這裡有一則非常簡單但效果顯著的方子：益氣清宮湯。

具體做法：益母草、金銀花、蒲公英、白花蛇舌草、炒薏仁、菟絲子各30克，黨參、黃耆、黃柏、炒梔子、巴戟天、貫眾炭各15克，川楝子12克，香附、炮薑各10克，甘草6克。水煎服，每日1劑，分2次服。可益氣、清熱、固腎、調經。

益氣清宮湯中，金銀花、蒲公英、白花蛇舌草清熱解毒；黨參、黃耆、薏仁益氣健脾；川楝子、梔子、黃柏清肝熱；益母草、香附、貫眾炭逐瘀理氣、止血調經；巴戟天、菟絲子溫補腎陽；炮薑可防寒涼傷經。

我告誡朦朦，月經不調並不是什麼嚴重的病症，但也需注意調理。平時飲食宜清淡，多吃一些能夠補血的食物，如牛肉、菠菜、桂圓等。忌食溫燥性香料（如胡椒、八角）以及羊肉等辛辣刺激性食品。

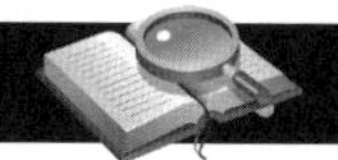

專家推薦方

增效食療方

四汁粥

【具體做法】鮮生地黃汁40CC，鮮益母草汁10CC，生薑汁2CC，鮮藕汁40CC，蜂蜜20克，米50克。將米洗淨，放入砂鍋內，加600CC水，先置於大火上煮沸，然後改小火熬煮，待米煮化時加入上述藥汁煮至湯稠，再加入蜂蜜稍煮即可。本品每日1劑，分頓溫熱服用。

【功效】滋陰養血，消瘀調經。適用於經期提前者。

韭菜炒羊肝

【具體做法】韭菜100克，羊肝150克，蔥、生薑、低鈉鹽各適量。將韭菜洗淨切成段，羊肝切片，加生薑、蔥、低鈉鹽，共放鐵鍋內用明火炒熟。

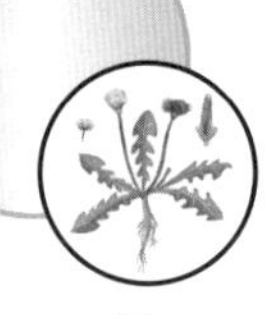

每日1次，佐餐食用，月經前連服5～7天。

【功效】補肝腎，調經血。適用於經期提前及月經先後無定期患者。

紅棗益母茶

【具體做法】紅棗、益母草、紅糖各20克。將紅棗、益母草加水650CC，浸泡30分鐘。先用大火煮沸，再換小火煎30分鐘，然後用雙層紗布濾過，約得藥液200CC，為頭煎。藥渣加水500CC，煎法同前，得藥液200CC為二煎。合併兩次藥液，加入紅糖溶化即可。每日1劑，每次約200CC，分早晚溫熱飲服。

【功效】溫經養血，祛瘀止痛。適用於血虛寒凝所致的經期延遲、月經量少患者。

山藥米粥

【具體做法】乾山藥片、米各100克，蜂蜜適量。將米洗淨，與山藥片一同放入砂鍋中，加水適量，先用大火燒開，再用小火熬煮成稀粥，調入蜂蜜即成。

【功效】補血，健脾，益氣。適用於月經過少患者。

增效經穴方

【具體操作】

1.按摩治療月經不調的單穴

腎俞穴：取坐位或立位，雙手中指分別按壓兩側腎俞穴上，用力按揉30～50次；或握拳用食指掌指關節按揉穴位，擦至局部有熱感為佳，此穴對月經不調、腰痠腿痛有較好的療效。

八髎穴：取坐位，用掌揉法或擦法自上而下揉擦至尾骨兩旁約2分鐘，使局部有酸脹感。此穴對月經不調、小便不利、骨盆腔炎有較好的療效。

中極穴：取坐位或仰位，先用食指或中指按順時針方向按揉中極穴2

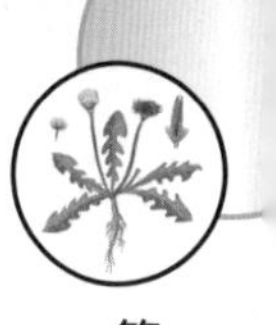

分鐘，再點按30秒，以局部有脹痛為宜。此穴對小便不通、帶下病、月經不調有良好的療效。

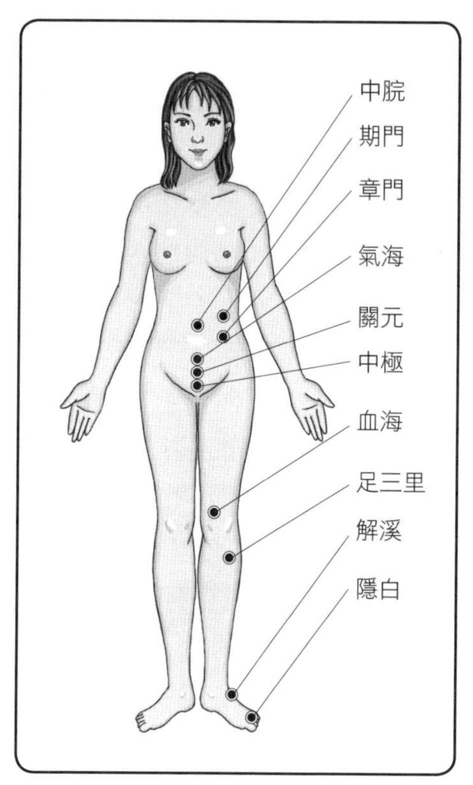

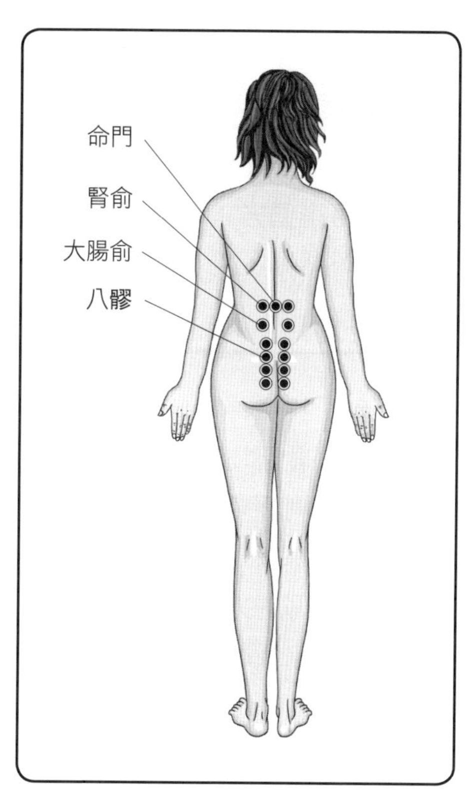

關元穴：取坐位或仰臥位，先用食指或中指按順時針方向按揉關元穴2分鐘，再點按30秒，以局部有脹痛為宜。此穴對腹痛、腹瀉、月經不調有良好的療效。

2.辨證加按

月經提前者：加按大腸俞穴、血海穴、解溪穴、隱白穴各1分鐘，以被按摩部位酸脹為準。

經期延遲者：加按中脘穴、氣海穴、足三里穴，各按1分鐘，以被按摩部位微熱為準。

經期延長者：用拇指按揉法加按章門穴、期門穴，每穴按摩2分鐘。

月經先後不定期者：加按關元穴、足三里穴、腎俞穴、命門穴，每穴按摩2分鐘，以透熱為準。

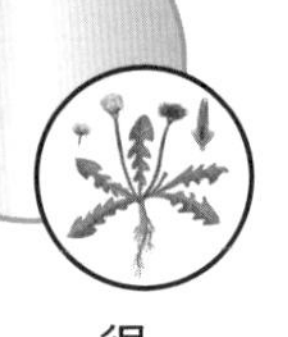

4 周全按摩，讓你遠離「經前頭痛」

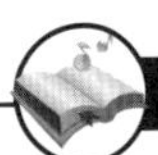

患者小檔案

症狀：經前頭痛。

實用小偏方：刺激子宮穴法。用雙手食指、中指按壓住兩旁子宮穴，稍加壓力，緩緩點揉，以酸脹為準，操作5分鐘，以腹腔內有熱感為最佳。

每到「特殊時期」快要到來時，萍萍總是或多或少地出現一些反常舉動。比如，乳房及胸脇脹痛、不思飲食，最要命的是頭痛欲裂，一旦發作起來，就如同腦袋中有蟲子在爬行，無論用力揉太陽穴還是甩頭，都不能緩解疼痛，只好吃止痛藥。為此，萍萍的媽媽到處詢問有沒有一種見效快、徹底治好的方法治療這種毛病，後來聽鄰居說，我這裡有很管用的小偏方，不妨來我的診所看看。

於是，萍萍便在媽媽的陪同下一起來了我的診所看病。我告訴萍萍，她這種症狀叫做「經前頭痛」，這是經前綜合症的症狀之一。據現代醫學研究發現，性激素週期是女性頭痛的主要因素。女性分泌雌性激素和孕激素，這兩種激素是保持動態平衡的。如果平衡被打亂，就會產生一系列婦科內分泌疾病。而雌性激素濃度會隨著月經週期的變化而上下波動，當血液中的雌性激素濃度降低到一定的程度時就會引發頭痛。

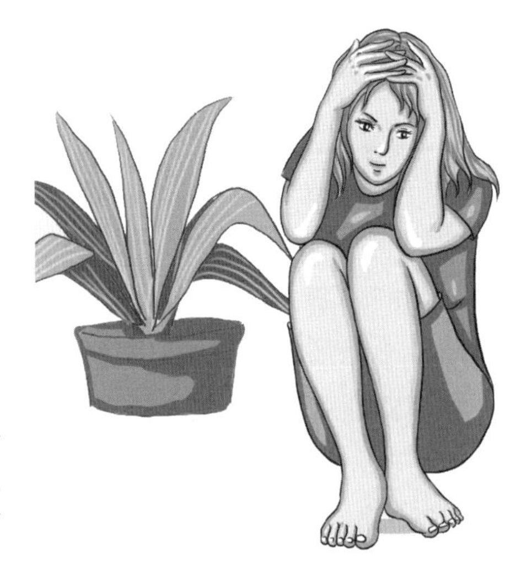

我給萍萍推薦一種調理的方法，就是刺激子宮穴，這是緩解經期頭痛的調理奇方。子宮穴位於下腹部，正

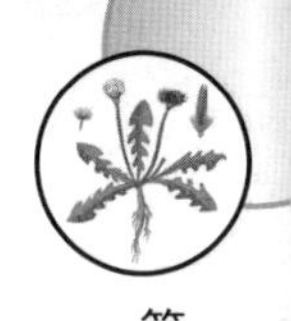

中線，臍中下一橫掌處，左右旁開四橫指的距離各有一點，即是此穴。

具體做法：用雙手食指、中指按壓住兩旁子宮穴，稍加壓力，緩緩點揉，以酸脹為準，操作5分鐘，以腹腔內有熱感為最佳。此法療效顯著，具有活血化瘀、理氣止痛的作用。

其實除了這個方法，紫菜蛋花湯也能解決頭痛問題。這個偏方的關鍵在於紫菜，紫菜裡含有大量的鎂元素，對偏頭痛有預防作用。據測定，100克紫菜裡含有460毫克鎂，而1公斤雞蛋才有230毫克鎂。方法很簡單。

具體做法：鍋內加水燒開後，倒入攪拌均勻的雞蛋液，燒煮片刻，再將幾絲紫菜放入。經前多吃這種食物，能減少頭痛的發作。還要注意的是，在月經期間，女士們切記要注重忌口，不要貪吃那些過於辛辣的食物，以免耗傷陰血；也不要吃太多的雪糕、冷飲之類寒涼的食物，以免「寒博於血」，讓寒氣把血凍住，運行不暢。此外，精神緊張或過度失眠也容易誘發頭痛發作，希望大家引起注意。

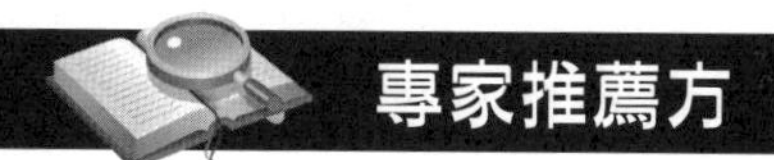

專家推薦方

增效食療方

麥豆寧神茶

【具體做法】黑豆20克，浮小麥20克，紅棗5枚，冰糖少許。將上述食材一同放入砂鍋中，加適量清水，水煎成汁，濾出，加入少許冰糖拌勻，即可代茶飲用。

【功效】調理氣血，幫助睡眠，緩解經前頭痛。

菊花槐花茶

【具體做法】菊花、槐花各5克。將兩花洗淨後，同放入杯中，用沸水沖泡，加蓋悶10分鐘即成。可代茶頻飲，可沖泡3～5次。

【功效】養陰平肝。適於陰虛陽亢引起的經前頭痛。

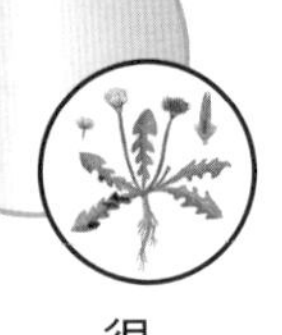

夏枯草菊花茶

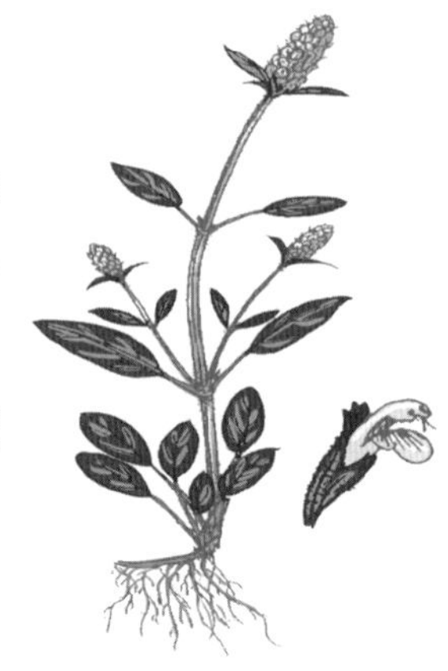

夏枯草

【具體做法】夏枯草、菊花各10克，白糖適量，將上述藥材一同放入茶壺中，沖入沸水，浸泡約15分鐘，即可濾出，頻頻飲之，代茶飲。

【功效】平肝解鬱。主治肝氣鬱滯型經行頭暈、頭痛。

瑜伽運動方

睡前全身放鬆練習：

【具體操作】

1.旋轉頸部：直立，手臂自然下垂，盡可能地向左、右、前、後伸展頸部，練習過程中，若感到頸部痠痛，就停止練習。

2.轉肩：頭不動，慢慢地向前轉肩，再慢慢向後轉肩。

3.抬臂：兩手向背後伸出著地，然後向上抬臂，使人體好似一個「橋」狀，兩手慢慢地向腳後跟靠近，20分鐘後恢復到開始姿勢。

4.兩臂上舉：兩手臂置於頭上，十指交叉，兩臂緊貼耳部，做最大限度的手臂上伸動作。然後十指分開，兩臂在空中自然抖動，放鬆上肢肌肉。兩臂在身體前面放鬆甩動並抖動，以放鬆上肢肌肉。用手捶打肌肉，再用雙手撥動大腿肌肉，使大腿放鬆。用雙手向背後放鬆捶打後脊，全身抖動，此時好像每塊肌肉都在放鬆。

5.放鬆下肢：仰臥，雙手托住腰，並努力使臀部和下肢向上抬，在空中進行下肢的震動，以放鬆大腿部肌肉，然後屈膝坐於床上，用雙手撥動小腿的「腿肚子」，從而放鬆小腿腓腸肌。

6.滾動：在床上或軟墊上，兩手抱膝而坐，然後呈球形前後滾動，球形滾動是放鬆背部肌肉比較安全的方法，可減輕腰痛症狀。

【功效】放鬆全身各部分肌肉，舒筋活血，紓緩情緒，治療經期頭痛症狀。

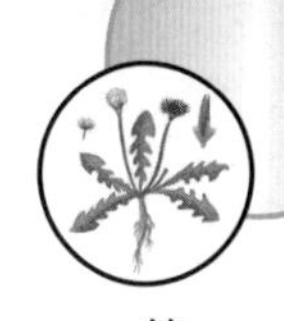

5 經期乳房脹痛，麵糰、玫瑰花茶能幫消

患者小檔案

症狀：經前乳房脹痛，乳頭不能碰，一碰就痛。

實用小偏方：麵糰敷貼乳房法。將麵粉400克和酵母40克，加水揉成麵糰，再將揉好的麵糰分成兩份，分別製成厚度、面積適宜的麵餅，將其敷貼在乳房上，最後戴上胸罩（胸罩不宜太緊或太鬆），5～6小時後可取下，每日1次，連用3～7日。

「啊，好疼，怎麼脫個內衣，稍微碰了一下，就這麼疼，難道是『那個』該來了。」玲玲這樣自言自語道。玲玲今年28歲，是一家企業的白領，天生清秀可人，但自從她工作以來，每次經前就開始出現乳房脹痛的感覺，而且乳頭不能碰，一碰就會很痛。因為擔心自己患上了乳腺疾病，她也去醫院檢查過，並沒有什麼問題，醫生還說，絕大多數的女士都有這種情況，月經前的一週裡乳房會有脹痛的感覺，還患有腰痛。這些都是正常的生理表現，不要過於擔心，月經來潮後，就會消失的。果不其然，月經來潮了，疼痛也漸漸消失了。

這雖然不影響工作，但痛起來也很煩人。前幾日，聽她要好的一個同事說，我這裡有很多小偏方，挺管用的，於是她來診所，讓我幫她想想辦法。

一般來說，乳房脹痛伴隨月經週期而發，脹痛多在經前2～7日，月經前2～3日疼痛會到達高峰，月經來潮後，疼痛便自消。當然，也有少數女患者自排卵開始就出現乳房脹痛，一直到經期來臨，疼痛才開始消失或減輕。乳房脹痛程度因人而異，大部分人都有脹、痛、癢的感覺，疼痛厲害的，連衣服都不能碰觸，還患有經前煩躁易怒、失眠多夢等症狀。

我拿著玲玲前陣子去醫院的檢驗單，看了看乳腺方面並沒有什麼問題，不存在婦科疾病的可能，於是，我給她推薦了一個小偏方，用麵糰敷

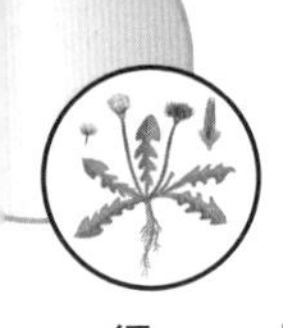

貼乳房。

具體做法：將麵粉400克和酵母40克，加水揉成麵糰，再將揉好的麵糰分成兩份，分別製成厚度、面積適宜的麵餅，將其敷貼在乳房上，最後戴上胸罩（胸罩不宜太緊或太鬆），5～6小時後可取下，每日1次，連用3～7日，疼痛便可消失。這種方法也可在月經前5～7天開始使用，可預防乳房脹痛的發生。

玲玲有點驚訝：「麵糰能治療乳房疼痛？」我告訴她，是的。經前乳房脹痛，多與雌性激素偏高，黃體酮不足，雌激素、孕激素比例失調，催乳素升高有關。在這些激素的作用下，乳腺管周圍就會出現水腫，壓迫到神經，就會出現疼痛的症狀。敷貼麵糰是一種熱療法，麵糰在與皮膚的接觸中，會產生持久恆定的熱量，透過局部的熱療，產生加速局部循環、減輕水腫的效果，而且麵糰是由小麥製作而來的，本身就含有豐富的維生素B6，有助於減輕經期乳房脹痛。因此，敷貼麵糰自然就能產生預防經期乳房脹痛的效果了。

當然，這種方法對於症狀比較重的患者而言，如果麵糰敷貼後效果不佳，還可加服中成藥：逍遙丸。中醫認為，經期乳房脹痛與肝氣鬱結有著密切關係，肝氣鬱結則阻逆經絡，而乳房上微血管豐富，易造成血液瘀阻，從而引起乳房脹痛。逍遙丸可疏理肝氣、活血化瘀，每次10小粒，每天3次，經前一週口服，便可消除乳房脹痛。

除了上述方法外，我叫玲玲平常可每日飲用一杯玫瑰花茶，這樣可疏肝理氣、止痛解鬱，對緩解經期乳房脹痛效果很好。具體做法很簡單，取玫瑰花6枚，放入茶杯中，以沸水沖泡，加蓋悶約5分鐘，頻飲即可。

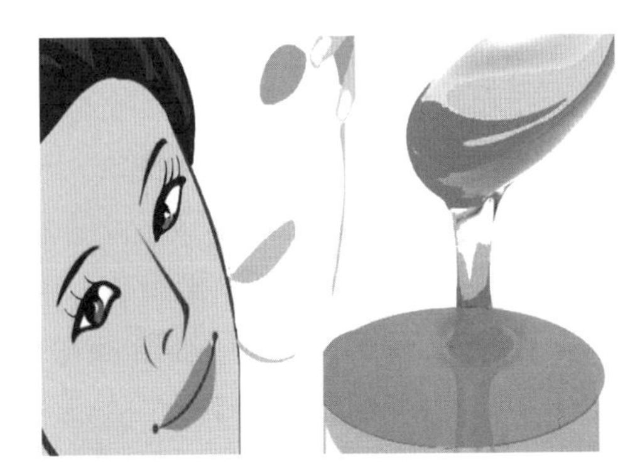

玲玲聽後，連連點頭，並說回家一定試試。大概2個月後，玲玲打來電話說，她乳房脹痛的毛病這個月沒犯，說推薦的小偏方確實挺管用，特意打電話表示感謝。

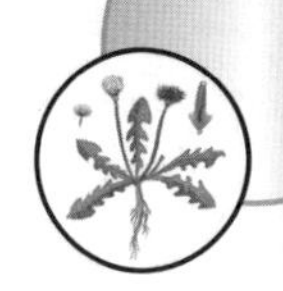

溫馨提醒

經期乳房脹痛，往往容易發生在那些精神緊張、容易憂鬱焦慮的女性身上，因此，這類女性應調節好心情，平時生活要有規律，勞逸調合，這樣才能有效防止病情復發。

專家推薦方

增效食療方

清炒菠菜

【具體做法】菠菜1把，低鈉鹽、植物油各少許。將菠菜洗淨，放入沸水中汆一下，晾涼後切成小段，鍋中加少許植物油，油熱後下菠菜，翻炒片刻，加低鈉鹽調味，再炒片刻，即可起鍋。

【功效】菠菜中富含維生素E，月經前經常食用，可產生緩解經期乳房脹痛的作用。

海帶薏仁粥

【具體做法】海帶20克，薏仁30克，米30克。將海帶洗淨，切碎，薏仁與米分別淘洗乾淨。將上述食材一同放入鍋中，加適量清水熬煮成粥即可。

【功效】薏仁中富含維生素E，可緩解經期乳房脹痛，健脾養胃、理氣解鬱。

麥芽陳皮茶

【具體做法】生麥芽仁10克，陳皮5克，蜂蜜適量。將生麥芽仁、陳皮一同置於茶杯中，沖入沸水約300CC，加蓋悶約10分鐘，即可代茶飲用。

【功效】可健脾養胃、通乳，治療脾虛食少、消化不良、經期乳房脹痛等症狀，還可增加胃腸蠕動能力，幫助消化。

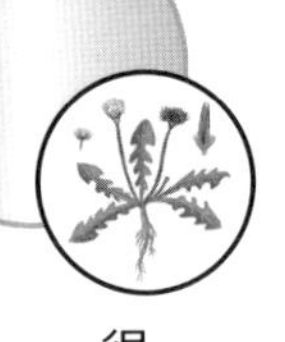

增效經穴方

【具體操作】先用雙手手心從左右兩邊輕柔地包裹住一側的乳房。然後雙手收緊，用位於乳房根部的拇指從下將乳房向上撥。左右各反覆10次即可。注意在乳房脹痛時，最好不要做按摩，避免給乳房過大的刺激。

【功效】刺激乳房周圍，可以促進血液和淋巴循環，在月經前7～10天，每晚按摩對乳房脹痛也有所緩解。

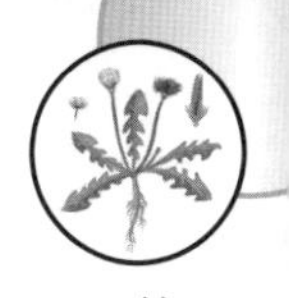

6 痛經難忍，找對穴位還你一生輕鬆

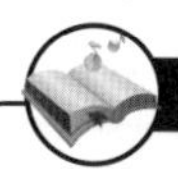

患者小檔案

症狀：腹痛難忍，頭暈噁心，全身乏力。

實用小偏方：帶穴摩腹法。每晚睡前空腹，將雙手搓熱，雙手左下右上疊放於肚臍，順時針揉轉，約15分鐘，端坐，放鬆，微閉眼，用右手對著肚臍眼上方的神闕穴空轉，意念將宇宙中的真氣能量向臍中聚集，以感覺溫熱為佳。

幽蘭是我的一個患者，在外商公司任部門主管一職，平時工作壓力很大，但還算能應付得過來，只是，她有痛經的毛病，每到經期前後或行經期間，都會感到噁心、嘔吐，有時候還會腹瀉、頭暈、頭痛，感覺全身疲乏無力，生理期來的第一天還會肚子疼得厲害，有時候疼得都要虛脫了。難道除了止痛藥，就沒有別的方法可以緩解痛苦了嗎？

據統計，75%的女性都有不同程度的痛經情形，可見，痛經對於女性影響的範圍之大。臨床上將痛經分為原發性痛經和繼發性痛經。原發性痛經指生殖器官無明顯器質性病變的月經疼痛，又稱功能性痛經，常發生在月經初潮或初潮後不久，多見於未婚或未孕婦女，往往經生育後痛經緩解或消失；繼發性痛經指生殖器官有器質性病變如子宮內膜異位症、骨盆腔炎和子宮黏膜下肌瘤等引起的月經疼痛。

痛經在最主要和心情有關。同時，痛經又影響人的心情。如果能掌握一些治療和緩解痛經的小偏方，算得上是對自己最貼心的關愛了，我給幽蘭推薦帶穴摩腹法。

具體做法：每晚睡前空腹，將雙手搓熱，雙手左下右上疊放於肚臍，順時針揉轉，約15分鐘，端坐，放鬆，微閉眼，用右手對著肚臍眼的神闕穴空轉，意念將宇宙中的真氣能量向臍中聚集，以感覺溫熱為佳。

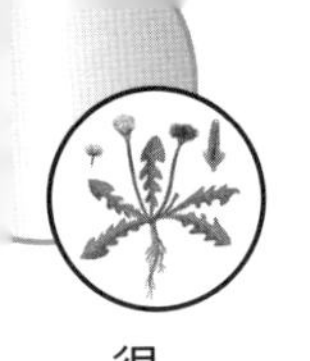

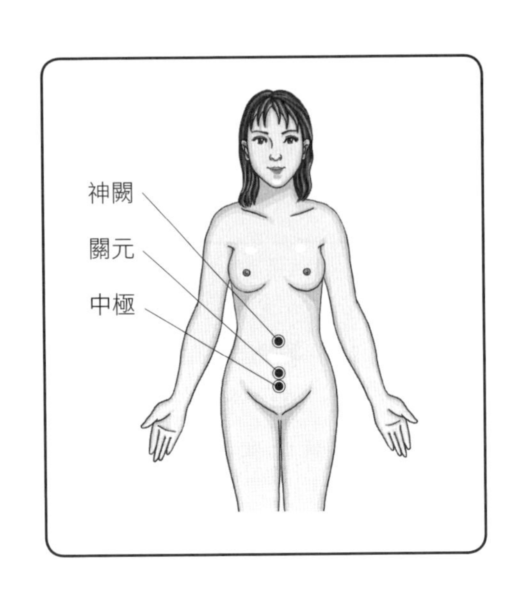

摩腹時，要特別加強小腹正中線上的神闕穴、關元穴和中極穴等穴位的按摩。如果痛經讓你直不起腰板，甚至患有腰痛等現象，你還需要用拳頭敲打後腰，上至兩側腰肌，下至骶部。上面提到了神闕穴，這裡要單獨提出來說一下，這個穴位於臍窩正中，屬任脈。是人體生命最隱秘最關鍵的要害穴竅，是人體生命能源的所在地。透過經絡調理，能使腎氣充足、精血旺盛，則月經自然通調。

此外，對於像幽蘭這樣易發生痛經的女性，經期前後的保暖一定要做好，最簡單的辦法就是睡覺前用熱水泡腳30分鐘，同時，還應吃些溫熱補氣血的食物，如在經期吃荔枝乾5～6個，便能漸漸回暖，如痛勢嚴重，用荔枝乾10枚、生薑1片、紅糖少許，煮成糖水喝，也能止痛。再如老鴨湯，也是女性補血養顏的佳品，多喝也不會上火，還能暖體化濕，可謂女性滋補氣血「第一湯」。

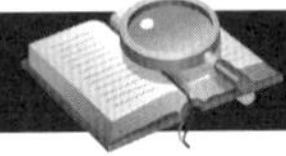

專家推薦方

增效食療方

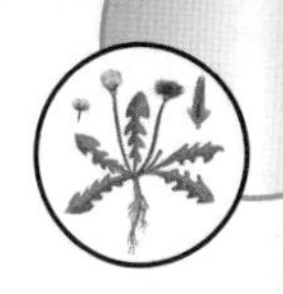

韭菜月季花紅糖飲

【具體做法】鮮韭菜30克，月季花3～5朵，紅糖10克，黃酒10CC。將韭菜和月季花洗淨榨汁，加入紅糖，兌入黃酒沖服。

【功效】理氣，活血，止痛。用於痛經的治療，服藥後仰臥半小時效果更佳。

山楂葵子湯

【具體做法】山楂、葵花子仁各50克，紅糖100克。將山楂洗淨，加入葵花子仁放入鍋內，加水適量，用小火燉煮，將成時，加入紅糖，再稍煮即成湯。行經前2～3日服用。

【功效】健脾胃，補中益氣，減輕經前、經後痛經。適用於氣血兩虛型痛經。

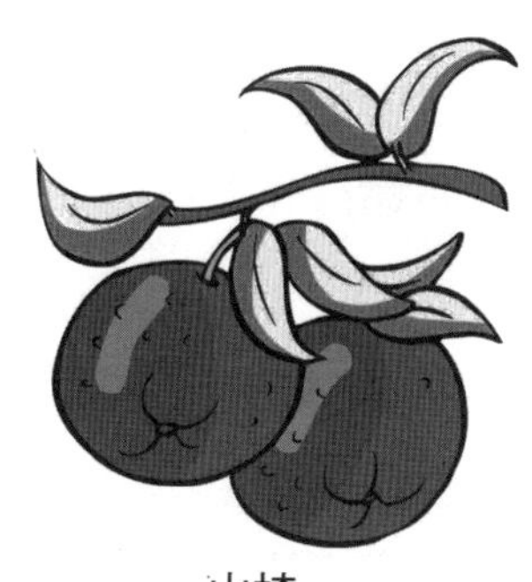

山楂

山楂桂枝紅糖水

【具體做法】山楂20克，桂枝8克，紅糖適量。將山楂與桂枝放入砂鍋中，水煎成汁，濾出，加入紅糖拌勻，趁熱飲用。

【功效】溫經通脈，化瘀止痛。治療寒性血瘀型痛經。

增效足浴方

艾葉香附足浴方

【具體操作】艾葉20克，香附10克，益母草20克，玄胡、當歸、赤芍、小茴香各15克，紅花10克。將上藥加清水2000CC，煎至水剩1500CC時，澄出藥液，倒入腳盆中，先薰蒸，待溫度適宜時泡洗雙腳，每晚臨睡前泡洗1次，每次40分鐘，於經前10天開始，直至月經乾淨止。

【功效】祛寒通經，理氣活血。可治療痛經。

益母草香附足浴方

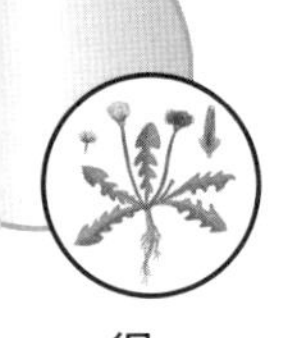

【具體操作】益母草、香附、乳香、沒藥、夏枯草各20克。將上藥加清水2000CC，煎至水剩1500CC時，澄出藥液，倒入腳盆中，先薰蒸，待溫度適宜時泡洗雙腳，每晚臨睡前泡洗1次，每次40分鐘，於經前10天起，15日為1個療程。

【功效】溫經散寒，活血止痛，理氣散結。緩解痛經引起的小腹疼痛、經色黯黑夾血塊、畏寒肢冷等症狀。

丹參艾葉足浴方

【具體操作】丹參50克，艾葉30克，桃仁、小茴香各20克。將上藥加清水2000CC，煎至水剩1500CC時，澄出藥液，倒入腳盆中，先薰蒸，待溫度適宜時泡洗雙腳，每日1次，每次40分鐘，於經前10天起，15日為1個療程。

【功效】溫經散寒，活血止痛。治療痛經引起的小腹疼痛、經色黯黑夾血塊、畏寒肢冷等症狀。

增效經穴方

【具體操作】取關元穴、中極穴、氣海穴、三陰交穴。氣血瘀滯者，加灸太沖穴、曲泉穴；胸脇、乳房痛甚者，加灸外關穴、肝俞穴；小腹劇痛者，加灸次髎穴；寒濕凝滯者，加灸水道、地機穴；氣血虛弱者，加灸脾俞穴、足三里穴。

用艾條溫和灸，每次取4～5穴，各灸20分鐘左右，以局部皮膚潮紅為準，每日灸1次。或用艾炷隔鹽灸，取背部和腹部穴位，穴上鋪墊食鹽，取艾炷如蠶豆大小，置於鹽上而灸之，各灸6～7壯。

【功效】活血化瘀，溫經散寒。治療痛經引起的小腹疼痛、經色黯黑夾血塊、畏寒肢冷等症狀。

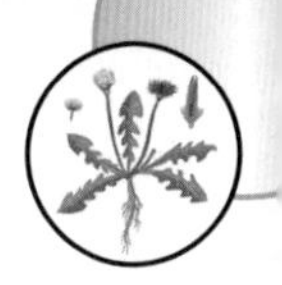

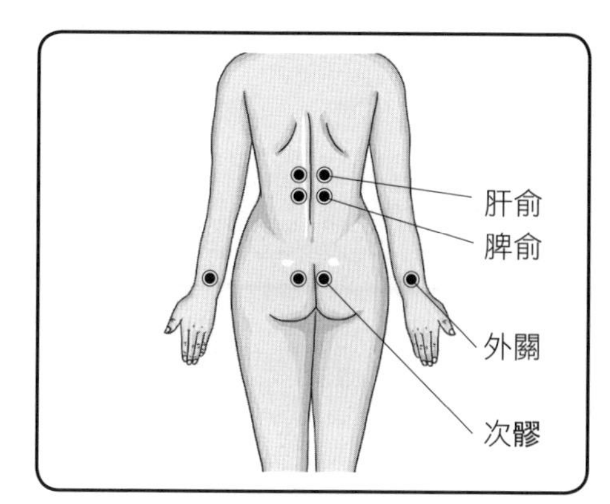

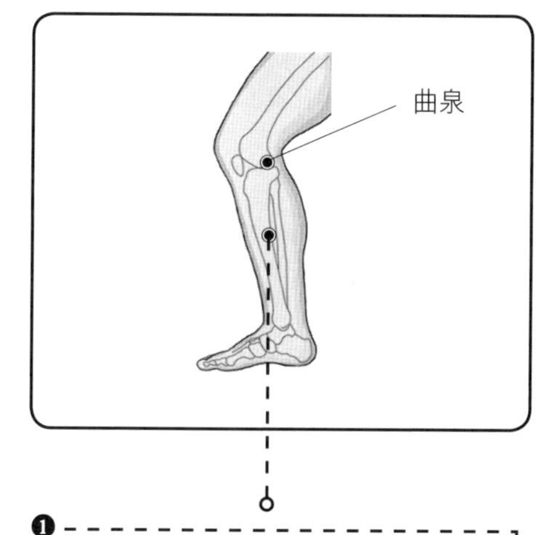

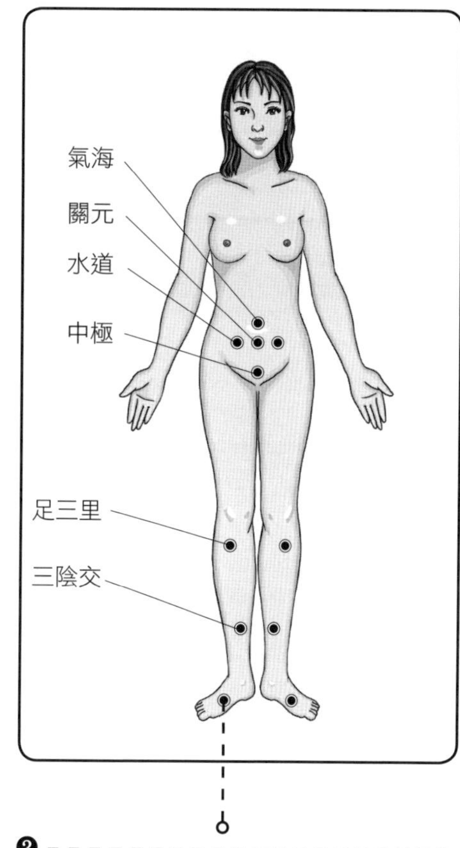

❶ **地機穴**　在小腿內側，當內踝尖與陰陵泉的連線上，陰陵泉下3寸。

❷ **太沖穴**　在足背側，當第1蹠骨間隙的後方凹陷處。

第三章

孕產小偏方

成為母親，是每一個女人的夢想和歸宿，但是在這重要的時刻總有一些不適的症狀和疾病侵襲媽媽的健康和美麗，如不孕、流產、妊娠嘔吐、產後惡露不絕、去不掉的妊娠紋等等。這些問題叫媽媽們煩惱不已，別擔心，下面就介紹一些治病保健康的小偏方，不僅能緩解病情，對保胎安胎、產前產後的身體恢復都大有幫助。

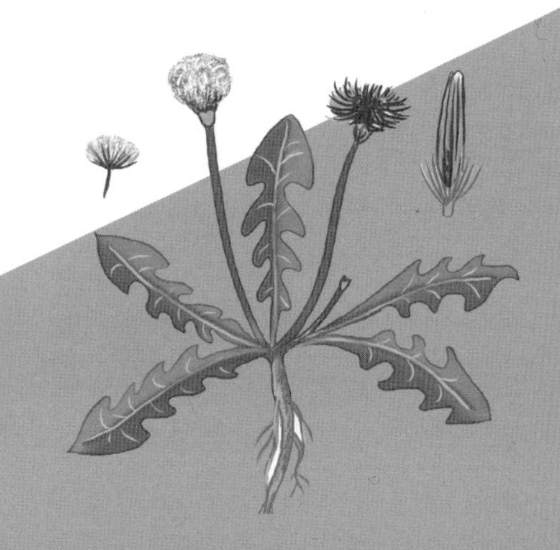

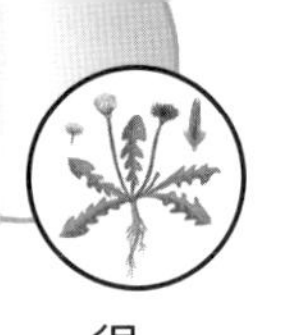

1 遠離不孕不育，按摩輕鬆做媽媽

患者小檔案

症狀：婦女不孕，患有月經紊亂，白帶異常。

實用小偏方：

1.按摩療法，用拇指指端持續按壓兩側氣沖穴2分鐘，再用拇指指腹端按揉兩下肢豐隆各1分鐘；再用掌揉法揉上腹部3分鐘；取俯臥位時，用力推揉兩側膈俞、肝俞、脾俞、胃俞、三焦俞、腎俞、膀胱俞各1分鐘，以酸脹感為佳。

2.附子山藥羊肉湯，取熟附子、山藥、當歸各10克，鮮羊肉100克，薑、蔥、低鈉鹽各適量。煲湯，肉熟後加薑、蔥、低鈉鹽調味即可。吃肉，喝湯。於月經前服食，每日1劑，連服5～7日。

趙女士結婚多年，前幾年因為忙於事業，她做了幾次人工流產。近兩年她不但月經有點紊亂，白帶還有點增多，而且顏色發黃，並且常常在經前有腹痛發生。她覺得沒什麼，認為是女性婚後的常見症狀。可是現在年齡一大，加上公婆和老公都催著要小孩，趙女士有些著急了。夫妻二人努力配合，目的只有一個，早點擁有自己的孩子，可好幾年過去了，還是沒成功。去醫院檢查時，醫生說她患有不孕症，需要一段時間的治療才有可能懷上寶寶。趙女士真是後悔莫及啊！

隨著女性工作壓力變大，許多女性會選擇在事業、家庭都穩定後懷孕生子。但此時孩子卻常常不來了。這也就是日常所謂的「不孕」。中醫對不孕症早有研究，在《內經．素問．上古天真論》中云：「女子七歲，腎氣盛，齒更發長，二七而天癸至，任脈通，太沖脈盛，月事以時下，故有子。」指出了腎氣的充實是天癸成熟的前提，在此基礎上，沖脈充盛，任脈通暢後，才有正常的月經，才能生育，所以不孕與腎經、沖脈與任脈都有密切關係。根據「求子之道，首先調經」的理論，按摩能溫腎暖宮、滋

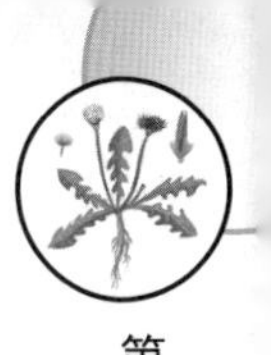

腎調中、疏肝理氣、化痰調任，祛瘀調沖而調經，最後達到治療不孕症的目的。我給趙女士推薦按摩療法搭配食療治療不孕症。

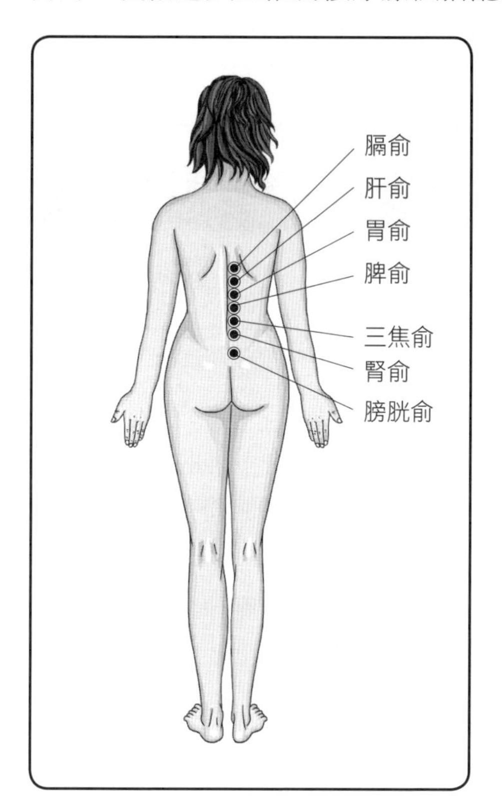

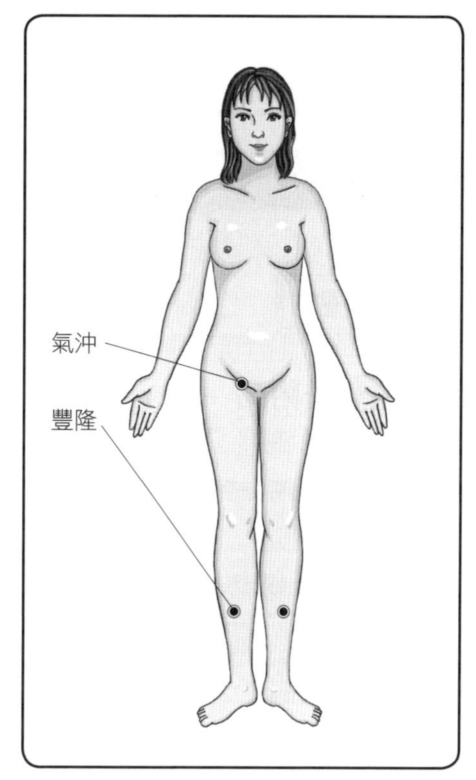

具體做法：取仰臥位時，用拇指指端持續按壓兩側氣沖穴2分鐘，以抬手後患者感覺有一股熱流直達足部為準；再用拇指指腹端按揉兩下肢豐隆穴各1分鐘；再用掌揉法揉上腹部3分鐘；取俯臥位時，用力推揉兩側膈俞、肝俞、脾俞、胃俞、三焦俞、腎俞、膀胱俞各1分鐘，以酸脹感為佳。可舒肝解鬱，養血調經，緩解胸悶，舒暢情志，改善白帶黏稠量多，乳房脹痛、嘔惡等情況。

平時可以多吃一些暖宮調經的佳餚，如附子山藥羊肉湯，取熟附子、山藥、當歸各10克，鮮羊肉100克，薑、蔥、低鈉鹽各適量。將鮮羊肉洗淨，切小塊，加入熟附子、山藥、當歸一同煲湯，肉熟後加薑、蔥、低鈉鹽調味即可。吃肉，喝湯。於月經前服食，每日1劑，連服5～7日。可舒肝解鬱，養血調經，治療不孕症。

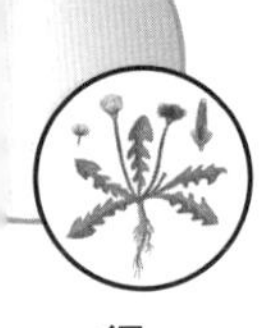

中醫常說「暖宮孕子」，健康、「幸孕」的小肚子都是暖暖、軟軟的。因此，備孕階段必須注意保暖，經常吃一些「防燥不膩」的平補子宮之品，如蓮子粥、枸杞粥、牛奶粥以及八寶粥等，只要子宮盆腔氣血通了，炎症消除自然就懷上了。

專家推薦方

增效食療方

半夏香附粥

【具體做法】制半夏、茯苓、陳皮、蒼朮各10克，香附、神曲各12克，川芎6克，米100克。將上七味藥煎汁去渣，加入米（洗淨）同煮成粥。每日2次，空腹溫服。

【功效】健脾燥濕，化痰祛脂。適用於痰濕不孕、肥胖症。

雙皮燉鴿子

【具體做法】地骨皮、牡丹皮各10克，白鴿1隻，料理酒、低鈉鹽、醬油、香油調料各適量。將白鴿活殺，去毛、血、內臟，洗淨；將地骨皮、牡丹皮洗淨，裝入紗布袋內，紮口，置瓦罐內，加清水，旺火煮沸，加入白鴿、低鈉鹽、料酒，改小火，再煨60分鐘，去藥袋，可在湯中加入適量雞精粉。撈出白鴿放盤中，用醬油、香油拌鴿肉。吃鴿肉，喝湯。自月經乾淨第6日起，每日1劑，連服6隻白鴿。

【功效】滋補肝腎，益氣理血，調養沖任。本品僅適用於腎陰虛虧不孕的女子食用。

雙核茴香粥

【具體做法】荔枝核、橘核各15克，小茴香10克，白米60克。將前3味水煎去渣，加入白米煮粥食用。於月經結束後開始每日早晚各服1劑，連服7

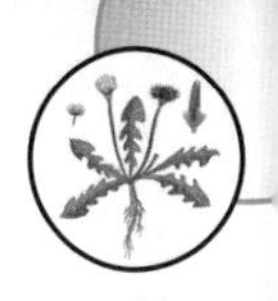

日，下個月經週期再服7日，連服3個月。

【功效】舒肝解鬱，養血調經。適用於肝鬱氣滯型不孕症。

增效足浴方

山楂桃仁足浴方

【具體操作】桃仁40克，三棱30克，莪朮20克，生山楂50克，白酒50CC。將前4味中藥同入鍋中，加水適量，煎煮30分鐘，去渣取汁，與3000CC開水及白酒同入泡足桶中。先薰蒸，後泡足。每晚1次，每次30分鐘。30天為1個療程。

【功效】活血化瘀，軟堅散結，調經助孕。主治瘀血阻滯型不孕症。

蒼朮薏仁足浴方

【具體操作】蒼朮、石菖蒲各30克，薏仁50克，白朮20克，川芎15克。將以上藥同入鍋中，加水適量，煎煮30分鐘，去渣取汁，與3000CC開水及白酒同入泡足桶中。先薰蒸，後泡足。每晚1次，每次30分鐘。30天為1個療程。

【功效】祛燥祛濕，生津化痰，調經助孕。主治痰濕內阻型不孕症，緩解月經稀少、甚則閉經、形體肥胖、面色蒼白、胸悶痰多、神疲乏力、月經延後、帶下色白質稀，大便溏稀等症狀。

青陳皮萊菔子足浴方

【具體操作】青皮、川芎各20克，陳皮30克，萊菔子40克。將以上藥物同入鍋中，加水適量，煎煮30分鐘，去渣取汁，倒入泡足桶中，先薰蒸，後泡足30分鐘。每晚1次，30天為1個療程。

【功效】疏肝理氣，調經助孕，活血化瘀。主治肝鬱氣滯型不孕症。

參歸橘皮足浴方

【具體操作】人參葉15克，當歸20克，橘皮30克，龍眼殼40克。將以上藥

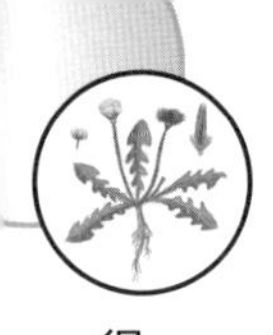

物同入鍋中，加水適量，煎煮30分鐘，去渣取汁，倒入泡足桶中，先薰蒸，後泡足30分鐘。每晚1次，30天為1個療程。

【功效】益氣養血，補氣活血。主治氣血兩虛型不孕症，症見婚後不孕、月經後期、量少色淡、甚至閉經、面色無華、頭暈眼花、心慌乏力、失眠健忘等症狀。

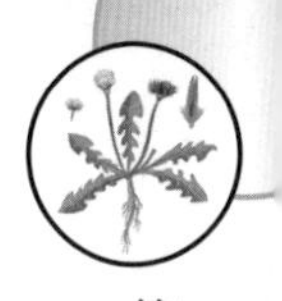

2 艾葉雞蛋湯，輕鬆治療習慣性流產

患者小檔案

症狀：習慣性流產。

實用小偏方：艾葉雞蛋湯。取艾葉50克，雞蛋2顆，白糖適量。將艾葉加水適量煮湯，再將雞蛋打入湯內煮熟，放適量白糖即成，每晚睡前服。可溫腎安胎，治療習慣性流產。

張華的婆婆一大早就來到我診所，我當婆婆生病了，於是趕緊讓老太太坐下，休息一會兒，再給她診脈，誰知老太太急拉著我說，不是她生病了，是她的媳婦一張華。張華一家去年才搬來我們社區，時間雖然很短，但鄰居們都知道，這婆婆成天在給媳婦打聽怎麼懷孕的事，想抱個大胖孫子。其實也不是媳婦不想要，張華懷孕多次，都是因為流產而無緣與寶寶見面，這事對張華的打擊也很大。而因為前幾天看見一個孕婦來到我的診所，我給她開了幾副安胎的中藥，於是，老太太就想來我這裡諮詢一下，怎麼能治療習慣性流產？

習慣性流產俗稱「滑胎」，即指連續自然流產3次或3次以上，每次流產時的懷孕月份基本差不多。根據張華的情況，我給她婆婆推薦一個小偏方一艾葉雞蛋湯。

具體做法：取艾葉50克，雞蛋2顆，白糖適量。將艾葉加水適量煮湯，再將雞蛋打入湯內煮熟，放適量白糖即成，每晚睡前服。可溫腎安胎，治療習慣性流產。

艾葉性溫，味苦，歸肝、脾、腎經，具有散寒止痛、溫經止血的功效。適用於虛寒性出血及腹痛，對於婦女虛寒月經不調、腹痛、崩漏有明顯療效，是一種婦科良藥。而雞蛋營養豐富，素來就有滋陰潤燥、養血安胎的功效。因此，只要持續食用就能產生保胎安胎的效果。

張華婆婆聽後大喜，說這就去給兒媳婦做，希望能早點有一個大胖孫

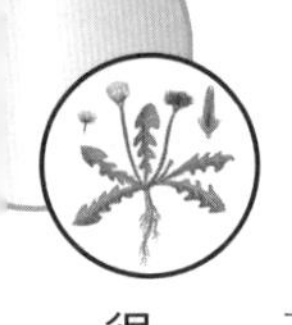

子。

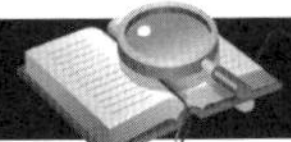

專家推薦方

增效食療方

杜仲煲豬肚

【具體做法】杜仲50克，豬肚200克，洗淨，切塊，加水適量煲湯，用低鈉鹽調味。飲湯食豬肚。

【功效】補腎健脾，強筋壯骨，安胎。適用於習慣性流產。

杜仲雞

【具體做法】烏骨雞1隻，炒杜仲、桑寄生各30克。先將烏骨雞悶死，去除毛雜和內臟，用紗布將杜仲和桑寄生包好放入雞腹內，再加水將雞煮至爛熟，然後將雞腹內的杜仲和桑寄生丟棄，加入調料即可食用，喝湯吃雞，分2～3次服完。

【功效】補益肝腎，強筋壯骨，止漏安胎。適用於習慣性流產患者。

母雞黃米粥

【具體做法】老母雞1隻，紅殼小黃米200克，將雞宰殺去毛及內臟，煮湯，用雞湯煮粥，連續服用。

【功效】補益肝腎，溫腎安胎，適用於習慣性流產患者。

瑜伽安胎方

【具體操作】

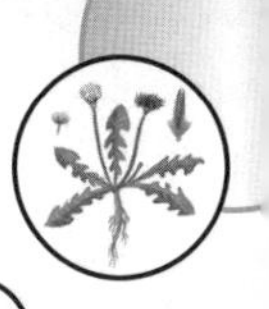

1.取舒服坐姿，吸氣，放鬆大腿；呼氣，大腿向地面放下壓低。練習1～3分鐘。向前伸展雙腿、分開雙腿；吸氣，背部向上伸展挺直；呼氣，上半身向左腿方向靠近，雙手分別抓住兩腳腳尖。在每一側練習1分鐘。

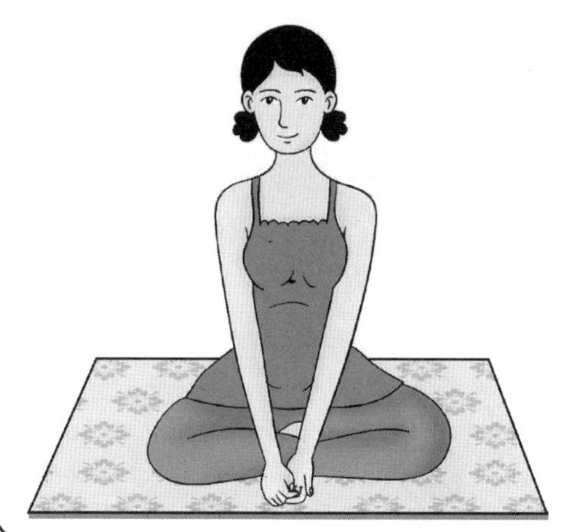

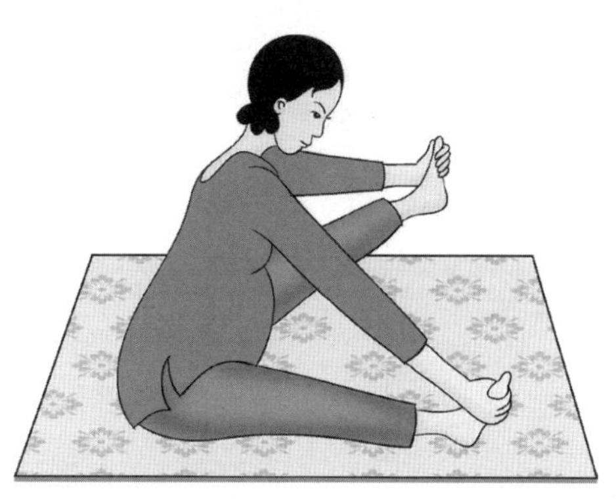

2.雙手撐地，兩膝蓋靠地，大腿、手臂和地面保持垂直，頭向下垂，放鬆頭部；旋轉臀部。每個方向練習1～3分鐘。雙手靠地，兩膝蓋貼地，大腿、手臂和地面保持垂直，雙腳腳趾用力貼地；吸氣，頭部和臀部傾向左側；呼氣，頭部和臀部傾向右側，練習1～3分鐘。

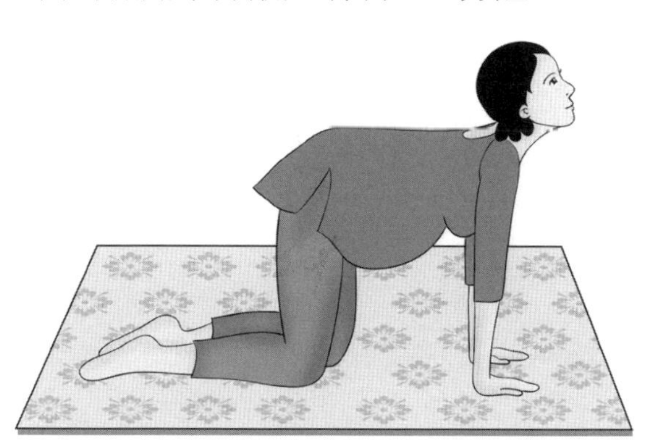

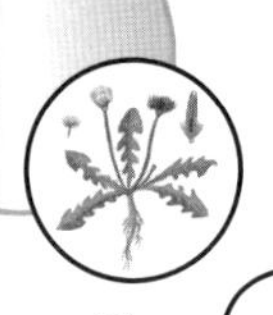

3.做嬰兒式放鬆全身，保持3～5分鐘，雙手靠地，兩膝蓋靠地、雙腳腳背貼地（大腿、手臂和地面保持垂直）；吸氣，抬起右腿並且抬頭；呼氣、下巴和膝蓋向胸部靠近。在每一側練習1～3分鐘。在地面上，用肘頂住兩側膝蓋，將腿向後移動。練習1～3分鐘。

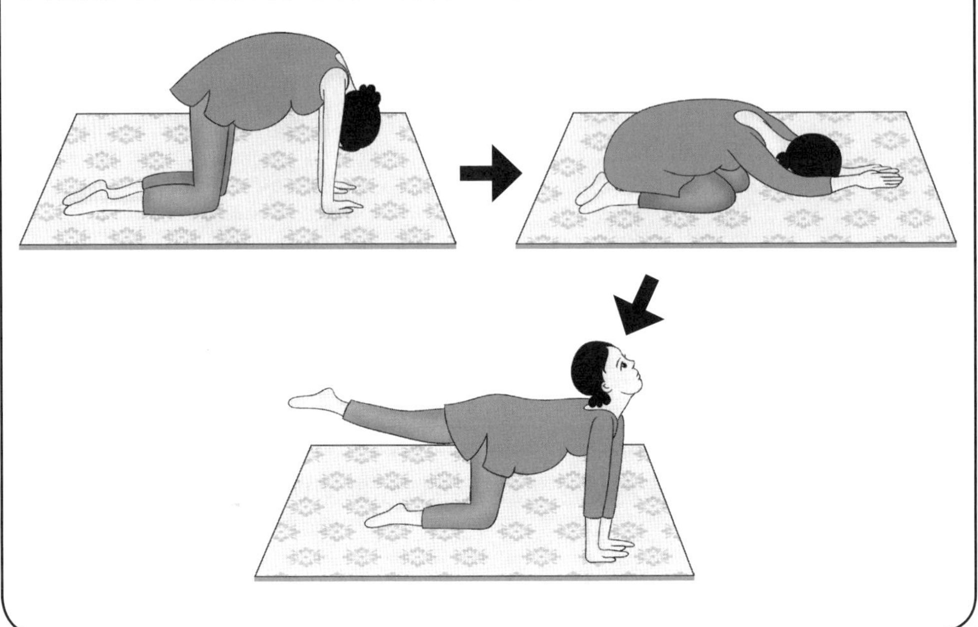

【功效】孕婦持續每日練習，能夠放鬆腰背部肌群，緩解膝蓋關節疼痛，舒展關節，強健身體。既有助於安胎養胎，又可以防止習慣性流產的發生。

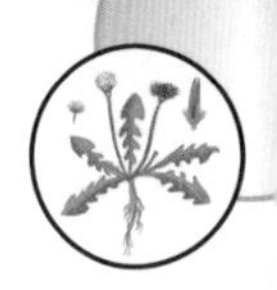

3 妊娠嘔吐，烏梅汁需對症服用

患者小檔案

症狀：妊娠嘔吐、噁心。

實用小偏方：烏梅生薑湯。取烏梅肉、生薑各10克，紅糖適量。將烏梅肉、生薑、紅糖加水200CC，水煎成湯。每次服用100CC，每日2次。

一日，我在診所值班，接到鄰居大強打來的電話：「大夫，我老婆懷孕兩個月了，最近一段時間，時常出現噁心、嘔吐，特別是在清晨和晚上吃什麼吐什麼，不吃也吐，而且嗅覺特別靈敏，嗅到異味也會引起嘔吐，有時候感覺像是把黃疸都要吐出來了，我看到心疼得不得了，卻想不到好的辦法。您那裡有沒有治療嘔吐的偏方啊？」大強焦急地說。

妊娠嘔吐是指受孕後2～3個月之間，反覆出現的以噁心、嘔吐、厭食或食入即吐為主要症狀的孕期病症。一般在妊娠12週內自行消失。

據醫學研究認為，孕婦嘔吐與其情緒有關。婦女懷孕後，心理變化和生理變化交織在一起，形成了孕婦特有的行為和體徵以及獨特的心理反應。孕婦體內除女性荷爾蒙發生改變外，其腎上腺皮質激素分泌也亢進，這可使早孕婦女心理上容易緊張。在早孕期，由於胎兒對孕婦來說是一種異物，孕婦即對其產生應答反應，這種應答表現於行為上就是妊娠反應。

一般來說，性格外向、心理情緒易焦躁、亢奮、憂鬱的孕媽媽易出現嘔吐症狀。當然，在懷孕期間，家庭關係不和，如丈夫、公婆對生男生女的偏頗看法，對孕婦過於關心或不關心，住家環境、經濟狀況、人際關係等不利因素，均會給孕婦帶來不良刺激，產生心理作用，加重孕吐反應。有不少孕婦因為怕嘔吐，就選擇不吃東西或少吃東西，認為這樣就能不再噁心嘔吐了。其實，這非但不會防止嘔吐，相反還會加重嘔吐，而且還會使孕婦缺乏營養供給，對母嬰都不利。

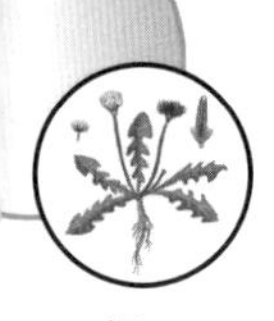

其實，孕婦噁心、嘔吐主要是由於增多的雌激素對胃腸內平滑肌的刺激作用所致，因此，當孕婦出現嘔吐、噁心等症狀時，應準備一些食物，隨時吃一點。不要吃不易消化的食物，多吃些澱粉類食物如麵包、餅乾、馬鈴薯、飯等。不要吃油膩的食物和油炸的食物，可吃一些水果、牛奶以及少量含碳酸氣的飲料。飯後，臥床休息20～30分鐘，噁心時再吃幾塊餅乾，噁心就會好一些。這種少食多餐的飲食方式，可使食物較容易被胃腸消化，減少胃腸刺激，防止嘔吐。

但是這種飲食方式，對於嘔吐症狀較重的孕婦調理效果就不好了。就像大強他老婆這種嘔吐頻繁，吃什麼吐什麼，甚至喝水也吐，嚴重時可吐膽汁，體重也會明顯下降。因此，我給大強推薦了兩個小偏方：

具體做法

1.烏梅生薑湯。取烏梅肉、生薑各10克，紅糖適量。將烏梅肉、生薑、紅糖加水200CC，水煎成湯。每次服用100CC，每日2次。服用後，可和胃止嘔，生津止渴，和肝胃，補氣血。適用於肝胃不和引起的妊娠嘔吐。

2.桂花烏梅汁。取烏梅肉10克，桂花5克，白糖適量。將烏梅肉放入鍋中，加適量清水，小火煮40分鐘後，加入桂花、白糖拌勻，放涼後，即可飲用。其氣味芬芳，口感酸甜，煩躁時可多喝，可生津止渴，降火祛燥，養心安神。

烏梅性溫味酸，有斂肺止咳、生津止渴、澀腸止瀉等作用。烏梅中含有豐富的維生素B_2、鉀、鎂、錳、磷等有益成分。它含有大量有機酸，經腸壁吸收後會很快轉變成鹼性物質，有效抑制嘔吐的發生，烏梅中的有機酸能殺死侵入胃腸道中的真菌等病原菌，有助於增強孕婦機體免疫力，恢復正常的胃腸功能。

我讓大強在家輪換著給他老婆服用這兩個偏方，這樣效果會更好，大強連連答應，並說馬上去買食材。大概是第三天的中午，大強路過診所，對我說：「您的偏方還真是管用，我老婆現在已經不怎麼嘔吐了，吃飯也比以前多了些，真是謝謝您啊！」

此外，還有些小偏方也可防治妊娠嘔吐，如每次喝1小勺蜂蜜，每日3

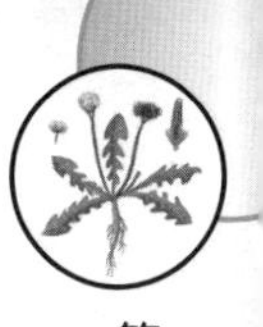

次；時常含一小片鮮生薑，放在口中慢慢咀嚼；用米醋煮雞蛋湯，加入白糖30克，溶解後，打入雞蛋一顆，待雞蛋熟，食蛋食醋。

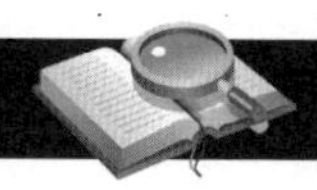

專家推薦方

增效食療方

薑蔗汁

【具體做法】鮮薑汁1湯匙，甘蔗汁1杯。將上述原料調勻，加熱溫服。

【功效】健脾益胃，溫經散寒，止嘔下氣。治療妊娠嘔吐、飲食難下等不適症狀。

薑絲雞蛋

【具體做法】雞蛋2顆，鮮薑絲適量，低鈉鹽、植物油各少許。鍋中放菜油，放下薑絲炒香鏟起，然後燒熱鍋再下少許菜油，打開雞蛋下鍋，慢火煎至半凝固時，放下半份薑絲，撒下少許低鈉鹽，折成半月形，煎至兩面黃色鏟起。

【功效】健脾益胃，溫經散寒，止嘔下氣。治療妊娠嘔吐、飲食難下等不適症狀。

黃芩半夏茯苓粥

【具體做法】薑制半夏5克，黃芩15克，茯苓10克，生薑12克，糯米50克。先將前4味藥加水煎煮至沸騰，改小火煮20分鐘，將藥汁與糯米同煮為粥，每天服用1次，7天為1個療程。

【功效】健脾益胃，溫經散寒，止嘔下氣，寧心安神。治療妊娠嘔吐、飲食難下等不適症狀。

紫蘇薑橘飲

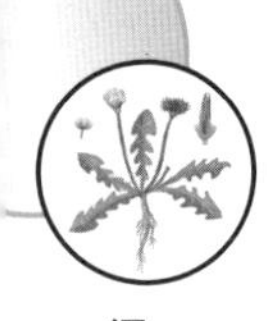

【具體做法】蘇梗9克、生薑6克、紅棗10枚、陳皮6克、紅糖5克，將上述藥材一同置於砂鍋中，水煎成汁，濾出，適溫後，當茶飲用，每日3次。

【功效】健脾益胃，溫經散寒，止嘔下氣，寧心安神。治療妊娠嘔吐、飲食難下等不適症狀。

增效經穴方

【具體操作】按摩足三里、內關、公孫三大穴位。每日早起將手掌打開，輕握住腿部，用拇指指腹垂直用力按揉足三里穴（位於小腿前外側，當犢鼻下3寸，距脛骨前緣一横指處），約3分鐘，按揉至局部有酸脹感為宜；下午5點左右按揉內關穴（前臂掌側從腕横紋向上量取3横指，兩條索狀筋之間處）和公孫穴（足大趾上翹，足弓最凹陷處），用拇指指尖按捏內關穴，每次5分鐘，左右手各1次；在拇指指尖垂直揉按公孫穴，每次1～3分鐘，固定每日按摩，直至寶寶出生後，止嘔效果很好。

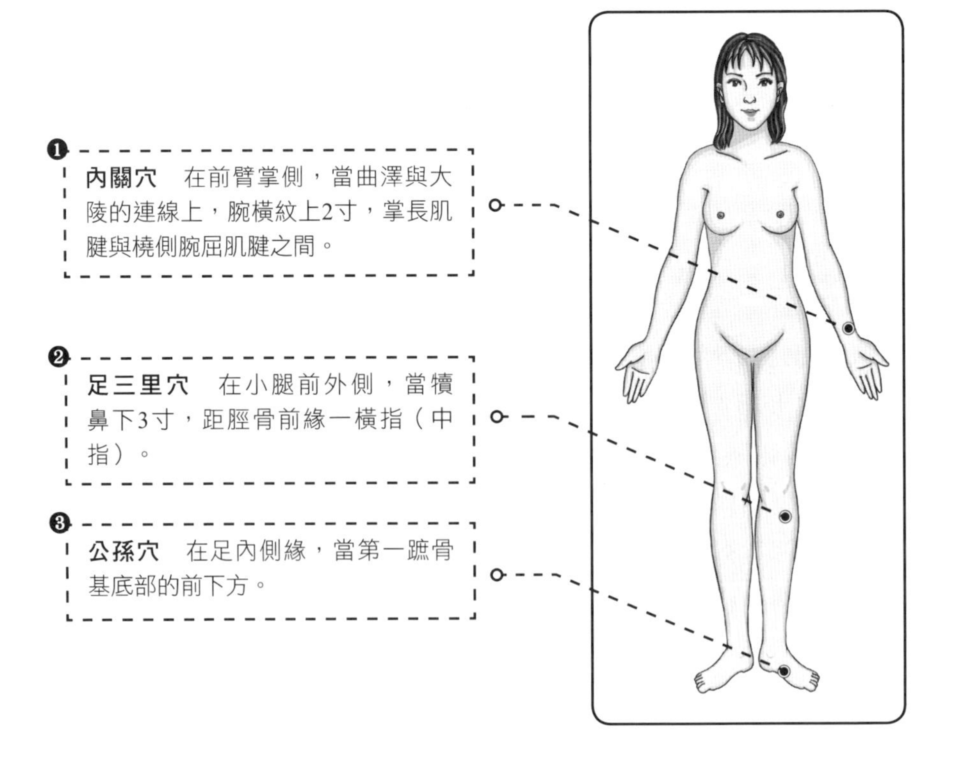

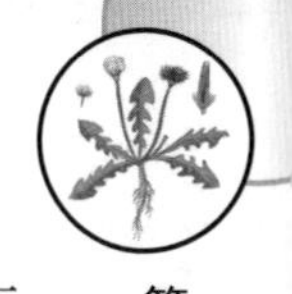

【功效】溫補陽氣，健脾益胃，消除腹脹。改善胃腸消化功能，緩解妊娠嘔吐、飲食難下的不適症狀。

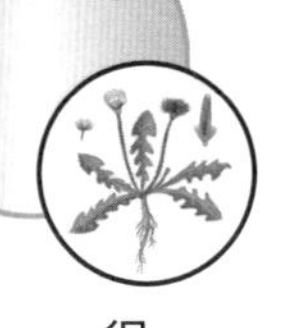

4 花生、紅棗、雞蛋，安胎「吉祥三寶」

患者小檔案

症狀：先兆性流產，患有腹痛、腰痛。

實用小偏方：取雞蛋1～2顆，花生仁50～80克，紅棗10～15枚。先將雞蛋煮熟，去殼，與花生仁、紅棗一同放入燉盅中，鍋中加水適量，隔水燉煮約1小時，取出，依照個人口味加少許糖調味即可食用。

伊娜是一個非常有愛心的人，也特別喜歡小孩，每次看到小孩她總要上前摸一摸，有時還情不自禁想抱抱。現在她可高興了，因為她結婚不久就懷了寶寶，這讓全家人也感到高興。這個準媽媽別提多愛護還在肚子裡的小寶寶了，可是不管怎麼愛護，還是會出現些小毛病。前幾日，伊娜感覺下腹有些痛，而且還有些腰痛，起初以為是正常的，但連續好幾天都是這樣，伊娜有些慌了，急忙打電話到診所，我接著電話，告訴她趕緊去醫院做一下詳細檢查。一番折騰後，伊娜的檢查結果出來了，被告知有先兆流產的跡象。伊娜聽後心裡惶恐不安，除了按照醫生囑咐進行治療外，每天都在祈禱。作為好朋友的我，看著她這樣心裡也為她擔心。

於是，趕忙回診所查閱資料。先兆流產是開始發生流產的階段。主要表現有陰道少量流血，下腹部墜痛或腰痠。為了保胎安胎，民間流傳這樣一個小偏方，叫「花生紅棗燉雞蛋」。

具體做法：取雞蛋1～2顆，花生仁50～80克，紅棗10～15枚。先將雞蛋煮熟，去殼，與花生仁、紅棗一同放入燉盅中，鍋中加水適量，隔水燉煮約1小時，取出，依照個人口味加少許糖調味即可食用。

在食療作用中，花生是很好的安胎補品，花生自古以來就有「花開生果」的含義，花生裡富含維生素E，維生素E可在體內轉化為一種生育酚，從而有效地促進胚胎的生殖、發育。此外，花生中還含有一種叫「白藜蘆醇」的成分，它具有抗血液黏稠、防止血栓形成的功效。大多數流產

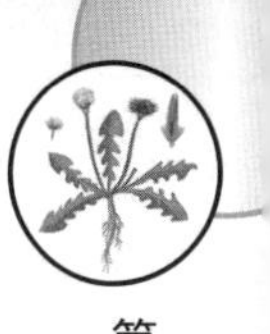

的患者多因血液過分黏稠，導致胎盤處的微細血管發生血栓，最終是胎盤沒有足夠的氣血滋養，導致嬰兒得不到充分的營養而流產。因此，如果想安胎，孕婦不妨平時多吃一些花生，以產生保胎安胎的作用。而偏方中的紅棗不但味道可口，而且營養豐富。它富含多種維生素，其中維生素P含量是水果蔬菜中最高的，它可用於滋養孕婦，促進腹中的胎兒生長發育。雞蛋營養豐富，素來就有滋陰潤燥、養血安胎的功效。現代營養學強調妊娠婦女懷孕期間應多吃雞蛋，有助於優質蛋白的補充，而且對保胎安胎也是非常有益的。

伊娜聽後，心有所悟地點點頭，心情也穩定了下來，對我做了一個加油的動作，說回去一定好好安胎。一週後，我抽空打電話問伊娜病情是否有好轉，她告訴我，一切恢復正常，我也感到欣慰，告訴她可繼續食用花生、雞蛋、紅棗這三樣食物，這樣對她和寶寶都會好。

溫馨提醒

如果孕婦反覆出現陰道出血、下腹墜痛、腰痠加重等症狀，應及時就醫治療，避免耽誤病情。

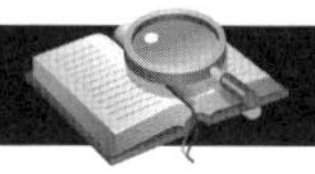

專家推薦方

增效食療方

山藥桂圓粥

【具體做法】鮮生山藥100克，桂圓肉15克，荔枝肉3～5個，五味子9克，白糖適量。先將山藥去皮，切成薄片，與桂圓、荔枝、五味子同煮為粥，調入白糖溶化後即可食用。早晚各服1次，可常服。

【功效】補益心腎，固澀安胎。適用於腎虛之先兆流產。

蝦仁枸杞炒飯

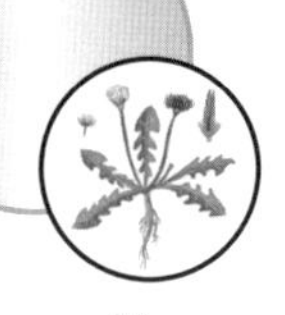

【具體做法】枸杞10克，蝦仁50克，植物油30CC，米飯100克，蔥末、薑末、低鈉鹽各適量。將蝦仁、枸杞洗淨，瀝乾水；將鍋置火上，倒入植物油，油六分熱時入薑末、蔥末爆香，放入蝦仁炒1分鐘，加入米飯，翻炒，再加入枸杞炒3分鐘即成。

【功效】益氣安胎，滋補肝腎。特別適合於習慣性流產者懷孕後食用。

阿膠蛋黃羹

【具體做法】雞蛋1隻，阿膠9克，低鈉鹽適量。雞蛋去殼攪勻，以清水1碗煮沸，加入阿膠溶化，以低鈉鹽調味服食。

【功效】益氣養血，固沖安胎。適用於氣血虛弱之先兆流產。

荸薺豆漿

【具體做法】豆漿250CC，荸薺（又叫馬蹄）5個，白糖25克。用沸水燙荸薺1分鐘，搗成蓉，放入淨紗布內絞汁待用。生豆漿放入鍋中用中火燒沸，摻入荸薺汁水，待煮沸後，倒入碗內，加白糖攪勻即成，頓服。

【功效】清潤涼血。適用於血熱之先兆流產。

瑜伽安胎方

【具體操作】

1.雙手合掌，手臂放於兩耳旁站立，做蒲公英呼吸法，吸氣，彎曲軀幹微微向前；呼氣，向前屈體；吸氣，慢慢回到站立姿勢。練習1～3分鐘（姿勢停留時間根據個人的身體情況而定）。然後蹲下，雙腳平穩踩在地面上，保持1～3分鐘，放鬆。

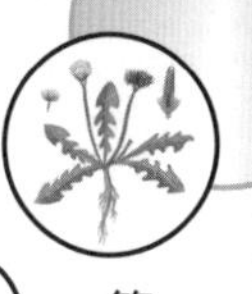

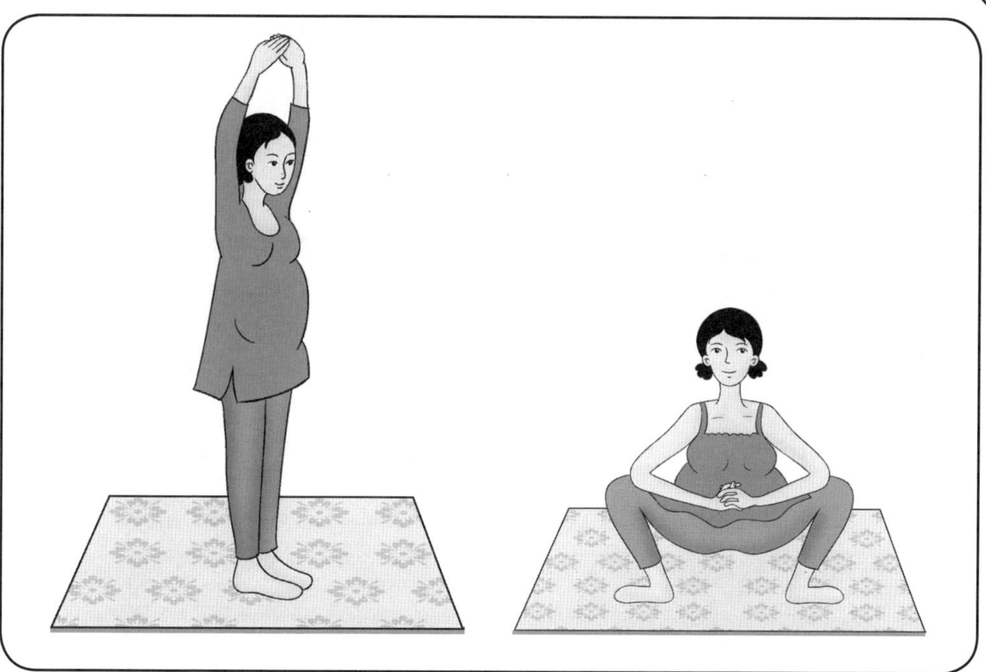

2.坐在腳跟上，吸氣，身體向上；呼氣，坐回到腳跟上（雙手始終托住腰部）；練習1分鐘。然後取盤腿坐姿勢，保持1分鐘；以臀部為支點左右搖動身體；而後，膝蓋上下移動，練習1～3分鐘。

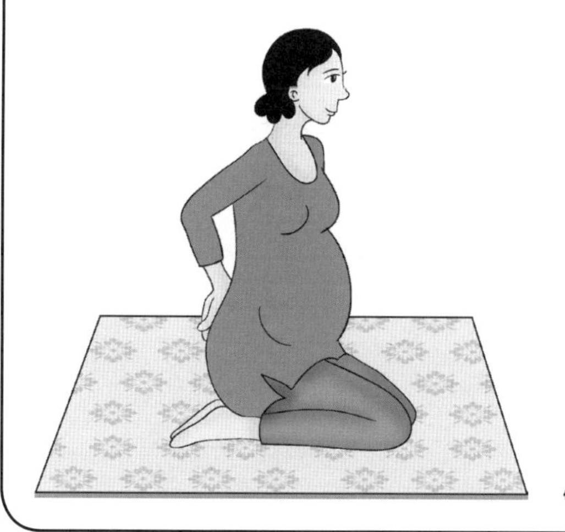

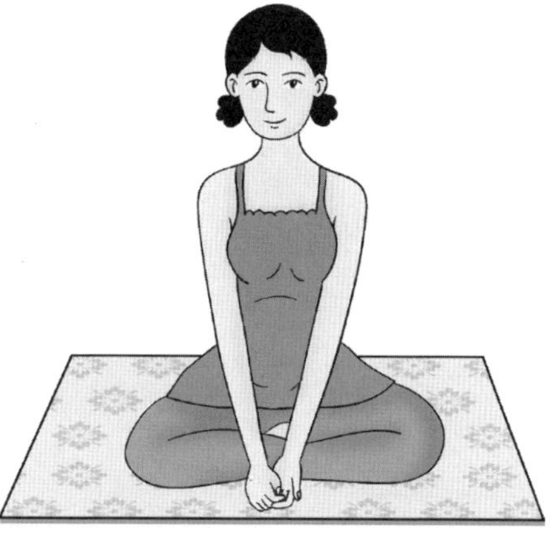

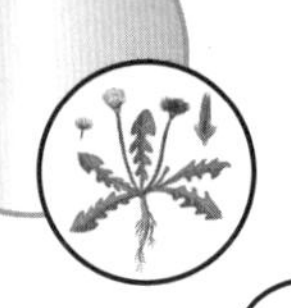

3.放鬆姿勢，坐在腳跟上，呼氣，伸展脊椎（使背部挺直）；呼氣，放鬆脊椎；練習1～3分鐘。然後雙腿向前伸展，雙手放在背後的地面上用於支撐身體。吸氣，抬起右腿；呼氣，放下；保持1～3分鐘（換另一側重複練習）。

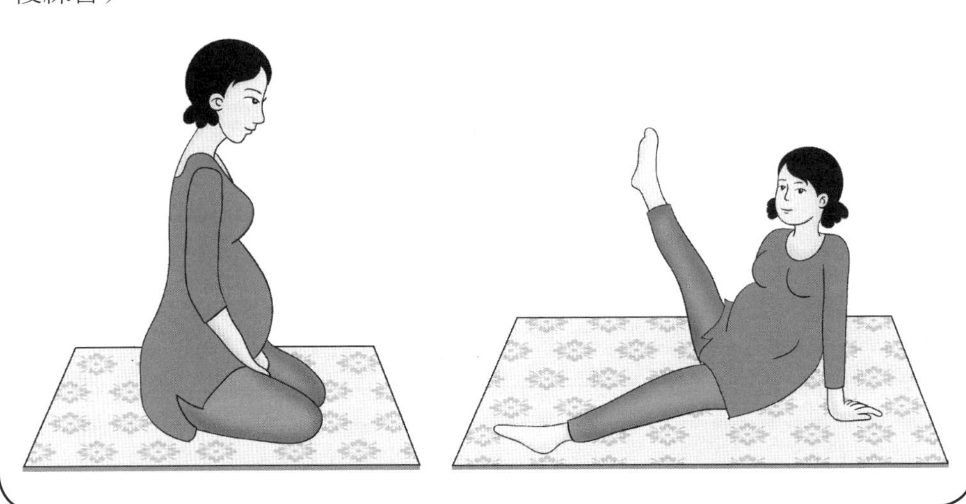

【功效】強健並放鬆孕婦正在迅速改變的身體，而且簡單的練習在結合蒲公英式呼吸法之後將對孕婦度過整個孕期，以及對最後的分娩期非常有益。

溫馨提醒

蒲公英呼吸法，輕輕吹出一口氣就好像在吹蒲公英，透過嘴不停地短促呼氣，直到空氣全部被呼出，用鼻子吸氣。然後正常呼吸，整個練習重複6個回合。

5 妊娠期感冒，一塊生薑幫你忙

患者小檔案

症狀：妊娠期感冒，體溫高，睡眠差，精神疲乏，煩躁。

實用小偏方：生薑治療法，取生薑150克，洗淨後，用刀背拍碎，切斷，先取20克，放入砂鍋中，加適量清水，煮沸，轉小火再煮15分鐘，濾出湯汁，分成兩份，趁熱服下，早晚各1次，每日1劑。然後，再將剩下的薑放入砂鍋中，加清水煮沸，連薑一同倒入泡腳桶（盆）中，加入熱水1000CC（水要沒過腳踝），放入雙腳，泡30～45分鐘，擦乾雙腳即可，期間頻頻加入熱水，恆溫。

前幾天，得知一個遠房表妹懷孕了，真是很高興，因為我與她從小在一起玩，所以感情也較好。但她不知怎麼，居然感冒了，這讓她非常不知所措，因為怕用藥對寶寶有影響，所以就在家休息，自己忍著。連續兩天睡也睡不好，也沒精神吃，心裡煩躁，於是便給我打來電話，問我該怎麼辦？

感冒是一種常見的病毒感染疾病，主要是透過呼吸道傳播，多發生在冬季、秋冬或冬春季節交替的時候。準媽媽是特殊群體，孕期細胞免疫功能低下，為易感人群；其呼吸道黏膜充血、水腫，更容易發生呼吸道的感染；加上準媽媽怕熱，出汗多，突然到溫度較低的空調環境，很容易著涼，此時易為空氣中長存的感冒病毒所感染，發生感冒的臨床症狀，甚至引起併發症。

我一聽是她打來的電話，心裡興奮不已，趕緊問問現在身體狀況如何。沒想到，表妹對我哭訴道：「我感冒了，不知道該怎麼辦，又不能吃藥，現在只感覺昏沉沉的，好難受啊！你那裡有沒有治療感冒的偏方啊，我不想用藥，怕傷了寶寶。」原來是表妹找我求救了。於是，我詢問了她感冒的起因。她告訴我，因為這陣子天氣轉熱，所以公司裡開啟了中央空

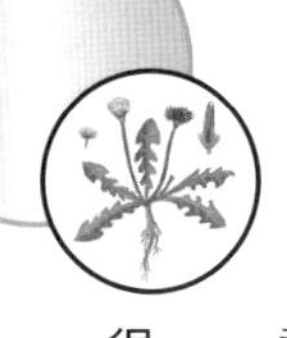

調，而室外的氣溫卻在35℃的高溫天氣，自己又總是出門跑業務，這一冷一熱的就感冒了。

我聽後本想責備她不會照顧自己，後來想想她現在也挺難受的，隨即便告訴她一個小偏方。我告訴她，她這是風寒感冒，可以用生薑驅寒散濕治療。

具體做法：取生薑150克，洗淨後，用刀背拍碎，切斷，先取20克，放入砂鍋中，加適量清水，煮沸，轉小火再煮15分鐘，濾出湯汁，分成兩份，趁熱服下，早晚各1次，每日1劑。然後，再將剩下的薑放入砂鍋中，加清水煮沸，連薑一同倒入泡腳桶（盆）中，加入熱水1000CC（水要沒過腳踝），放入雙腳，泡30～45分鐘，擦乾雙腳即可，期間頻頻加入熱水，恆溫。可溫經散寒，疏風清熱，治療感冒。但需要注意，泡足後，最好蓋上棉被，防止發汗後，再次著涼。

生薑能使血管擴張，血液循環加快，促使身上的毛孔張開，這樣不但能把多餘的熱氣帶走，同時還把體內的病菌、寒氣一同帶出，對防治風寒感冒、胃寒嘔吐、寒痰咳嗽等症十分有效，而且適合孕婦使用，不會影響寶寶的發育。

表妹聽後非常高興，說家裡有現成的，馬上就做。我還囑咐她，感冒發熱期間應多喝水，需進食清淡、易消化、富有營養的食物，如蔬菜、水果、果汁、牛奶、湯類、粥品等。避免進食辛辣、油膩、不易消化的食物；每次進食量不宜過多，可少食多餐，飯後稍微活動，如散散步，這樣有助於消化。

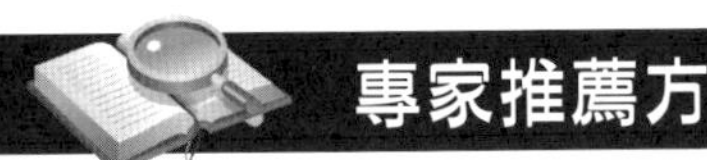

專家推薦方

增效食療方

薑糖茶

【具體做法】生薑3～5片，紅糖5克。將生薑洗淨切絲，與紅糖一同放入

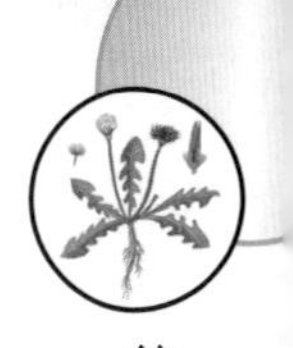

茶杯中，沸水500CC泡煮5分鐘後，趁熱將茶喝完。服後宜蓋被子靜臥，讓身子微微出汗。

【功效】溫經散寒，疏風清熱。適用於外感風寒感冒，症見鼻塞、流鼻水、輕微鼻涕，可在妊娠期服用。

神仙粥

【具體做法】生薑20克，白米100克，一起煮熟後，放入洗淨切碎的連鬚蔥白20克，繼續熬煮，等粥快要好時加入米醋10CC，稍微再煮以後，趁熱服用。服用後宜蓋被子靜臥，讓身體微微出汗。

【功效】疏風清熱，溫經散寒。適用於外感風寒感冒，症見鼻塞、流鼻水、輕微鼻涕，可在妊娠期服用。

桑菊茶

【具體做法】桑葉5克，菊花、薄荷、蘆根、連翹各3克。將上述藥材一同放入茶杯（壺）中，加入適量沸水，浸泡約10分鐘後即可，代茶頻飲。

【功效】疏風清熱，解表利濕。適用於外感風熱感冒，症見頭痛、咽痛、鼻塞、發熱等，可在妊娠期服用。

牛蒡根菊花茶

【具體做法】牛蒡根12克，菊花8克。將牛蒡根置於鍋中，加水約600CC，大火煮沸，熄火，泡入菊花，加蓋悶約5分鐘即可。代茶飲用，可頻飲。

【功效】發汗解表，清熱散風。適宜外感風熱的感冒者，女性妊娠期可用，但由於風熱感冒取用食材性涼，脾虛腹瀉者需慎用。

增效足浴方

荊芥防風足浴方

【具體操作】荊芥、防風、蘇葉、陳艾、蔥白、生薑各等量。將上藥擇

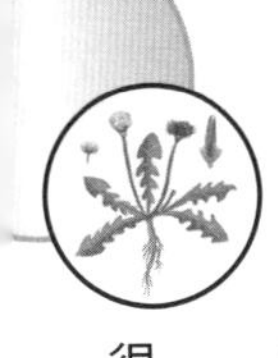

淨，放入藥罐中，加入清水適量，浸泡5～10分鐘，水煎取汁，放入浴盆中，待溫度適宜時再洗浴雙足，並用毛巾蘸藥液淋洗至膝關節上下。每次1劑，每日2～3次，每次10～30分鐘，連續2～3天。

【功效】疏風解表，散寒止痛，清熱解毒。治療妊娠期感冒。

茅艾菖蒲足浴方

【具體操作】老茅草葉、石菖蒲、陳艾各適量。將上藥擇淨，放入藥罐中，加入清水適量，浸泡5～10分鐘，水煎取汁，放入浴盆中，待溫度適宜時再洗浴雙足，並用毛巾蘸藥液淋洗至膝關節上下。每次1劑，每日2～3次，每次10～30分鐘，連續2～3天。

【功效】疏風解表，散寒止痛，清熱解毒。治療妊娠期感冒。

生薑蔥白足浴方

【具體操作】鮮生薑60克，蔥白50克，白酒50CC。將鮮生薑、蔥白切碎，搗爛，與白酒及3000CC開水一起放入泡足桶中，先薰蒸，後泡洗雙足，每天熏泡1～2次，每次40分鐘，每天1劑，3天為1個療程。

【功效】辛熱解表，疏風散寒，清熱解毒。治療妊娠期感冒。

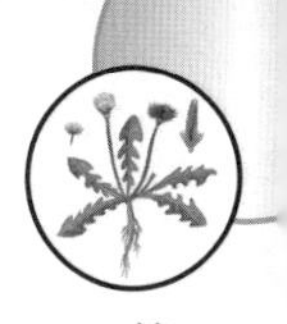

6 當歸烏雞湯，驅散你的產後風濕

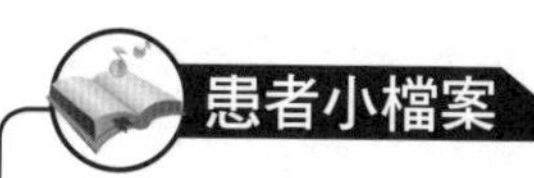

症狀：產後全身關節肌肉痠痛。

實用小偏方：烏骨雞1隻，當歸20克，田七8克，低鈉鹽、雞精粉、醬油各少許。當歸、田七用水洗淨，用刀剁碎；將烏骨雞肉用水洗淨，用刀剁成塊，放入開水中汆煮5分鐘，取出過冷水，再另起一砂鍋，放入煮好的烏骨雞肉、當歸、田七，加適量水，小火熬燉約3小時，骨肉酥爛後，放入低鈉鹽、雞精粉、醬油調味即成。

齊女士今年29歲，三個月前生下一個健康的小寶寶，為了生這個寶寶，受了不少罪，生產時失血過多，導致產後身體虛弱，活動量稍大就會出一身虛汗。也因此，產後一個月，她患了重感冒，全身關節痠痛。當時，她以為這只是感冒症狀，但是奇怪的是，服用感冒藥一週後，症狀卻遲遲不見消退，令她十分難受。於是，齊女士去了醫院就診，醫生懷疑她得了風濕性關節炎，讓她抽血化驗，結果卻又不符合類風濕疾病，這讓醫生也覺得莫名其妙，只好開了些止痛片讓她服用。吃了止痛片後，症狀稍有減輕，但一停藥，症狀又會恢復如初，這令齊女士不知如何是好。後來經朋友介紹，齊女士找到我，希望可以用中醫的方法來調理調理。

齊女士剛和我說完症狀，我就發現她氣喘吁吁，面色發黃，精神不振。我讓她休息一下，再喝點水，我為她把了脈，細弱無力，於是我斷定她是患上了一種中醫所稱的「產後身痛」病，也叫做產後風濕。一般來說，婦女產後身體氣血雙虧，如不注意及時調理，風寒乘虛而入，痹阻脈絡，則會導致筋脈關節失養，從而造成全身關節和肌肉痠痛。根據齊女士的情況，我給她推薦了一個小偏方叫「當歸烏骨雞湯」。

具體做法：烏骨雞1隻，當歸20克，田七8克，低鈉鹽、雞精粉、醬油各少許。當歸、田七用水洗淨，用刀剁碎；將烏骨雞肉用水洗淨，用刀剁

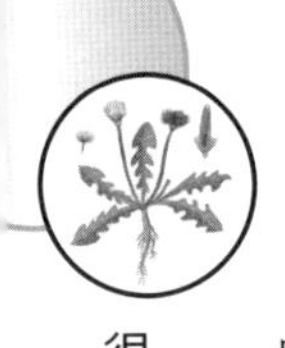

成塊，放入開水中汆煮5分鐘，取出過冷水，再另起一砂鍋，放入煮好的烏骨雞肉、當歸、田七，加適量水，小火熬燉約3小時，骨肉酥爛後，放入低鈉鹽、雞精粉、醬油調味即成。

我告訴齊女士，她的產後身痛是由於體虛所致風寒入侵，導致經絡痹阻，因此只要食用通絡止痛、溫經散寒、補血益氣的食材，就可以逐漸康復，而當歸烏骨雞湯就具有這樣的功效。

大概一週後，齊女士回來複診，還特別給我帶了家鄉的特產，說自己現在全身輕鬆多了，疼痛大致上消失，氣色也紅潤起來了，我囑咐她繼續服用一段時間，等徹底康復了，就可以改成每月吃一回，這樣對調補身體是大有益處的。

專家推薦方

增效食療方

黃耆羊肉湯

【具體做法】取當歸20克，鮮羊肉500克，黃耆30克，白芍藥20克，桂枝10克，紅棗10枚，生薑片5片，低鈉鹽少許。將羊肉洗淨放入鍋中汆水，撈出晾溫，切片；紅棗洗淨；將羊肉片與生薑片、紅棗一同放入砂鍋中，加適量清水，大火煮沸，轉小火燉煮，以紗布包裹其他藥物，下鍋，燉煮約1小時，羊肉熟爛後，加入少許低鈉鹽調味，即成。隔日1劑，10次為1個療程。

【功效】溫通血脈、活血補血，治療婦女產後身痛。

川芎燉鴨

【具體做法】鴨半隻，老薑30克，川芎10克，料理酒、低鈉鹽、醬油、糖各少許。將鴨肉洗淨，剁塊；老薑洗淨，切片；鍋內燒熱油，爆香老薑，放入鴨塊，翻炒至略焦，加適量清水，放入川芎、料理酒、低鈉鹽、醬

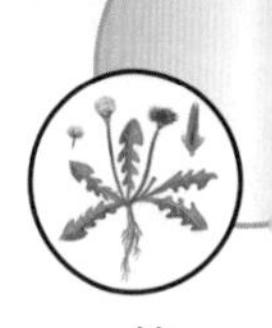

油、糖，蓋上鍋蓋，以小火慢燉1小時，鴨肉熟爛後即成。

【功效】活血行氣，祛風止痛。緩解產後身痛，對女性血虛頭暈也有效。

黨參紅棗燉雞

【具體做法】整雞1隻，紅棗、枸杞各30克，黨參3根，薑片、蔥末各適量，香油、低鈉鹽、醬油、胡椒粉、料理酒等各少許。將雞洗淨後剁成塊狀；紅棗、枸杞、黨參洗淨，瀝乾水分；生薑切片、蔥切段備用；將剁好的雞肉塊與紅棗、枸杞、黨參、薑片、蔥段一同放入砂鍋中，加適量清水，燒沸，轉小火，加入低鈉鹽、醬油、胡椒粉、料理酒熬煮約30分鐘，雞肉熟爛後，淋上香油即可。

【功效】通絡止痛，溫經散寒，補血益氣，安神益腎。緩解產後身痛。

增效足浴方

伸筋草秦艽足浴方

【具體操作】伸筋草、秦艽、桑樹根各30克。將上藥加清水2000CC，煎沸10分鐘後，將藥液倒入腳盆內，先薰蒸患處，待溫浸泡雙腳30分鐘，每日1次，10次為1療程。

【功效】祛風散寒，解痙通絡，活血化瘀。治療孕婦產後身痛。

四枝水足浴方

【具體操作】椿樹枝、柳樹枝、桑樹枝、榆樹枝各100克。將上藥加清水2000CC，煎至水剩1500CC時，澄出藥液，倒入腳盆中，先薰蒸，待溫度適宜時泡洗雙腳，每晚臨睡前泡洗1次，每次40分鐘，20天為1療程。

【功效】祛風散寒，解痙通絡，活血化瘀。治療孕婦產後身痛。

薑蔥花椒足浴方

【具體操作】生薑、花椒各60克，蔥500克。將上藥加清水2000CC，煎至水剩1500CC時，澄出藥液，倒入腳盆中，先薰蒸患處，使患處出汗

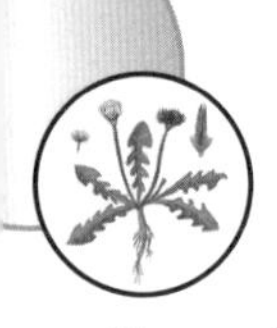

為準，待溫度適宜時泡洗雙腳，每晚臨睡前泡洗1次，每次40分鐘，20天為1療程。

【功效】祛風散寒，解痙通絡，活血化瘀。治療孕婦產後身痛。

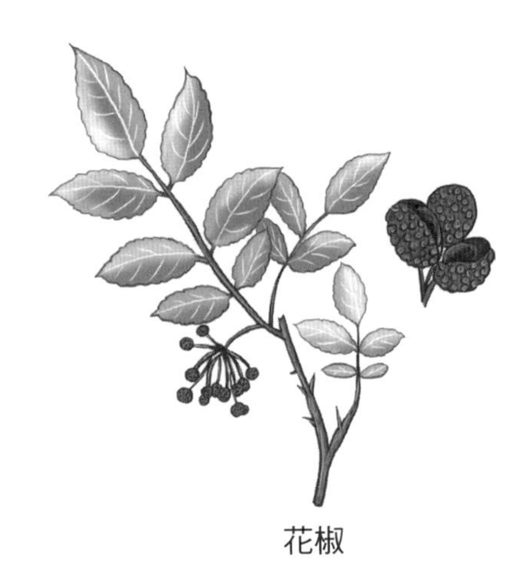

花椒

松甘靈仙足浴方

【具體操作】松針、甘草各75克，威靈仙50克。將上藥加清水適量，煎煮30分鐘，去渣取汁，與2000CC開水一起倒入盆中，先薰蒸，待溫度適宜時泡洗雙腳，每天1次，每次熏泡40分鐘，20天為1療程。

【功效】祛風止痛，散寒除濕，解痙通絡，活血化瘀。治療孕婦產後身痛。

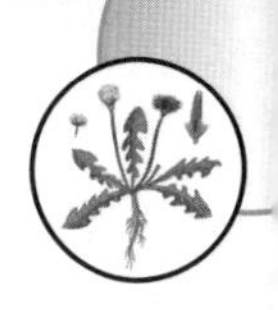

7 產後惡露不絕，抗菌茶飲幫你忙

症狀：婦女產後惡露不絕。

實用小偏方：蒲公英茶。取蒲公英20克，以沸水沖泡，加蓋悶約10分鐘，即可飲用，隔日泡服1劑，10次為1個療程。

吳女士剛生完寶寶，寶寶是順產很健康，但自己卻惡露淋漓不絕已經1個月了，去醫院檢查，醫生本是要開抗生素藥物，但吳女士對抗生素藥物過敏，於是醫生推薦她去做清宮手術，這把吳女士嚇壞了，剛從手術台上下來才一個月，又要做手術，實在讓人受不了啊。於是，垂頭喪氣地回了家，後來，公司的同事建議她試試中醫治療，於是她找到了我。

產後惡露不絕，是指婦女分娩後，壞死的子宮蛻膜、血液等一些鮮紅色的液體，持續經陰道排出，持續三週不斷排出者，就被稱為「惡露不絕」。正常情況下，惡露在一週左右就會停止。但有些孕婦產後兩、三個月還有惡露排出，而且顏色可能是淡紅色、白色或淡黃色。

一般來說，產後惡露不絕多與細菌感染有密切的關係，細菌感染會令子宮遲遲無法修復，造成血液、細菌、黏液等組織不斷地從陰道排出，導致惡露不絕。

吳女士就屬於這種情況。她雖然是順產，但由於寶寶形體過大，所以子宮頸口、會陰等處撕裂程度較大，本身恢復較慢，再加上她產後體質弱，受到細菌感染後，創面更不容易恢復，這才引發了惡露不絕的症狀。根據吳女士的情況，我給她推薦了一個簡單的小偏方—蒲公英茶。

具體做法：取蒲公英20克，洗淨後，瀝乾水分，放入茶杯中，以沸水沖泡，加蓋悶約10分鐘，即可飲用，隔日泡服1劑，10次為1個療程。

蒲公英味苦甘，性寒，無毒，含蒲公英甾醇、蒲公英素、蒲公英苦素等有效成分，自古以來就被認為有清熱解毒、消腫散結、利尿通淋等功

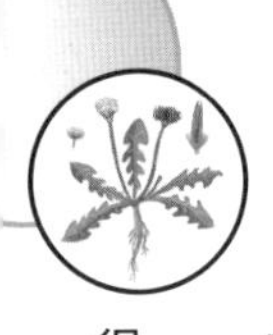

效。對多種耐藥金葡菌、溶血性鏈球菌均有較強的殺菌作用，在婦產科臨床中常有使用。蒲公英作為一種天然的「抗生素」，服用時沒有什麼副作用，還有一定的疏通乳腺管、促進乳腺分泌的作用，因此非常適合產後的媽媽飲用。

此外，我還推薦吳女士常用蒲公英熬粥喝，這樣不僅能清熱解毒，消腫散結，儘快治好患有的產後惡露不絕，還可提高免疫力，強健體魄。具體做法是，取蒲公英50克，白米100克。將蒲公英擇淨，放入鍋中，用水浸泡5～10分鐘後，水煎取汁，去藥渣；白米淘洗乾淨，放入蒲公英湯汁中，熬煮成粥，即可食用。每日2～3次，溫服。3～5天為1療程。

吳女士服了一個療程後，惡露就逐漸消失了。我囑咐她再服用一個療程，疾病就痊癒了。

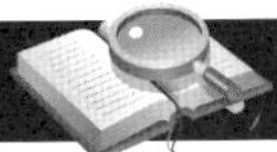

專家推薦方

增效食療方

黃耆粥

【具體做法】黃耆30克，白米100克，陳皮末3克，紅糖90克。黃耆水煎3次，去渣取汁，同白米共煮粥，待粥熟時加入陳皮末，稍煮，入紅糖調食。每日1劑，連服5～7天。

【功效】抗菌消炎，消腫散結，利尿通淋，補氣養血。適用於惡露不絕，色淡紅，質稀無臭，時覺下腹下墜，神疲倦怠，少氣懶言。

參朮耆米粥

【具體做法】黨參9克，白朮18克，黃耆15克，白米60克。將黨參、白朮、黃耆用水煎3次，去渣合汁，加入淘洗乾淨的白米，熬煮成粥。每日1劑，連服5～7日。

【功效】抗菌消炎，消腫散結，利尿通淋，補氣養血。可緩解女性產後惡露不絕引起的色淡紅，質稀無臭，時覺下腹下墜，神疲倦怠等不適症狀。

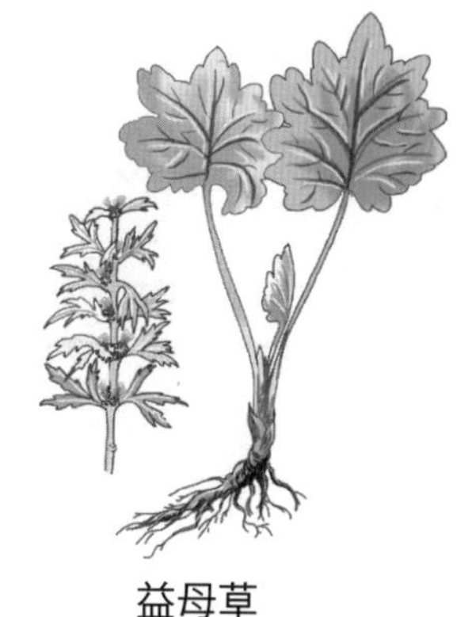
益母草

益母草紅糖湯

【具體做法】益母草60克，紅糖50克。先將益母草洗淨，煎湯200CC，加入紅糖調勻，趁熱服用，每日1劑，連服5～6日。

【功效】活血化瘀，消腫散結，利尿通淋，補氣養血。可緩解女性產後惡露不絕引起的色淡紅，質稀無臭，時覺下腹下墜，神疲倦怠等不適症狀。

增效經穴方

【具體操作】

1.用平面刮法由上而下分段刮拭背部兩側的脾俞穴至腎俞穴、次髎穴至下髎穴、白環俞穴，重點刮白環俞穴。此法有調理氣血、益腎固精、調理經帶的功效。

2.用平面刮法分別刮拭腹部兩側的帶脈穴、氣海穴至關元穴。可有效改善慢性骨盆腔炎症狀。

3.用平面按揉法按揉下肢的足三里穴，再用平面法刮拭陰陵泉穴至三陰交穴，此法有助於緩解女性產後惡露不絕引起的色淡紅、質稀無臭、時覺下腹下墜、神疲倦怠等不適症狀。

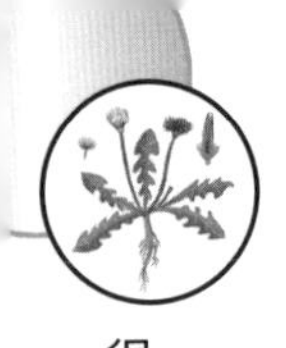

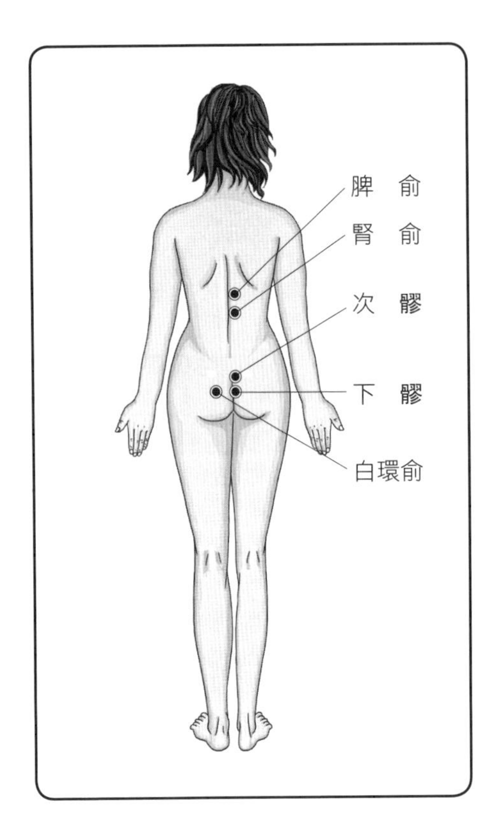
脾　俞
腎　俞
次　髎
下　髎
白環俞

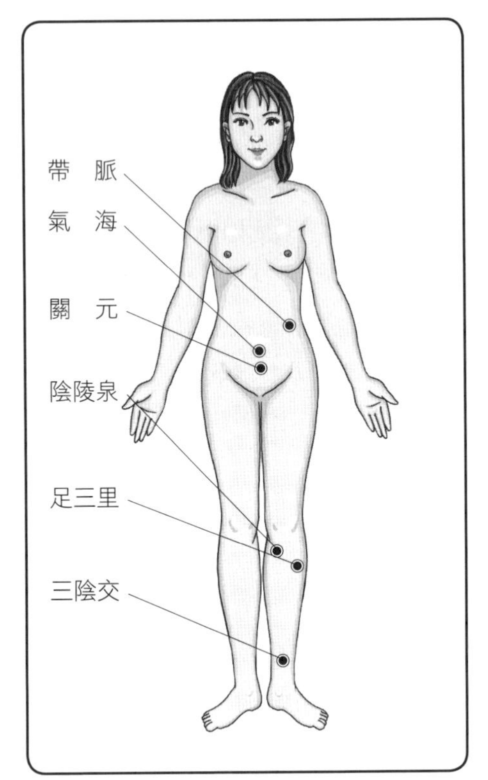
帶　脈
氣　海
關　元
陰陵泉
足三里
三陰交

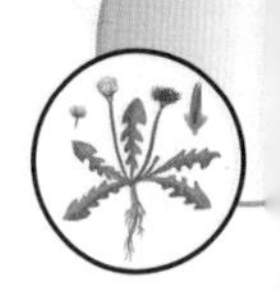

8 輕鬆斷奶，麥芽回乳助你一臂之力

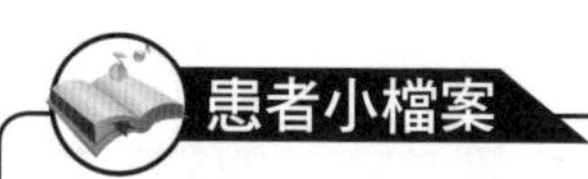

患者小檔案

症狀：寶寶斷奶，女性乳汁淤積所致乳房脹痛。

實用小偏方：取生麥芽或炒麥芽100～120克，放入鍋中，加適量清水，先浸泡30分鐘，再以大火燒沸，改用小火煎煮20分鐘，去渣，取汁約300CC，當做茶水頻頻飲用。每日1劑，一般服藥2日即可見效。

5個月前，肖女士剛生下個女兒，奶水特別多，女孩胃口小，根本吃不完，做得她的乳房成天脹得不得了，經常自己動手擠掉一部分，才能減輕脹痛感。後來，因為工作的緣故，她不得不給孩子斷奶，回公司上班。

上班後的肖女士常常會惦記起孩子，這樣奶水便會不自主地外溢，常會浸濕她的衣服，這讓她很尷尬，一天跑好幾趟廁所。她本想這是正常現象，沒必要去看醫生，但這種情況持續有兩週了，奶水還是外溢，而且還出現了輕微的發燒症狀，這讓她非常困擾，於是便與一位要好的同事說起這事來，可能是感同身受吧，同事便讓她來我這裡看看有什麼偏方可幫到她。

我跟肖女士聊過後，心裡有底了，我告訴她，乳汁的產生與婦女體內產生的催乳素有密切的關係，但體內催乳素含量高時，乳汁分泌則多，反之則少。所以要想快速回乳，那不妨可以試試麥芽。

具體做法：取生麥芽或炒麥芽100～120克，放入鍋中，加適量清水，先浸泡30分鐘，再以大火燒沸，改用小火煎煮20分鐘，去渣，取汁約300CC，當做茶水頻頻飲用。每日1劑，一般服藥2日即可見效。

麥芽回乳的歷史已有數百年了。據明代的醫書《滇南本草》中曾有這樣的記載：「麥芽治婦人奶乳不收，乳汁不止。」麥芽能回乳其原理就在於，麥芽內含一種麥角胺類化合物，恰恰能夠抑制催乳素的分泌。有些人患有「高催乳素血症」這個病，服大劑量麥芽一日後，其血中催乳素濃度

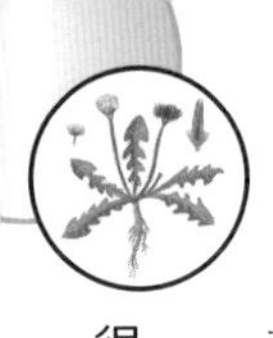

就能明顯下降。催乳素濃度明顯下降，催乳素少了，自然就能迅速回乳了。

此外，如果能搭配服用維生素B6，回乳效果會更好，由於麥芽中富含麥角胺類化合物，與維生素B6結合，可促進腦內多巴胺的生成，進而減少催乳素的分泌，因此，兩者聯合使用，輕鬆回乳並不是一件難事。

肖女士聽後，欣喜萬分，說下班回家就試試。兩日後，肖女士來我診所複診，說真見效，奶水已經明顯少了很多，再服一日便可斷奶了。

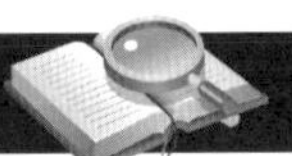

專家推薦方

增效食療方

回乳四物湯

【具體做法】麥芽60克，川芎、當歸、白芍、熟地各6克。將麥芽炒為末，加水與藥同煮，趁熱服汁。每日1劑，連服2～3日。

【功效】可快速回乳，緩解乳汁淤積所致乳房脹痛、溢乳症狀。

花椒紅糖飲

【具體做法】花椒與紅糖各30克。將花椒先放在400CC冷水中泡1小時，再煎至250CC，放入紅糖即成。每日1劑，一般2～3劑即可回乳。

【功效】可快速回乳，緩解乳汁淤積所致乳房脹痛、溢乳症狀。

溜炒黃花豬腰

【具體做法】豬腰子500克，剖開，去筋膜，洗淨，切塊。起油鍋，待油至九分熱時放薑、蔥、蒜及腰花爆炒片刻。豬腰熟透變色時，加黃花椰菜50克及低鈉鹽、糖適量，煸炒片刻，加水、太白粉勾芡，可加少許雞精粉調味即成。

【功效】補腎回乳，緩解乳汁淤積所致乳房脹痛、溢乳症狀。

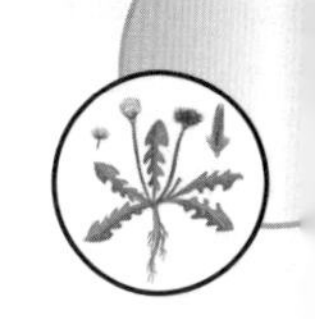

溫馨提醒

在回乳過程中，應忌食那些可促進乳汁分泌的食物，如雞、鴨、豬蹄、鯽魚、花生等，少食湯類，少飲水，否則將會事倍功半，甚至適得其反。回乳期間，媽媽飲食宜清淡，宜多吃消食性的食品，如山楂、麥芽等。可選用性涼、味酸的蔬菜，如馬齒莧、黃瓜、冬瓜、苦瓜、菜瓜等，有收澀回乳的功效。水果可選用性涼、味酸的水果，以收澀回乳，如沙果、石榴、橄欖、梅子等。

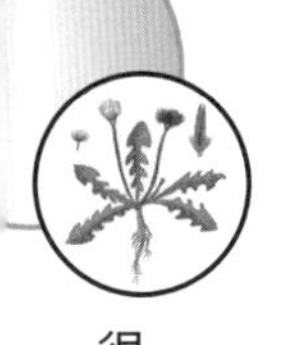

9 產後缺乳莫驚慌，氣血充盈奶水足

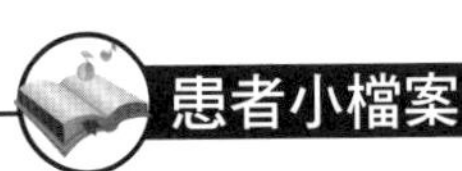

症狀：產後缺乳，母乳不足。

實用小偏方：按摩療法。用手拇指依次按揉膻中穴、乳中穴、乳根穴、神封穴，每穴1分鐘，用力不要過大，有酸麻感為佳。

既然是有哺育生命的偉大之美，乳房就不僅僅有一個形美的問題，還有一個質美的問題。說白了，就是哺育生命要有乳汁，說到這裡，一個被很多人熟視無睹的問題就來了。女人為什麼要長乳房，為什麼會有乳汁？在中醫學裡，氣為血的統帥，血是由氣帶著往上走的，從經脈上講，任脈主血，如果起於會陰的沖脈再一引領，那麼這個人的氣血就充足了。從男女身體的功能特點來看，女人多血足而氣虧，這樣一來，沖脈就失去了血的負重而散佈於胸。這就是乳房形成的基礎。那乳房為什麼會有乳汁呢？乳汁就是人們常說的奶水，奶水實際上是由血化生而來的，所以乳汁裡面有孩子需要的十分豐富的營養。如果缺乳了該怎麼辦呢？可以採用按摩的方式。

具體做法：用手拇指依次按揉膻中穴、乳中穴、乳根穴、神封穴，每穴1分鐘，用力不要過大，有酸麻感為佳。可補益肝腎、生精養血、下乳，緩解哺乳期媽媽母乳不足，寶寶無乳可吃的症狀。這些穴位對產後少乳均有不錯的療效，儘管它們都在乳房的附近，但還是建議您不要採取「一網打盡」的方式亂按，而是找對穴位進行按揉。

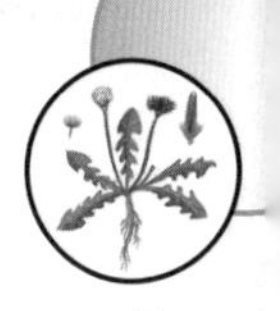

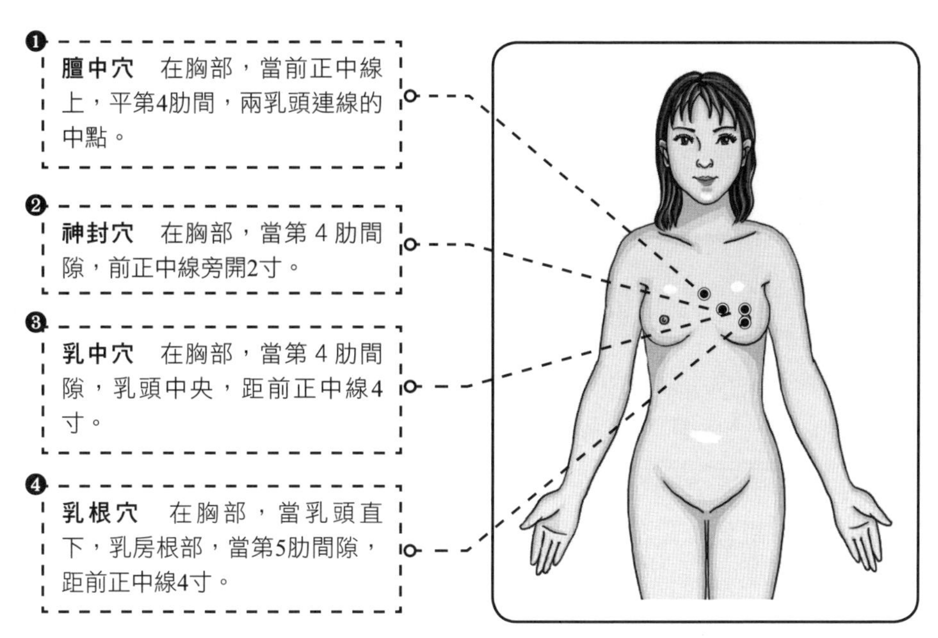

提醒產後媽媽，為了孩子的茁壯成長，媽媽最該做的就是該吃就吃，該喝就喝，因為此時是一個人吃兩個人用。孩子儘管身體脫離了母體，但在最主要還處於依賴的狀態。這也是很多地方婦女在生完孩子要「坐月子」的一個重要的原因。

專家推薦方

增效食療方

白鳳烏雞湯

【具體做法】烏雞1隻，白鳳尾菇50克，料理酒、蔥末、低鈉鹽、薑片各適量。烏雞宰殺後，去毛，去除內臟及爪，洗淨，放入砂鍋中，加適量清水，加入薑片，煮沸後，轉小火慢燉30分鐘，再加入白鳳尾菇、料理酒、蔥末，調勻，繼續熬煮10分鐘，待雞肉酥爛後，加入低鈉鹽調味，即可起鍋。

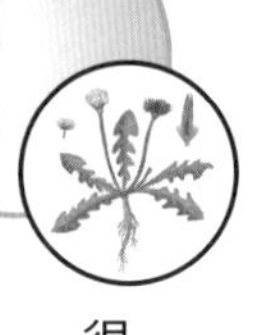

【功效】補益肝腎，生精養血，下乳。緩解哺乳期媽媽母乳不足的症狀。

山藥魚頭湯

【具體做法】草魚1條，山藥200克，豌豆苗45克，海帶8克，低鈉鹽、胡椒粉、薑片、植物油各適量。草魚去鰓，只留魚頭；山藥去皮，洗淨切塊；豌豆苗擇洗乾淨；將鍋置於火上，倒入植物油，燒至七分熱，放入魚頭煎至兩面微黃時取出。另起一鍋，加適量水，放入魚頭、山藥、海帶、薑片，煮沸後以小火燉煮30分鐘，再放入豌豆苗煮開，加低鈉鹽、胡椒粉調味即成。

【功效】魚湯中富含蛋白質，不僅能補充產後媽媽的營養，還具有下乳的功效，可緩解母乳不足的症狀。

花生豬肘湯

【具體做法】豬肘1隻，花生仁50克，料理酒、薑片、蔥末、低鈉鹽、八角各適量。豬肘洗淨，去淨殘毛，切塊，放入鍋中，汆煮片刻，去淨血水和浮沫，撈出；再另起一鍋，將汆過水的豬肘、花生仁、薑片、料理酒、蔥末、八角一同放入鍋中，加適量清水，煮沸後，加入低鈉鹽，以小火慢燉1小時，至肉酥爛，即可起鍋。

【功效】烹煮時可多放一些水，產後媽媽多喝有營養的湯，對下乳是很有幫助的。

增效足浴方

當歸王不留行足浴方

【具體操作】路路通30克，當歸、青皮各20克，王不留行、天花粉、桔梗各15克。將以上藥物同入鍋中，加水適量，煎煮30分鐘，去渣取汁，倒入泡足桶中。先薰蒸，後泡足30分鐘。每晚1次，10天為1個療程。

【功效】疏肝理氣，活血通乳。主治產後肝鬱氣滯乳汁不行。

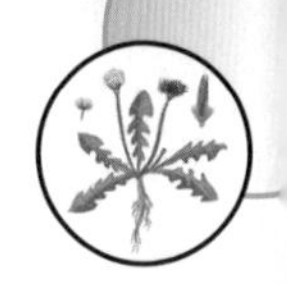

木通穿山甲足浴方

【具體操作】穿山甲30克，木通20克，王不留行、青皮各20克，通草、川芎各15克。將以上藥物同入鍋中，加水適量，煎煮30分鐘，去渣取汁，倒入泡足桶中。先薰蒸，後泡足30分鐘。每晚1次，10天為1個療程。

【功效】疏肝理氣，活血通乳。主治產後肝鬱氣滯乳汁不行。

金針菜通草足浴方

【具體操作】金針菜100克，通草20克，王不留行20克，桔梗15克。將以上藥物同入鍋中，加水適量，煎煮30分鐘，去渣取汁，倒入泡足桶中。先薰蒸，後泡足30分鐘。每晚1次，10天為1個療程。

【功效】疏肝理氣，活血通乳。主治產後體虛缺乳。

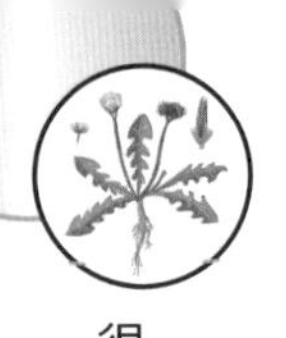

10 面膜變肚膜，敷掉你的頑固妊娠紋

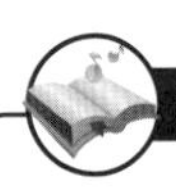

患者小檔案

症狀：產後腹部、腰部、大腿等部位出現的妊娠紋。

實用小偏方：敷貼蛋清肚膜。取雞蛋1顆，濾出蛋清，加入橄欖油1匙，製成蛋清肚膜。潔膚後，先在腹部妊娠紋區域按摩10分鐘，然後將蛋清液均勻塗抹局部，搓揉10～20分鐘，然後用乾淨的紗布覆蓋，膠布固定，次日早晨睡醒後用溫水擦淨即可。

說起女人的妊娠紋，有些男人真的很介意，雖然嘴上不說，但女人多多少少都會感到一些。

我們社區的肖娜剛生完寶寶不久，因為不懂得皮膚保養，肚子上留下了很多妊娠紋。老公剛開始沒說什麼，但後來有次吃麵條的時候，不知什麼原因，老公大發雷霆，肖娜有些感覺了，也許是因為「睹物思膚」吧，老公看著麵條，就會聯想到自己肚子上長溜溜的妊娠紋，於是兩人開始了「冷戰」，無論肖娜做什麼老公都不搭理。肖娜心裡覺得很委屈，但自己也不知道該怎麼辦，於是到診所來尋求幫助。

妊娠紋的形成主要是妊娠期受荷爾蒙影響，腹部的膨隆使皮膚的彈力纖維與膠原纖維因外力牽拉而受到不同程度的損傷或斷裂，皮膚變薄變細，腹壁皮膚會出現一些寬窄不同、長短不一的粉紅色或紫紅色的波浪狀花紋。分娩後，這些花紋會逐漸消失，留下白色或銀白色且有光澤的疤痕線紋，即是妊娠紋。

雖說妊娠紋是正常的生理現象，不過真的有礙觀瞻，如何消除呢？我推薦了一個簡單的方子，就是將面膜變成肚膜。

具體做法：取雞蛋1顆，濾出蛋清，加入橄欖油1匙，製成蛋清肚膜。潔膚後，先在腹部妊娠紋區域按摩10分鐘，然後將蛋清液均勻塗抹局部，搓揉10～20分鐘，然後用乾淨的紗布覆蓋，膠布固定，次日早晨睡醒後用

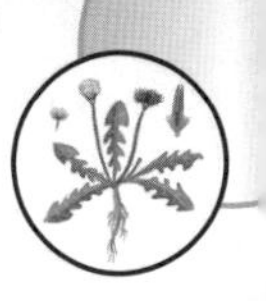

溫水擦淨即可。蛋清富含優質蛋白，可有效促進細胞代謝，幫助修復受損皮膚。其次，蛋清有很強的緊膚功效，所以用它來淡化妊娠紋是很有效的。

肖娜聽後，如獲至寶，回去後持續使用，大概三個月後，肖娜肚子上的妊娠紋真的淡化了許多。但是要想真正恢復從前的皮膚，這些方法還是不夠，我又給她介紹了一種中藥肚膜方。

具體做法是，取黨參、當歸、川芎、鬱金、白朮、薏仁、茯苓各等量，共研為末，混合均勻，每次使用時，取1～2匙放入碗中，以蜂蜜調成糊狀，潔膚後，均勻塗抹在肚臍周圍妊娠紋處，然後用保鮮膜覆蓋，敷貼約1小時後，用溫水洗去，再進行局部皮膚的按摩即可。每日1次。這個方子可調補婦女產後氣血，可促進行氣活血，改善局部血液微循環，滋養皮膚，增強皮膚彈性，幫助消除妊娠紋及皮膚鬆弛症狀，一般使用1個月便可見效。

肖娜臨走前，我囑咐她一定要持續使用，畢竟妊娠紋是很難消除的，但是只要有耐心，就會讓皮膚恢復從前的細嫩。

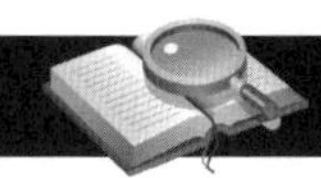

專家推薦方

增效肚膜方

橘皮橄欖油肚膜

【具體做法】晒乾橘皮3片，橄欖油1～2匙，蜂蜜少許。將乾燥的橘皮用攪拌機打磨成末，倒入碗中，加入橄欖油和蜂蜜，調勻。潔膚後，用面膜刷將其均勻塗抹在妊娠紋處，加以按摩，至被肚膜吸收。

【功效】橄欖油中富含多種維生素，搭配橘皮，可滋潤皮膚，防止皮膚乾裂，產生細紋，抑制皮膚分泌，調節皮膚狀態，使皮膚變得有彈性，緊致，淡化妊娠紋。

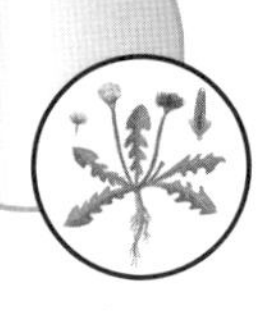

維生素E肚膜

【具體做法】維生素E膠囊1顆，嬰兒油適量。晚上洗完澡之後，把一顆維生素E膠囊弄破，將其中液體均勻地塗在腹部妊娠紋較重區域，再滴上幾滴嬰兒油，加以按摩，使之迅速吸收。

【功效】維生素E可以促進皮膚細胞彈性，使皮膚變得有彈性、緊致，搭配嬰兒油中的營養，逐漸淡化妊娠紋。

玫瑰淡紋肚膜

【具體做法】當歸、桃仁、白芷、綠豆、白茯苓、白芨各等量，玫瑰精油3滴，玫瑰花水適量。將上述6種中藥共研為末，混合裝入瓶中備用。將玫瑰花放入砂鍋中，加適量清水，煎煮成汁，濾出，加入5克混合藥末，再滴入玫瑰精油，混合拌勻，用面膜刷將其均勻地塗於腹部、腰部、大腿等妊娠紋處，並加以按摩，20～30分鐘後洗淨，每週1～2次。

【功效】玫瑰有淡斑、增白、滋養的功效，搭配當歸、桃仁、綠豆等中藥材，可行氣活血，清熱消水腫，逐漸淡化妊娠紋。

甜橙維生素E緊膚肚膜

【具體做法】甜橙1個，維生素E膠囊1粒，麵粉少許。甜橙洗淨，切塊，放入榨汁機中榨成汁，濾出，將維生素E膠囊用針戳破，擠出油液，與橙汁混合，拌勻，再加入麵粉調成糊狀即可。潔膚後，用面膜刷將肚膜刷在妊娠紋部位，用保鮮膜覆蓋，輕輕按摩，約20分鐘取下，用熱毛巾擦淨即可。

【功效】甜橙中富含維生素C，可美白肌膚；維生素E可促進細胞彈性，緊致肌膚，與麵粉搭配製成肚膜，可逐漸淡化皮膚斑紋、消除妊娠紋。

增效食療方

青炒綠花椰

【具體做法】綠花椰300克，先將綠花椰洗淨分成小株，再將沙拉油倒入

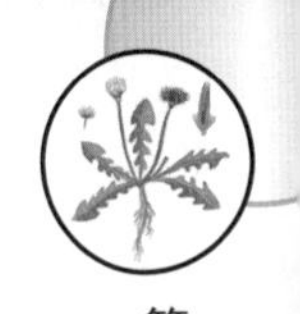

鍋中加熱，加入綠花椰、低鈉鹽及胡椒粉，翻炒數下即可。

【功效】綠花椰菜中含有豐富的維生素A、維生素C和胡蘿蔔素，能增強皮膚的抗損傷能力，這將有助於保持皮膚彈性，可以使準媽媽遠離妊娠紋的困擾。準媽媽每週宜吃3次綠花椰，但因綠花椰菜中含有豐富的葉酸，葉酸性質不穩定，為保證葉酸不被破壞，綠花椰以少油快炒為佳。

番茄汁

【具體做法】番茄2顆，水適量。將番茄剝皮，加適量的水放入攪拌機中打碎即可。

【功效】番茄中含有豐富的番茄紅素，而番茄紅素的抗氧化能力是維生素C的20倍，可以說是抗氧化、防止妊娠紋的最佳食物，能夠幫助準媽媽有效緩解妊娠紋。

烤三文魚

【具體做法】三文魚肉150克，小番茄20克，香料少許。先將小番茄洗淨，待用；然後將三文魚洗淨，切塊；然後用香料、料理酒、低鈉鹽等醃製片刻；再取烤盤鋪上鋁箔紙，抹上牛油放入魚塊和準備好的小番茄，最後進烤箱烤熟即可。（三文魚即鮭魚）

【功效】三文魚肉及其魚皮中富含的膠原蛋白是皮膚最好的「營養品」，內含的大量膠原蛋白，能減慢機體細胞老化。經常食用，可使準媽媽皮膚豐潤飽滿，富有彈性，遠離妊娠紋的困擾。

第四章

塑身小偏方

「塑身美體」這是很多愛美女性永恆的話題。誰不想擁有一身玲瓏有致的「魔鬼」身材？然而，許多女性常常因為這樣那樣的誘惑越減越肥，以至於對自己失去信心。其實，塑身美體是有很多訣竅的，掌握這些訣竅，你就能真切地感受到「減肥」其實是一種健康生活的享受。

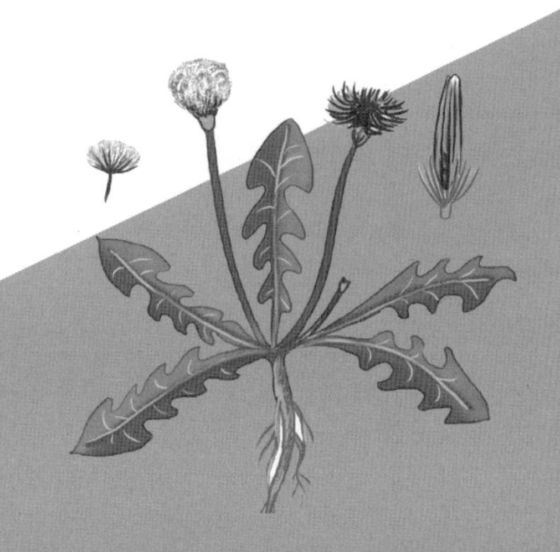

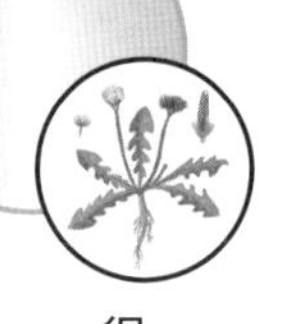

1 足浴除肥胖，緊致肌膚「瘦」下來

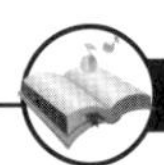

患者小檔案

症狀：中年婦女肥胖症。

實用小偏方：取茯苓20克，烏龍茶、漏蘆、山楂、黑豆、牽牛子、萊菔子、防己各10克，放入砂鍋中，水煎成汁，倒入足浴盆中，再加入熱水，泡腳約30分鐘，擦乾雙腳即可。每週2～3次。

王小姐受不住這幾年減肥風潮的吸引，義無反顧地加入了減肥的大軍。見到我以後，據她自己回憶說，她已經差不多兩年沒有像正常人一樣吃過一日三餐了。就像患了強迫症一樣，如果她在前一天實在受不了誘惑吃了晚飯，那麼第二天必然靠少吃早飯、午飯來達到她自己所認為的平衡。像什麼巧克力、奶油、糖果等高熱量的東西更是不碰。各種各樣的減肥藥和美容院的療程也都嘗試過。罪受了不少，體重也降下去了一些，但稍不注意就會反彈到比減肥前還要高的體重。

王小姐說只要正常吃飯就會比現在胖得多，這也是她一直堅持減肥、不敢亂吃東西的原因。希望我能教她些能不用忌口又能保持體重的辦法。減肥的關鍵其實就是健脾。中醫認為，肥胖體質的人主要是體內聚積了過多的痰濕。痰濕不僅停留在脾胃裡，在身體的各處都會有這種黏性的病理物質，導致消化吸收障礙。吃同樣熱量的東西，脾胃正常的人可能很快就代謝吸收了，而痰濕體質的人，會把這些東西積在身體裡。正常人停止進食後，一般4個小時左右胃就排空了。而很多肥胖病患者空腹一夜，早晨起來做超音波發現胃裡還有食物，還沒有排空。這樣的話，吸收的養分肯定過剩，自然就會比別人會發胖。有人經常說「我喝水都會胖」就是這個道理。

所以，因為體重過重而希望減肥的人群，和像王小姐那樣雖然體重標準，但屬於易胖體質，希望保持身材的人群，都可以試試「輕身湯」足

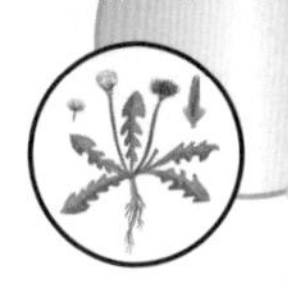

浴。

具體做法：茯苓20克，烏龍茶、漏蘆、山楂、黑豆、牽牛子、萊菔子、防己各10克，放入砂鍋中，水煎成汁，倒入足浴盆中，再加入熱水，泡腳約30分鐘，擦乾雙腳即可。每週2～3次。

其中，茯苓味甘而淡，甘則能補，淡則能滲透，藥性平和，可袪邪扶正，健脾滲濕，驅散聚集的濕氣，排除人體多餘的水分。烏龍茶可輕身利氣，通暢經脈；漏蘆能通脈活絡，助痰飲排出；山楂能幫助食物的消化，又能清理血中多餘油脂；黑豆被譽為「腎之穀」，能補腎氣而利水；牽牛子能通利二便，排泄水濕；萊菔子可消食化積，舒利胃腸氣機，幫助胃腸中多餘的氣排出；防己能清熱利水，善走下行而泄下焦膀胱濕熱，助小便排出。

王小姐從那時候開始一直和我保持著聯繫。她說自己一直在用這個輕身湯做足浴。即使正常吃飯，體重也一直保持得很好，不用受餓肚子的罪了。

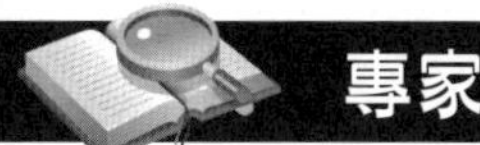

專家推薦方

增效食療方

雙菇涼瓜絲

【具體做法】苦瓜150克，香菇、金針菇各100克，醬油、薑、糖、香油各適量。將苦瓜順絲切成細絲，薑片切成細絲，香菇浸軟切絲，金針菇切去尾端洗淨，油爆薑絲後，加入涼瓜絲、冬菇絲及低鈉鹽，同炒片刻；將金針菇加入同炒，加入調味料炒勻即可食用。

【功效】香菇、金針菇能降低膽固醇；涼瓜富含纖維素，可減少脂肪吸收。

木耳豆腐湯

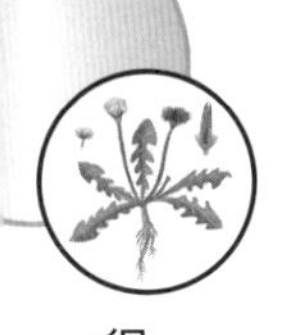

【具體做法】黑木耳25克，豆腐200克，低鈉鹽少許，雞湯1碗。先將水發黑木耳洗淨，豆腐切成片，將豆腐與黑木耳加入雞湯、低鈉鹽，同燉10分鐘，即可食用。

【功效】黑木耳具有養顏、纖體、抗癌的功用，其中所含的胡蘿蔔素、卵磷脂、纖維素，在體內可使體內脂肪呈液質狀態，有利於脂肪在體內完全消耗，搭配豆腐製成菜餚，不僅促進腸蠕動，促進脂肪排泄，有利於減肥，還可降低膽固醇。

增效足浴方

冬瓜皮白茅根足浴方

【具體操作】乾冬瓜皮、葫蘆瓢各100克，白茅根60克，馬鞭草30克，白酒50CC。將以上前4味入鍋，加水煎煮30分鐘，去渣取汁，與3000CC開水及白酒一同倒入泡足桶中。先薰蒸，後泡足30～40分鐘。每晚1次。7天為1個療程。

【功效】輕身健體，健脾滲濕，驅散聚集的濕氣，排除人體多餘的水分，對下肢的減肥效果較明顯。

四皮輕身足浴方

【具體操作】茯苓皮30克，五加皮、大腹皮各20克，生薑皮15克。將以上藥物入鍋，加水適量，煎煮30分鐘，去渣取汁，與3000CC開水一同倒入泡足桶中。先薰蒸，後泡足。

【功效】健脾滲濕，驅散聚集的濕氣，排除人體多餘的水分，清理血中多餘油脂，產生減肥輕身的效果。

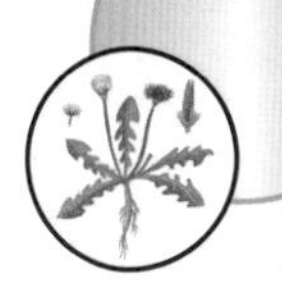

2 胸部雕塑操，讓平胸「挺」起來

患者小檔案

症狀：胸部下垂，不堅挺、不豐滿。

實用小偏方：每天做胸部雕塑操。

擁有美麗的胸部，是每個女人夢寐以求的。當前，乳房已經成為哺乳功能、性感功能以及女人特有的美麗象徵為一體的器官。在追求「健康就是美」的現代社會裡，完美的胸部已經成為評判女人是否健康美麗的重要標準之一。

陳女士是1歲小孩的母親，由於以前身體就比較瘦弱，這讓原本不豐滿的乳房，哺乳後出現了下垂、不堅挺等情況，如果不穿塑形胸衣的話，乳房簡直就像兩個鬆弛的木瓜。為此，她專門去美容專科諮詢過，被告知需要做手術矯形。陳女士已經結婚生子，家庭也挺和睦，實在沒有必要為了美麗再挨上一刀，因此她打消了矯形的念頭。正巧她有個朋友認識我，於是便打電話和我聯絡。

我聽了陳女士的訴說，先問了她平時工作是否繁忙。陳女士說她在銀行上班，白天業務繁忙不說，有時晚上還得加班。了解了她的情況後，我推薦她每天固定練習胸部雕塑操，週末休息時，烹調一些豐胸的佳餚。還安慰她說，只要有耐心與恆心，一段時間後，乳房的情況一定有所改觀。

具體做法：

動作1：這個姿勢要求腰背部緊貼台階凳，以保護下背部。雙手各握住一啞鈴，手掌向前，關節向上。手握啞鈴向胸部兩側伸出，高於身體。注意手腕要直，與手成一直線，肘部要剛好低於台階凳。垂直向上伸出啞鈴，兩臂完全伸展，同手腕、兩肘與肩成一直線。數2下，舉起啞鈴時呼氣，舉起後數1下，維持此姿勢，然後再數4下，放下啞鈴回原位，吸氣。這個動作重複2組10次。

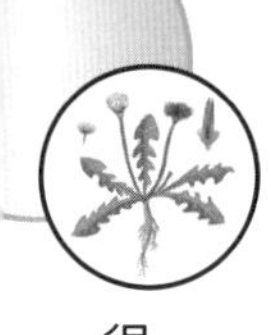

動作2：平躺在有氧台階凳上，使頭、背和臀部都在凳上，大腿拉向胸部，雙腳踝交叉。兩手握住一個啞鈴向上伸直，然後緩緩向後落下直至腦後，落下時吸氣，舉起時呼氣。一定要控制好速度，如果太快就無法鍛鍊到胸前的肌肉。重複此動作3組10次。

動作3：這個動作既可以鍛鍊胸部，也可以鍛鍊肩膀和手臂。坐在地上，雙腿交叉，雙手中間夾一個球（也可徒手做，即雙手緊握），注意使小臂與地面平行。雙手擠壓球，感覺胸部用力，保持1～2秒鐘，然後鬆開。重複此動作2組20次。

動作4：俯臥撐。這個動作很常見，但每次做的時候很容易雙膝著地，如果有力量，可以進行鍛鍊。重複此動作2組10次。

除了按照上面的方法加強鍛鍊外，日常生活中也可選擇一些豐胸的食譜。我給陳女士推薦的是山藥黃耆燜豬蹄，具體做法是，取黃豆50克，豬蹄2隻，山藥30克，黃耆30克，花生100克，紅棗10枚。將黃豆提前泡好，豬蹄斬成小段，放入鍋中先煮30分鐘，棄去汙末，再將黃豆、山藥等其他原料一起下鍋，並放入生薑、蔥等調料，小火煲至豬蹄酥爛即可，每週食用1～2次。

陳女士聽後，高興地說，回家一定會依照我的建議努力持續實施。大概一個月後，我收到陳女士發來的簡訊，告訴我初見成效，乳房開始挺起來了，而且比未生產前更豐滿了。

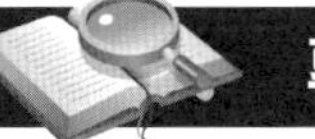

專家推薦方

增效食療方

花生豬腳湯

【具體做法】花生120克，豬腳2個，蔥末、薑片、料理酒各少許。將豬腳洗淨，用沸水燙一遍去腥。花生與豬腳放入燉鍋中，加4碗水，放下蔥末、薑片、料理酒先大火燒開，再轉小火燉3個小時。花生煮軟、豬腳燉

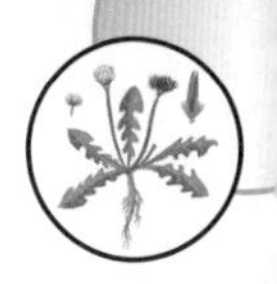

爛後，加些低鈉鹽調味即成。

【功效】豬腳富含膠質，是很好的美膚豐胸食材。花生有催乳效果，兩者合用，有很好的豐胸健胸作用，哺乳期女性也宜食用。不過需要注意的是，燉煮時花生最好帶皮。

木瓜燉乳酪

【具體做法】木瓜1個，鮮奶250CC，雞蛋3顆，冰糖、醋各適量。木瓜剖開，取出果肉，放入果汁機中打碎；鮮奶倒入奶鍋中煮沸，加入冰糖拌勻至溶解；雞蛋打入小碗中，打勻，加入牛奶和醋，輕輕攪拌均勻後，用濾網過篩，裝入小碗中，蓋上保鮮膜，大火隔水蒸約30分鐘，取出，將木瓜泥淋於乳酪上，即可食用。

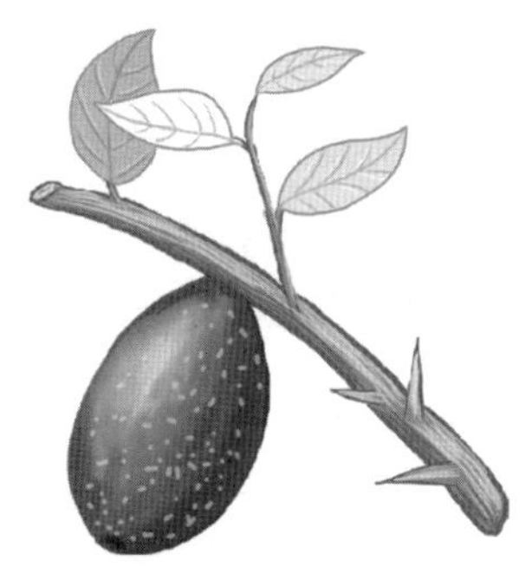

木瓜

【功效】木瓜是我國民間的傳統豐胸食品。維生素A含量極其豐富，可促進體內雌激素的合成，還可消食健胃、美白養顏、滋補催乳，與鮮奶、雞蛋搭配豐胸效果更佳。

瑜伽塑形方

跪立獅式

【具體操作】跪在瑜伽墊上，膝蓋微微打開，跟腰成一樣的寬度，腳背貼於地，腳掌朝上。兩手靠在腰部維持平衡，慢慢地吸氣，接著將上半身往後傾倒，切記速度盡量緩慢。扶住腰部的雙手慢慢地去觸碰腳跟、腳掌，當身體保持穩定後，停留約3秒，做一次呼吸吐氣，再將身體還原成為最初的步驟。

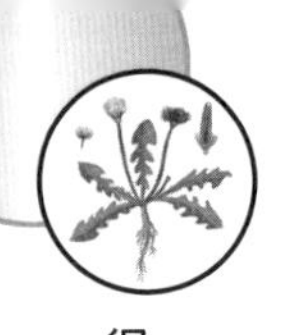

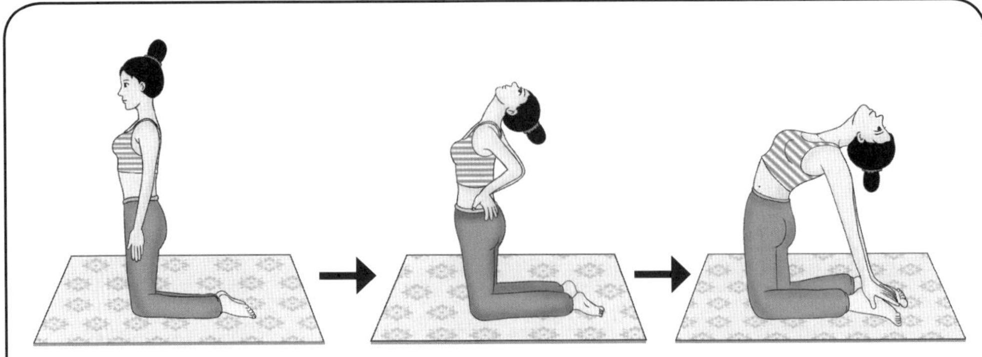

【功效】長期練習此勢，具有明顯的豐胸功效；美化腰部曲線，改善胸悶心悸的現象；強化胃壁的自律神經，消除因為消化系統衰弱所引起的胃部痙攣。

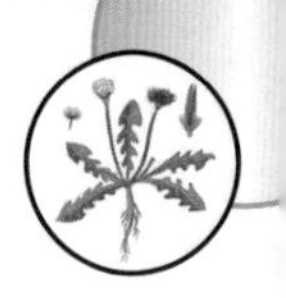

3 擺脫「蝴蝶袖」，一週就夠了

患者小檔案

症狀：手臂內側堆積多餘的脂肪，手臂日益變粗。

實用小偏方：雙臂推牆，將兩手伸直貼於牆面上，兩腿打開與肩同寬，抬頭挺胸收腹，身體筆直站立，然後肘部彎曲，身體向牆面傾斜，一推一彎曲，相當於站著的俯臥撐，重複90次。

大姐在公家機關上班，朝九晚六，生活很有規律。她是個活潑開朗的人，平時社交活動特別多，朋友也多。在大姐的朋友圈裡，有一部分女性朋友已經走入婚姻的殿堂，或是二人世界，或三口之家。當然，也有大齡剩女，或者單身，或者正在戀愛。無論是哪一類女性，隨著現在生活條件的提高，都懂得如何更好地愛自己。

下午的時候，大姐打來電話，說：「小妹，我有個同事遇到難題了，想請你幫忙。」我笑著對大姐說：「什麼難題？說來聽聽。」「我這個同事今年29歲，整體看上去身材還算勻稱，可是有『蝴蝶袖』。她很苦惱，夏天從來不穿無袖的衣服，現在都有點自卑了。她聽我說小妹是個醫生，讓我跟你打聽一下有什麼辦法能去掉煩人的『蝴蝶袖』」。

蝴蝶袖，原指一種法式柔美的服裝設計風格，兩袖寬鬆自然垂降，舉手投足間雙袖隨風飄逸，像是蝴蝶優雅展翅的模樣。後來卻被比喻成上臂後方鬆垮下垂的一片肥肉，優雅指數瞬間降為「0」。

大姐的這個朋友應該是個正在戀愛中的輕熟女。「窈窕淑女，君子好逑。」現代都市白領們對減肥已經是窮盡心思，有時卻是越減越肥，或者減肥措施一停，肉肉又開始悄悄拜訪你了。有這樣一種說法，28～40歲的人，能夠保持體重不增加就是減肥。其實，隨著年齡的成長，身體內部多餘的脂肪也隨之增加，手臂部位尤其明顯。

日常生活中，手臂肌肉由於長時間得不到鍛鍊，肌肉就會萎縮。自然

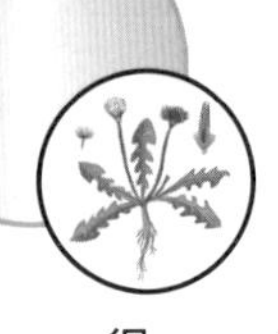

容易堆積多餘的脂肪，特別是手臂內側，如果放任不管，手臂就會日益變粗。那麼，如何消除手臂的鬆弛及贅肉呢？我讓大姐轉告她的朋友，關鍵在於肱三頭肌。肱三頭肌位於上臂內側，伸直或伸展手臂的時候都需要它。由於日常生活中很少用到肱三頭肌，便容易產生鬆弛下垂及贅肉。因此在走路及上樓梯等日常活動中，有意識地鍛鍊肱三頭肌，如果能同時搭配沐浴按摩法，去除多餘的水分及疲勞物質，一週以後就會看到意想不到的瘦臂效果。

具體做法

1.挺胸收腹，雙手合掌於胸前，手臂抬起，用力向內推壓手掌。持續10秒鐘。將手掌分別放在胸前前方及腹部前方，每組5次，可以鍛鍊到手臂各個部分的肌肉。

2.抬頭挺胸，兩手上下勾住放在胸前，盡量張開胸部，兩手分別向相反方向用力拉動，持續20秒，重複3次。然後交換左右手的上下位置，做同樣的動作為一組，反覆做3～4組。

3.自然站立，雙手握拳交叉於腹部前方，放在下方的拳頭向上用力，同時上方的拳頭則向下用力。持續20秒，重複3次。然後交換左右手的上下位置。做同樣的動作為一組，重複3組。

4.自然站立，將兩腿打開與肩同寬，雙手握拳，手臂輕輕抬起，然後左腳向右上方邁出一步，同時兩手手臂向左側扭轉，左手手臂水平伸直，右手呈90度直角彎曲放在胸前。這樣一步一步地向前走，持續2～3分鐘。

除了上面的動作，推牆也是一個瘦臂的好方法。具體方法是，將兩手伸直貼於牆面上，兩腿打開與肩同寬，抬頭挺胸收腹，身體筆直站立，然後肘部彎曲，身體向牆面傾斜，一推一彎曲，相當於站著的俯臥撐，重複90次。

另外，平常下班時，可以提前兩站下車，然後大踏步走回家，走路的時候，要有意識地向後大力甩動手臂，雙手握拳，持續10分鐘。這個方法是最有效的，也是最容易堅持的運動，只是需要心理素質強一些，不要在意路人的眼光。

其次，就是沐浴按摩法。為了鞏固白天的運動成果，需要結合沐浴按

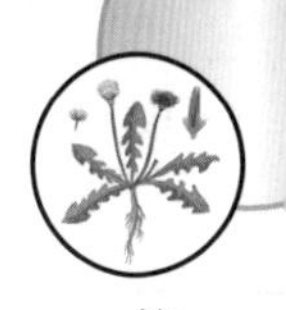

摩法，去除體內的疲勞，雙管齊下。按摩步驟分兩部分，先由手掌開始向肘部，再按揉到肩部，輕輕按摩；之後再用十指捏揉手臂。

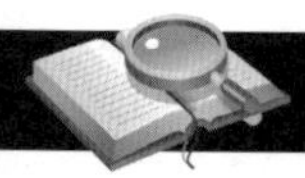

專家推薦方

瑜伽運動方

鳥王式

【具體操作】取站姿。將右大腿後側貼於左大腿前側，右小腿脛骨貼在左小腿肚，右腳大腳趾勾在左腳踝上方，左腿微屈膝，保持平衡。再將左肘放在右肘關節之上，左前臂繞右前臂轉向左側。雙手掌心相對合掌，深呼吸，保持15～20秒，回位。

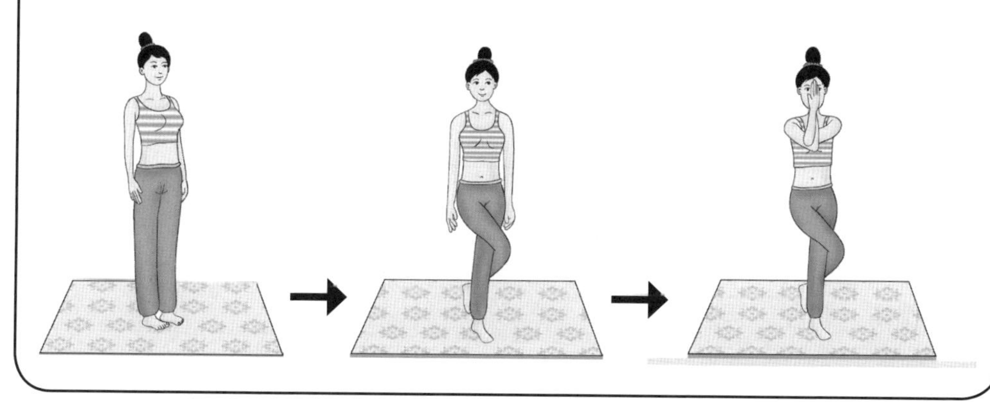

【功效】手臂環繞的動作有助於消除手臂上的贅肉，讓雙臂更加纖長而靈活。同時，還能提高肩部的靈活性。單腳站立的姿勢有助於提高身體的平衡力和協調力，讓身姿顯得更加挺拔優美。

鷹式

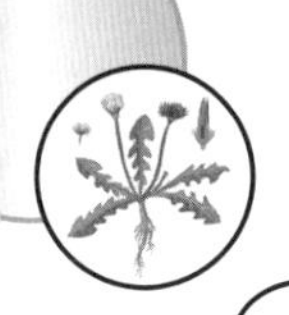

【具體操作】 按基本三角式站立，兩手大拇指貼近其餘四指。吸氣，兩手舉成水平。呼氣，上體前屈成90度，保持抬頭。吸氣，兩手向上伸展，與地面垂直。呼氣，兩手放至水平位置。重複2次後，吸氣，抬高上身軀幹。呼氣，放下兩手，放鬆手指關節。

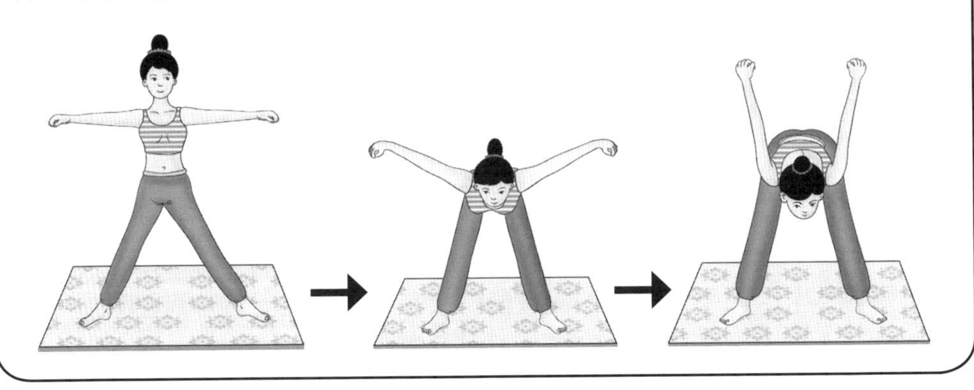

【功效】 靈活指、腕關節，鍛鍊手臂肌肉線條，消除上臂及上背部多餘脂肪，美化靈活手臂；擴張胸部，擴張背部肌肉群，消除肩臂贅肉。

啞鈴纖臂式

【具體操作】 將右膝蓋放在櫃上，右手作支撐，上半身向前傾。左手握著啞鈴，成90度角。然後慢慢將左手向後伸直，上身微微向後傾斜，腰背挺直，保持一會兒，再換側練習。

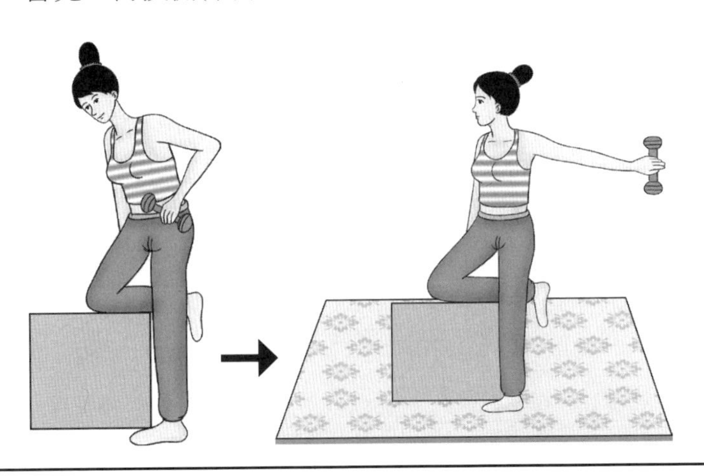

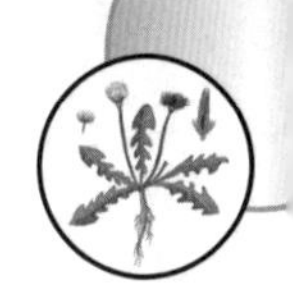

【功效】燃燒兩臂及腿部多餘脂肪，美化兩手臂及腿部曲線，使身體更加勻稱。

雙手交疊伸展式

【具體操作】雙手交疊，伸直繞過頭，用力伸展，保持10秒。然後將雙手交疊，緩緩向下，與地面平行時保持10秒，每日做5次。練習時，雙臂不要彎曲，身體不要左右前後傾斜。

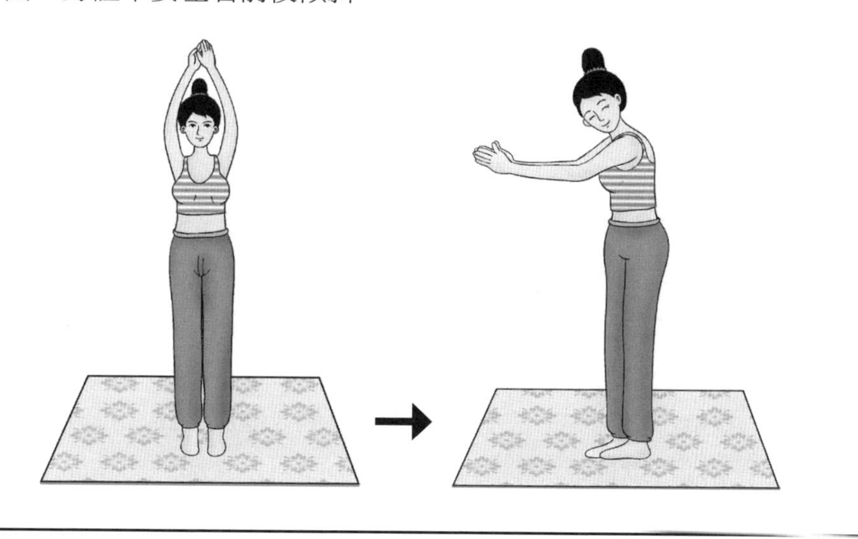

【功效】長期持續練習此式，可以消耗手臂多餘脂肪，增加靈活性，從而達到纖臂的目的。

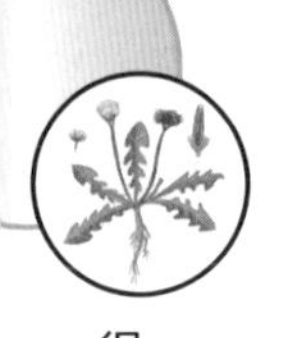

4 用穴有方，穴位按摩遠離「水桶腰」

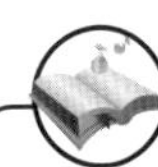

患者小檔案

症狀：腰身如水桶狀，有贅肉。

實用小偏方：按摩腰部命門穴、腰陽關穴、腎俞穴等穴位。爬樓梯。每天上下樓5趟，半個月後就有效果。

腰，在女性S曲線中有著承上啟下的作用，腰身如果恰到好處，從視覺上能給人峰巒起伏、曲線玲瓏的美感，相反，腰身肥胖的女性就會顯得粗笨。有一位非常熟悉的朋友，她是上班族，前幾天滿腹苦惱地問我：「醫生，我這水桶腰怎麼辦才好？」

由於現在大多數職業女性都是坐著辦公，再加上高熱量的飲食，時間一久，就出現了水桶腰，影響了整體形象，也給愛美的女性徒增了煩惱。如何瘦腰呢？粗腰者心頭急似火，節食、減肥藥、拚命健身，招數使盡，也不管是否影響身體健康。結果未能如願，反而帶來諸多不良後果。

其實，打造小蠻腰的方法有很多，但我們要健康瘦腰。按摩腰部的經絡和穴位，不僅可以促進局部的氣血運行，還可以調節臟腑功能，使全身的肌肉強健、皮膚潤滑、形體健美。

具體做法

1.以一手或雙手疊加，用掌面在兩側腰部、尾骶部和臀部上下來回按揉2分鐘，然後雙手掌根部對置於腰部脊柱兩側，其他四指附於腰際，掌根部向外分推至腋中線，反覆操作2分鐘。

2.雙手掌疊加，有節奏地用掌根部按壓命門穴、腰陽關穴各半分鐘。

3.雙手拇指分置於腰部脊柱的腎俞穴，向內上方傾斜用力，持續點按一分鐘。

4.稍微用力地按揉腰部的腰眼處，由輕而重地持續揉按30秒，然後換另一側腰眼。

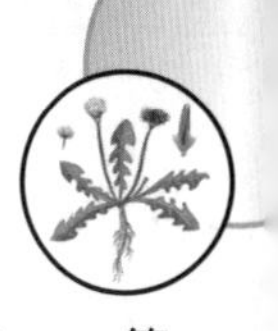

5.用雙手拇指指腹按揉氣海穴、大腸俞穴、關元俞穴和次髎穴，每穴各30秒。

6.五指併攏，掌心空虛，以單掌或雙掌拍打腰部和尾骶部1分鐘。

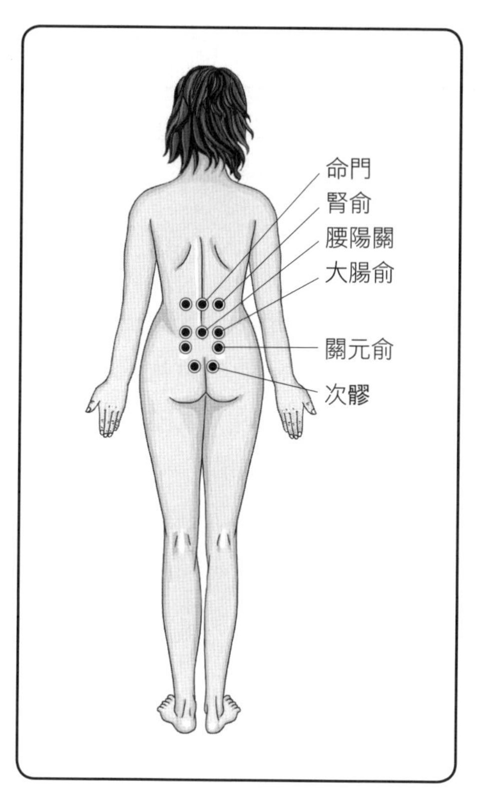

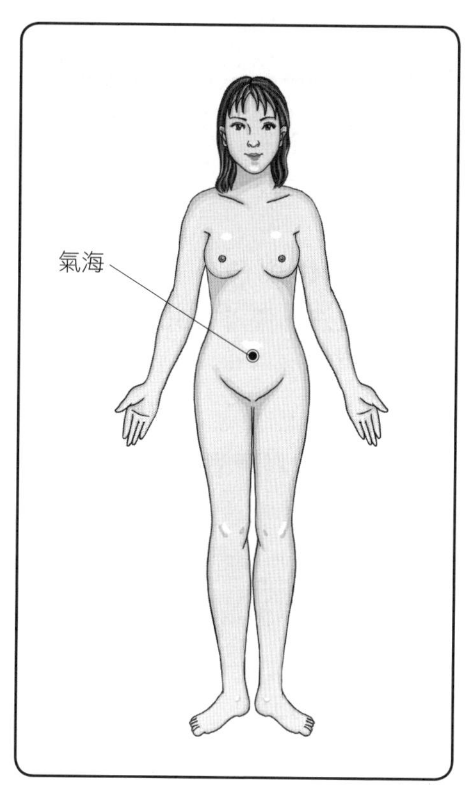

另外，練出小蠻腰還有一個最便捷最有效的方法：爬樓梯。爬樓時要用前腳掌！如果可以輕鬆做到的話，可以試試用腳底部1/2的部分。每天上下樓5趟，半個月就有效果。

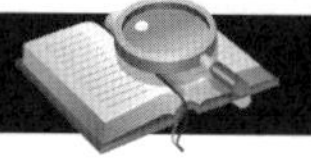

專家推薦方

增效食療方

蒟蒻炒豆腐皮

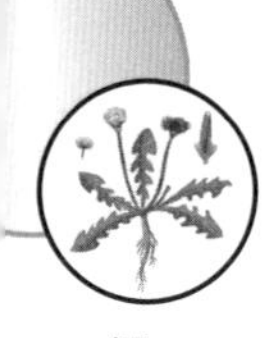

【具體做法】乾蒟蒻粉50克，乾豆腐皮50克，青椒2個，鮮木耳10克，蔥末、薑末、低鈉鹽等調味料各少許。豆腐皮和蒟蒻提前用清水浸泡至軟，泡好的蒟蒻粉切菱形片，腐竹切段，青椒切塊，木耳撕小塊；炒鍋倒油燒熱爆香蔥薑，倒入豆腐皮、蒟蒻、木耳翻炒均勻，加入低鈉鹽等調味，把青椒放入翻炒均勻，即可關火。

【功效】蒟蒻含有豐富的膳食纖維，膳食纖維能加強腸道蠕動，促使排便，縮短食物在腸道內的停留時間，因此有減肥瘦腰的效果。

韭菜炒墨魚

【具體做法】墨斗魚300克，韭菜200克，薑絲、料理酒、低鈉鹽、食用油等調料各適量。將墨斗魚洗淨，切塊，韭菜切段；將墨斗魚入沸水燙一下，撈出瀝乾水分；炒鍋放油，放入薑絲煸炒，放入墨斗魚和韭菜，翻炒5分鐘，放入料理酒、低鈉鹽等調料調味即可。

【功效】韭菜富含維生素、微量元素、蛋白質、胡蘿蔔素及纖維素，有效促進腸胃蠕動，加快體內毒素的排出，減少便祕的發生。吃韭菜的同時，其實就是在幫你清除體內多餘的脂肪，減肥瘦腰。

瑜伽塑形方

脊柱側展式

【具體操作】按基本站姿站立，吸氣，兩手從旁分開，慢慢舉到頭頂上方，十指相交，轉動手腕，手心朝天，伸直肘部。呼氣，抬起腳跟，以腰部為支點，將上身軀幹朝左傾斜，體會右側腰部的伸展。呼氣，將上身軀幹朝右傾斜，體會左側腰部的伸展。吸氣，回到中間。

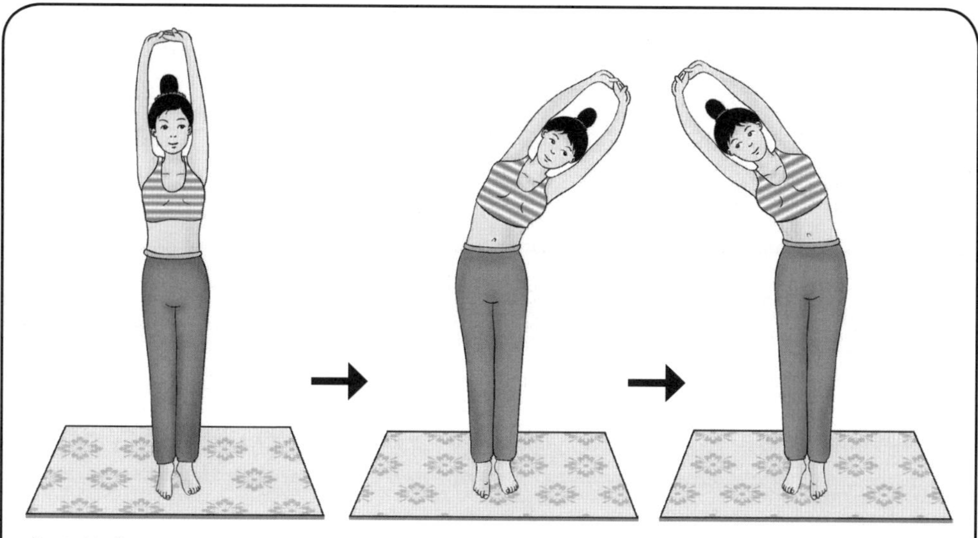

【功效】增強身體的平衡感，擴展胸部，減少兩側多餘脂肪，加強腰兩側肌群的力量。這個姿勢向左右彎曲還可加強脊柱的韌性。

側腰轉動式

【具體操作】兩腳打開，略比肩寬。吸氣，兩手上舉，雙手合十。呼氣，上體左轉，保持右腳心不要離地。吸氣，上體轉回中間。呼氣，上體右轉，保持左腳心不要離地。吸氣，上體轉回中間。

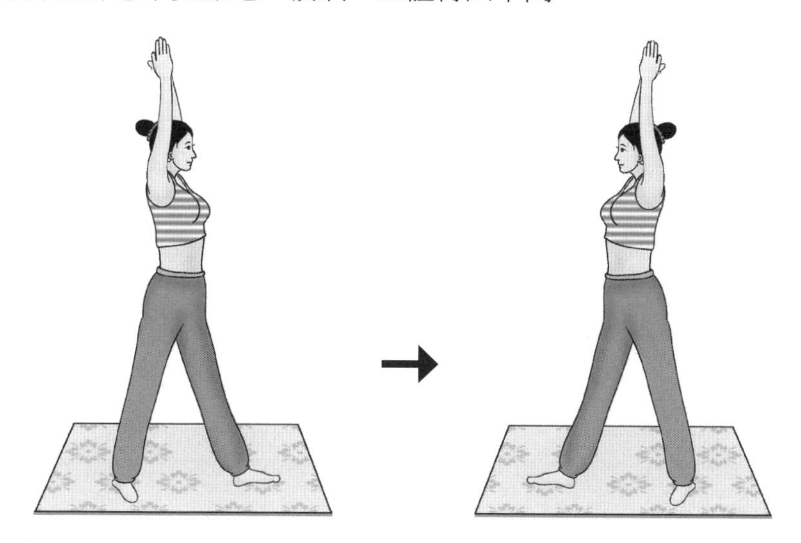

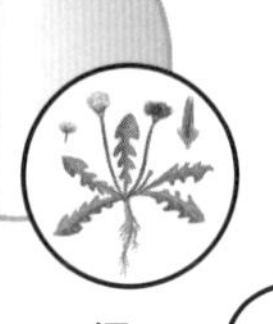

【功效】減少腰兩側多餘脂肪，加強腰兩側肌肉力量，拉伸腿部外側、後側韌帶；擴張胸部，加強胸大肌。

側腰伸展式

【具體操作】取蓮花坐或簡易蓮花坐，脊柱保持自然挺展，雙手合十於胸前成起始式。吸氣，將合十的手掌高舉過頭，呼氣，向兩側平展手臂。再吸氣，保持臀部不要離地，將一側手臂高舉，另一側手臂彎曲輕扶地面。身體向扶地一側手臂方向彎曲。眼睛看向手掌根或透過上臂看向天花板方向。

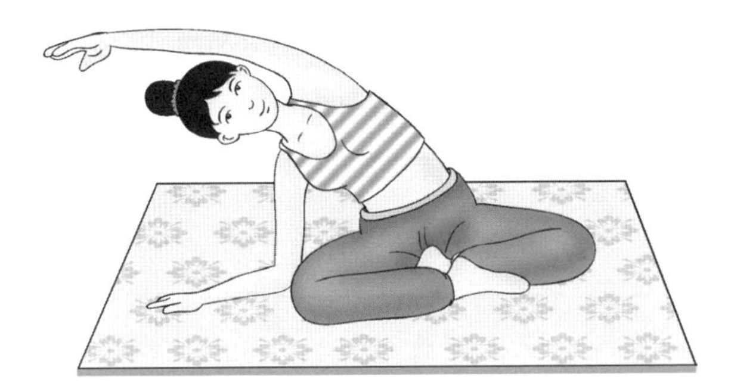

【功效】靈活腰部，擠壓腹內臟，伸拉腰圍肌肉，有效減去多餘脂肪。持續練習，還可以增強脊柱彈性，興奮脊柱神經，增強全身的柔韌性。

腰軀轉動式

【具體操作】先按基本站立式站好，然後兩腳大大分開。兩手高高舉過頭頂，十指相交，手心朝上，盡量伸直肘部。呼氣，以腰為支點，上體向前做90度彎曲，而後慢慢左轉。緩緩右轉，轉到正中後，吸氣，抬起上體及兩手臂。呼氣，兩手臂慢慢放下。

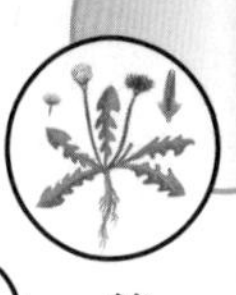

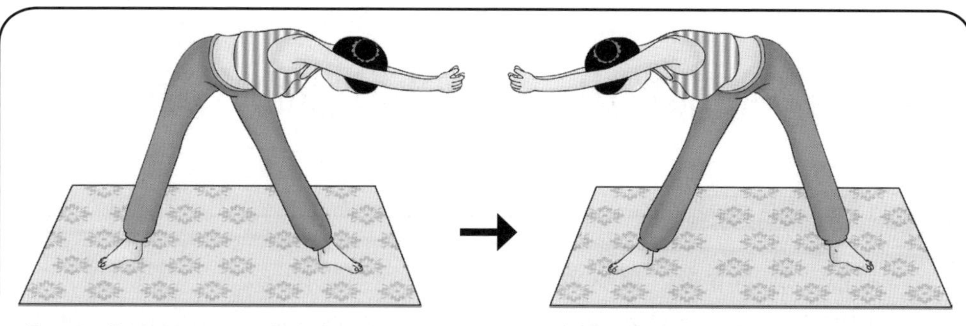

【功效】消除腰部兩側及腹部多餘脂肪，按摩腹部內臟器官，促進消化功能。

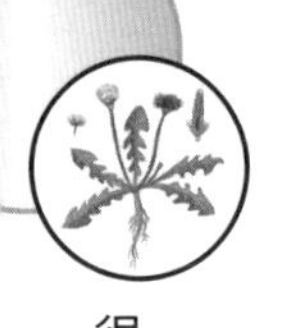

5 消除腹部贅肉，打好小肚腩的「殲滅戰」

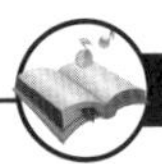

患者小檔案

症狀：腹部贅肉，難以消除。

實用小偏方：直立轉體運動法。直立，雙腳分開略寬於肩部。雙手將晾衣竿橫放在肩後，左右扭動上肢。做的過程中注意保持髖部不動，集中使用腰部的力量。分別向左或向右轉動，每天至少固定做20次。

一講到小腹，很多女人就會皺起眉頭。小腹上的贅肉往往是頑強的，扮演了讓身材變形的第一兇手的角色。每當穿上健美的低腰褲、緊身褲、T恤、貼身連衣裙，就馬上讓你腰腹上的肥肉無所遁形了。一個笑話說得好：「年輕的女孩如同可口可樂的瓶子，而年老的婦人就是可口可樂的罐子了。」雖然是揶揄打趣，也不難看出，腰腹曲線對於女人的重要程度了。

從生理上看，腹部是由許多肌肉組成，平時的活動就很少，而東方人的脂肪特別容易囤積在下半身，如果吃得太多又不運動，肚腩就更容易形成。長出了贅肉後，缺乏鍛鍊和不注意飲食會使肚腩肉長期盤踞，難以消除，形成惡性循環。這就是大部分女人多多少少有小肚腩的主要原因了。

一般來說，腹部贅肉分為三類：

1.上腹聚脂：身體的新陳代謝率降低，加上平時缺乏運動，而且喜歡吃甜品和冷飲，肥肉就很容易積聚在上腹部位。

2.下腹贅肉：如果經常坐辦公室，吃飽就坐，久而久之，小肚腩就不知不覺跑了出來；另外，體態問題也是原因之一，如果人平時坐立總是彎腰駝背的姿勢，肥肉也很容易集中在小腹。

3.內臟肥胖：如果經常覺得肚腹飽脹，但又看不出明顯的贅肉。這表明你內臟新陳代謝運行不暢，體內廢物不易排出體外。

運動是消除小肚腩行之有效的方法之一。瘦腹的運動集中在鍛鍊上腹

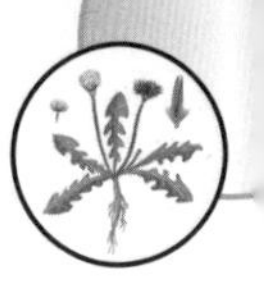

部和下腹部，透過加強這些部位的活動達到消耗脂肪的目的。在訓練過程中，透過局部用力、運動使脂肪分解，再經過較長一段時間的訓練後，將脂肪轉化成肌肉。最終目的即是形成這樣的良性循環，保持小腹平坦有力。這裡，教你兩個簡單易行的動作。

具體做法：

1.直立轉體。直立，雙腳分開略寬於肩部。雙手將晾衣竿橫放在肩後，左右扭動上肢。做的過程中注意保持髖部不動，集中使用腰部的力量。分別向左或向右轉動，每天至少固定做20次。

2.坐式轉體。彎曲雙膝坐在地上，手指交疊反握，手掌朝外，手臂水平伸直。上半身及兩手臂向左邊輕輕扭轉，膝蓋則朝右邊傾倒，維持2～3秒鐘，然後反方向重複做5次。

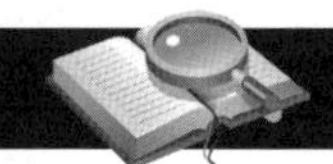

專家推薦方

機械健身方

腹肌訓練機

【具體操作】手放在支架上，配合呼吸，做向前彎腰的動作。支架的力量可調節，根據個人情況制訂力道，用彎腰的力量下壓支架。每組做30次以上，可休息片刻，繼續進行。能力範圍內，做得越多越好。

【功效】可鍛鍊小腹肌肉，燃燒脂肪，消除小肚腩。

腹肌訓練板

【具體操作】平躺於訓練板上，雙腿抬起相疊加。雙手抱頭。抬上身，盡力用雙肘去觸碰雙膝蓋。每組做20次以上。

【功效】可鍛鍊小腹肌肉，燃燒脂肪，消除腹部贅肉。

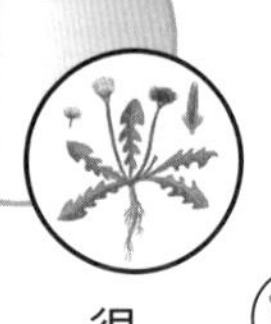

溫馨提醒

除了運動外，日常生活習慣的輔助也很重要，要保持良好的站姿和坐姿，時時注意收緊小腹，不論何時何地都不讓脂肪有鬆懈的機會，把一切脂肪將要堆積的苗頭都扼殺在萌芽中。

瑜伽運動方

頭頂地式

【具體操作】俯臥，兩手十指相交，放於下巴下，腳背貼地。接著勾腳，使足尖立地，延伸頸椎，將頭頂放於手心。吸氣，抬起臀部，身體抬離地面，只有足尖和頭頂落於地面。保持膝蓋伸直，身體形成一反拱形。呼氣，慢慢將身體放落於地面。（患有高血壓、心臟病、眩暈症、高度近視及經期女性勿做。）

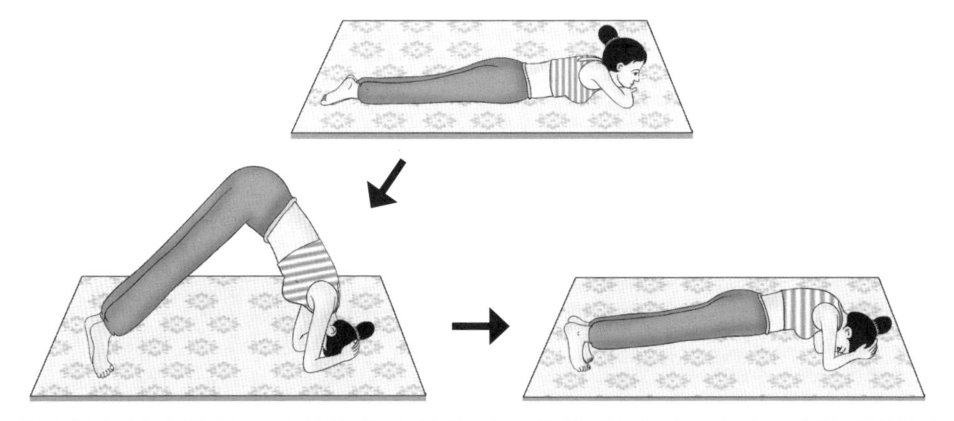

【功效】按摩腹部，消除腹部多餘脂肪，使腹部扁平、有力；緩解頸椎疼痛，放鬆內臟器官，增加頭部血液循環，使人面色紅潤。

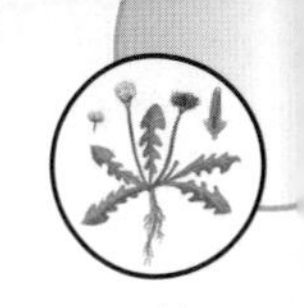

椅後貓伸展式

【具體操作】雙手扶住椅背，兩腿併攏，伸直。吸氣，抬頭，收縮背部肌肉，使背部盡量向下塌陷。自然呼吸，保持數秒鐘。再呼氣，垂頭，將背部向上拱起，腹部肌肉收緊。自然呼氣保持數秒鐘。

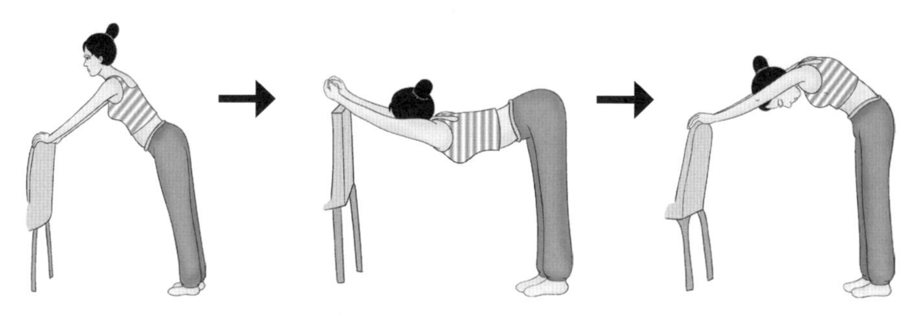

【功效】消除腹部多餘脂肪，增加脊柱強韌性，補養神經系統，改善血液循環，同時增進消化。

增效經穴方

【具體操作】

1. 熱身運動。雙手指尖相對放在腹部的左右兩側，然後，從腹部的外側向內側、再從內側向外側來回揉搓，這時手不要太用力。

2. 揉擠運動。雙手將肚臍兩側的脂肪輕輕捏住，稍稍用力揉搓和擰擠，但注意以腹部不感到疼痛為合適。這樣做是為了刺激脂肪組織，使脂肪容易分解。按摩一次需進行3～5分鐘。

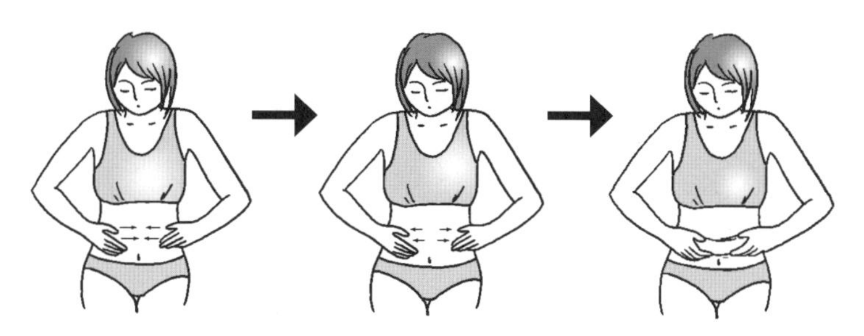

【功效】燃燒腹部多餘脂肪，改善血液循環，同時增進消化。

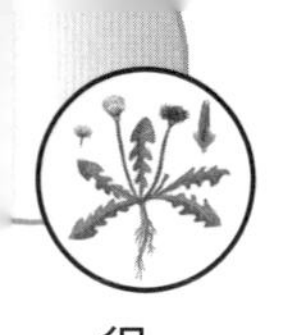

溫馨提醒

無論是運動還是按摩，任何手法都不會立刻出現效果，關鍵是要耐心有恆持續做下去，要有信心，2～3週一定會見效的。

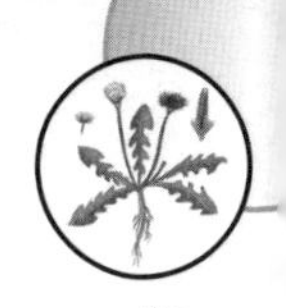

6 趕走「臀部下垂」，塑造完美翹臀

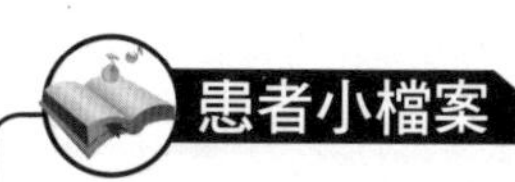

症狀：臀部下垂。

實用小偏方：面向下俯臥，頭部輕鬆地放在交叉的雙臂上；緩緩吸氣，同時抬起右腿，在最高處暫停數秒，然後邊吐氣邊緩緩放下；在抬腿時需注意足尖下壓，並且臀部不能離地。盡量將腿伸直、抬高，你會感到臀部正在收緊。重複上述動作20次，然後換腿，每日進行1次。這個方法很簡單，不需要什麼成本，而且效果非常好。

從美的觀點出發，女人的臀形就像鑽石的切割一樣重要，作為完整S線條的收尾部位，嬌翹的曲線總讓人羨慕慕不已；可是，隨著年齡的成長，以及久坐不動的辦公室生活，還有不健康的飲食習慣，讓飽滿緊實上翹的少女臀變成了扁平下垂的臀部，這對很多女性來說，彷彿掛上變老標籤。從醫這麼多年，我遇到很多這樣的女性，尤其是30歲左右的女性，臀部下垂讓她們失去了原有的自信。很多女性因為各種原因無法有恆心地持續治療，針對這些朋友，我給她們推薦了一個非常簡單的美臀方法。

具體做法：面向下俯臥，頭部輕鬆地放在交叉的雙臂上；緩緩吸氣，同時抬起右腿，在最高處暫停數秒，然後邊吐氣邊緩緩放下；在抬腿時需注意足尖下壓，並且臀部不能離地。盡量將腿伸直、抬高，你會感到臀部正在收緊。重複上述動作20次，然後換腿，每日進行1次。這個方法很簡單，不需要什麼成本，而且效果非常好。另外，想讓臀部變得結實，避免鬆弛下垂，在飲食上必須減少動物性脂肪的攝取。食用過多的奶油或乳酪，不僅易使血液傾向酸性，讓人易於疲勞，也會讓脂肪囤積於下半身，造成臀部下垂，所以最好以大豆之類植物性蛋白質，或是熱量低且營養豐富的海鮮為主食。要多吃蔬菜，如南瓜、甘薯、芋頭等富含纖維素的食物，可以促進胃腸蠕動，減少便祕機率，進而塑造顯瘦且健美的下半身。

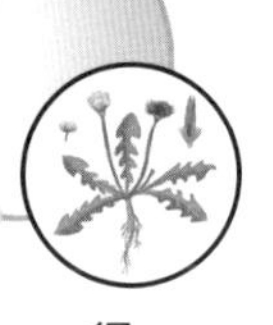

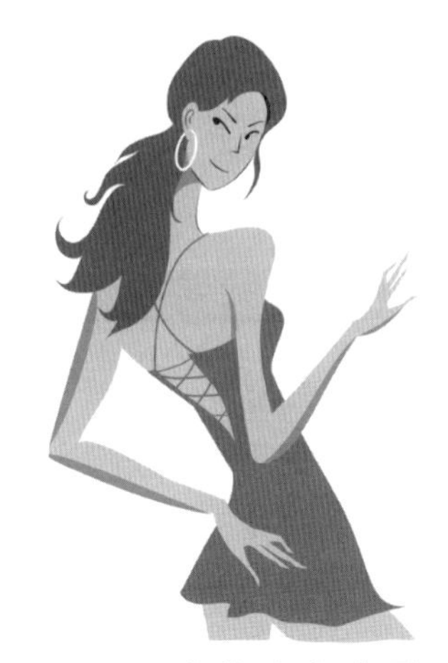

我們平時要注意營養素的選擇和攝入。現代醫學研究表明，足量的鉀可以促進細胞新陳代謝，順利排泄毒素與廢物。當鉀攝取不足時，細胞代謝會產生障礙，使淋巴循環減慢，細胞排泄廢物越來越困難；加上地心引力影響，囤積的水分與廢物在下半身累積，自然造成臃腫的臀部與雙腿。解決這個難題有兩個要點：減少鈉與增加鉀的攝取。過量的鈉會妨礙鉀的吸收，所以必須少吃太鹹與太辣的食物。至於鉀的補充，就以青菜、水果為主食吧。糙飯、全麥麵包、豆類與花椰菜，這些食物含有大量的鉀元素，有助於排除體內多餘水分，令下半身更窈窕。

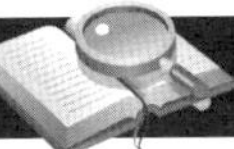

專家推薦方

瑜伽塑形方

肩橋式

【具體操作】仰臥，雙臂置於體側，調整呼吸。吸氣，曲雙膝，腳跟盡量接近臀部。呼氣，雙手抱腳踝，緩緩地把身體抬離地面，收緊臀部肌肉，保持30秒，自然地呼吸。慢慢呼氣，身體落下還原到仰臥姿勢，再重複做一遍。

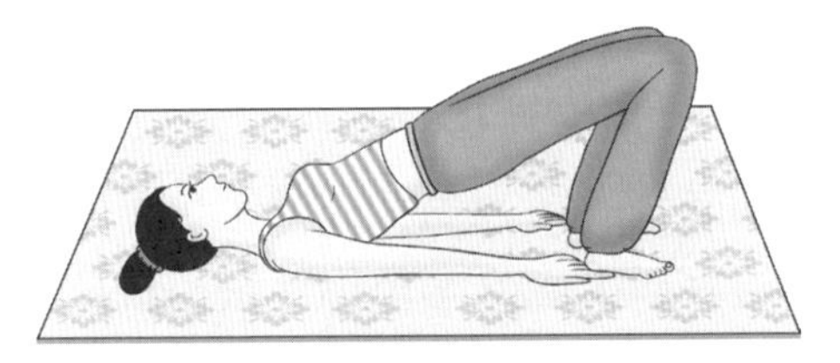

【功效】可收緊臀部肌肉，減少臀部贅肉，美化臀部曲線，塑造玲瓏緊翹的臀部。同時，還可以拉伸腿部線條，塑造纖細的美腿。

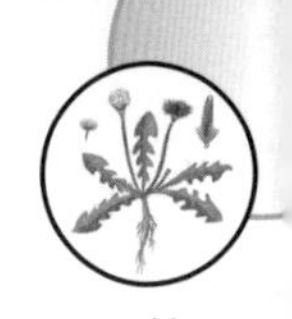

橋式變形式

【具體操作】在肩橋式的基礎上，邊將身體抬起來，邊雙手托腰，大臂支撐於地。呼氣，將腳跟抬起，膝蓋併攏，大腿內側肌肉夾緊。先吸氣，然後呼氣，同時左腿向上伸直，保持5～10秒，自然地呼吸。吸氣，左腿落下，支撐，呼氣，將右腿向上伸直，保持數秒，自然地呼吸。左右腿各做3次，然後放鬆還原。

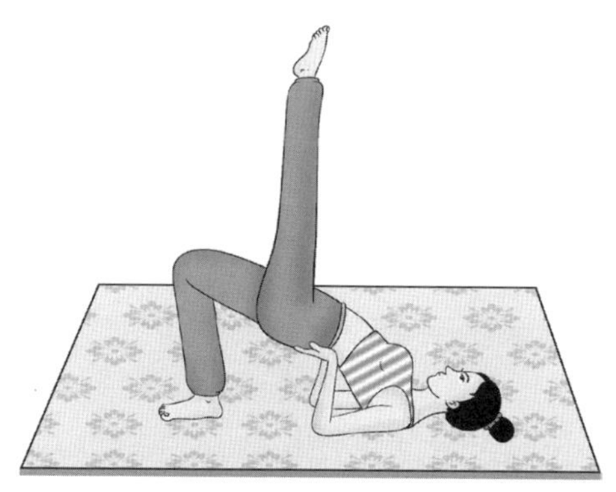

【功效】收緊臀部肌肉，消除大腿後側的贅肉，使臀部更翹。長期練習，還有助於刺激腸胃，緩解便祕，刺激腎臟，緩解水腫。

腿部伸展運動式

【具體操作】平躺，雙腿伸直，腳後跟置於球上。抬起右腿，腳面繃直，盡自己所能靠近臉部，到達極限後保持20秒。在此過程中，兩膝蓋都不要彎曲。左腿重複此動作。

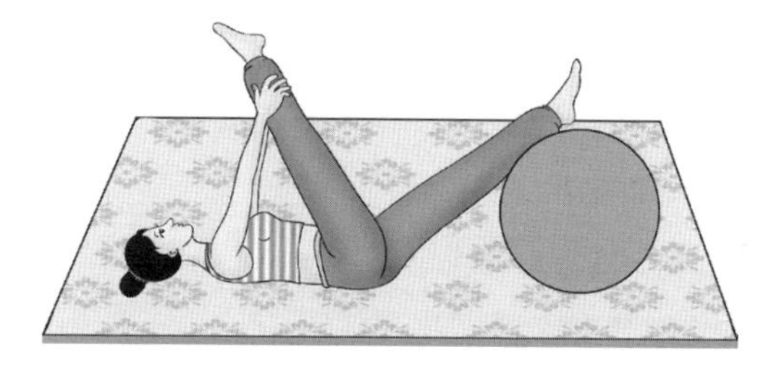

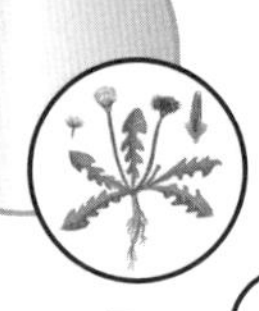

【功效】鍛鍊臀部肌肉，幫助塑臀、瘦臀。長期練習，還可以增加氧氣供應，使血液得到淨化，強壯肺部組織，增強免疫能力。

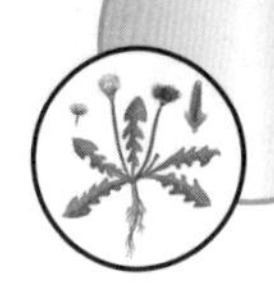

7 消除「大象腿」，雙腿勻稱有妙招

患者小檔案

症狀：腿部贅肉。

實用小偏方：日常生活中，做做瑜伽瘦腿法；利用上班路上的時間進行腿部按摩；平時逐級上樓梯的你，不妨大步一些，兩級兩級地上，而且盡量將重量移向前腿。

腿形看上去優美勻稱，粗細適中，無需增無需減，是最理想的腿形。每個女性都想擁有一雙修長的纖腿，這樣更能散發出女性的美。像是前陣子一直在我這裡減肥的劉小姐打來電話，說上次我給她推薦的減肥方子效果很好，只是腿部的贅肉比較頑固，想問問有沒有其他針對腿部贅肉的減肥方法。

瘦腿的方法有很多，如瑜伽瘦腿法、辦公室按摩法、爬樓梯法等等。我告訴她，只要她細心注意日常生活習慣，多做腿部運動，就可以讓你的腿部變得修長，顯出魅力。劉小姐聽後喜出望外，針對她的情形，我推薦的是瑜伽瘦腿法。

具體做法：左腿屈，右腿向後延伸跪在墊子上，雙手放在左腿的兩側，吸氣彎曲右小腿，用左手抓住右腳，呼氣，右手臂向前方延伸，保持

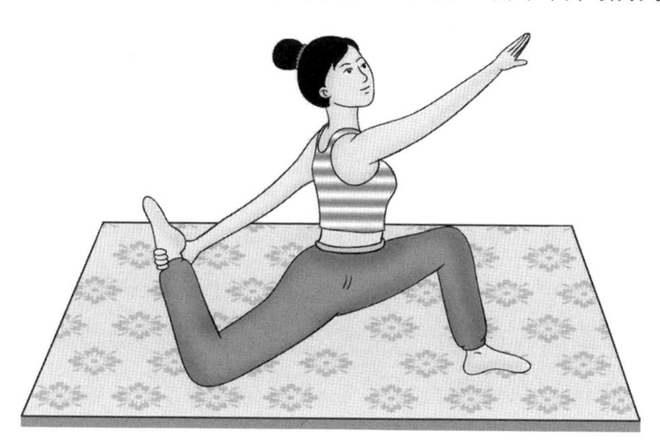

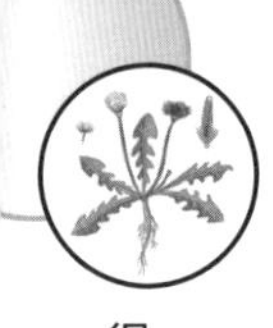

身體穩定，自然呼吸6次。放鬆手臂，右小腿回落在墊子上，重心後移，臀部後坐在右腳跟上，左腿向前伸直放鬆，呼氣，用腹、胸、頭依次向左腿靠近，保持自然呼吸。反方向重複動作。

經常練習此動作，能夠燃燒腿部多餘脂肪，使腿部肌肉緊實，腿型優美。同時，還可以糾正不良腿型，恢復修長雙腿。

其實，關於腿部有贅肉，我們隨時隨地都可以減。如坐捷運上班時，用這個時間做運動也不錯。兩隻腳的腳踝交替按壓8秒鐘，每隻腳各做3次。雙膝合併，用力互相壓著8秒，重複做，直到下車。

在辦公室工作的時候也可以做。比如我們發傳真時，不妨先提起一隻腳成90度角。然後用另一隻腳尖撐起全身，接著緩緩落下，每隻腳做10次。平時逐級上樓梯的你，不妨大步一些，兩級兩級地上，而且盡量將重量移向前腿。

晚上回家，上床休息前，也可以做。平躺在床上，兩手撐住腰部後方，將雙腿往上抬，兩隻腳在空中做踩踏車的動作，做30分鐘就可以休息了。

推薦完這些辦法後，我又告誡劉小姐，瘦腿不是一朝一夕就能完成的事情，一般都需要持續鍛鍊3～4週才能見成效，所以要想瘦，一定要持續練習。

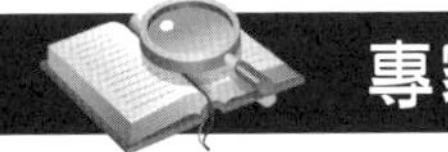

專家推薦方

增效食療方

粉絲菠菜

【具體做法】菠菜200克，粉絲50克，花椒3粒，低鈉鹽、食用油等調料各適量。粉絲提前用溫水泡軟；菠菜洗淨，切成段，鍋中放水燒開，把菠菜汆水，撈出瀝乾水分；鍋中放油爆香花椒，下入菠菜翻炒均勻，再加入泡軟的粉絲，翻炒均勻，待湯汁收乾時，加入低鈉鹽等調料調味即可。

【功效】菠菜含有豐富的維生素C、胡蘿蔔素、蛋白質，以及鐵、鈣、磷

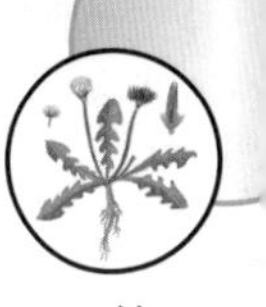

等礦物質。多吃菠菜可使血液循環更活絡，將新鮮的養分和氧氣送到雙腿，恢復腿部元氣，加速雙腿的新陳代謝，幫助毒素排出體外。

脆拌西芹

【具體做法】 西芹150克，紅尖椒1個，低鈉鹽、蒜末、花椒油、食用油各適量。紅尖椒去籽，洗淨，切成細絲；西芹擇洗乾淨，選嫩莖切成細絲，在沸水中放入幾滴食用油、少許鹽略氽後快速撈出，過涼水後，撈出瀝乾，放入盆中，加入紅尖椒絲、蒜末、花椒油、低鈉鹽，拌勻即可食用。

【功效】 西芹中含有大量的膠質性碳酸鈣，容易被人體吸收，有助於食物的消化，排出身體多餘水分，辣椒中含有辛辣成分，能促進脂肪類物質更好地進行新陳代謝，避免脂肪在皮下堆積，對付大腿脂肪是最合適不過的了。

增效經穴方

【具體操作】

先在腿部肥胖部位塗上有潤滑作用的油劑（如BB油），取一玻璃火罐，用一隻鑷子（或家庭用的鉗子亦可）夾住浸泡過酒精的棉球，點燃棉球，放入火罐中停留半秒鐘，迅速抽出，然後立刻把火罐扣在腿部肥胖部位上，令其緊緊吸附於皮膚上，然後順著腿部上下推動5～10分鐘，以治療部位的皮膚發紅為準，每週治療2～3次。

【功效】 燃燒腿部脂肪，消除腿部贅肉，促進血液循環，使腿部皮膚變得紅潤細滑。

溫馨提醒

對首次進行拔罐的患者，最好選擇市面上有真空抽吸的拔罐器，不需要用火也能達到拔罐的效果，而且操作起來更加簡便。拔罐後可能會出現局部的皮膚青紫，一般會在幾天內自動消除。皮膚青紫期間，可以用褲子或裙子遮掩一下，等青紫消除了再繼續進行拔罐。

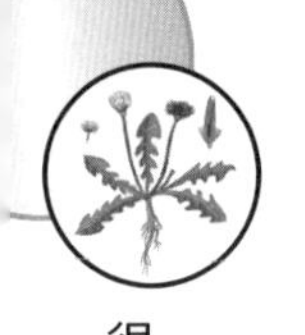

瑜伽塑形方

倚牆半犁地式

【具體操作】將臀部靠近一堵牆的牆面，兩手臂伸展，向後撐住地面。將兩腿伸展向上靠著牆面。上半身慢慢躺下，兩臂伸展與牆面平行，自然放鬆，躺在地面上，保持一段時間。（練習者注意練習前後1小時內不要進食，同時練習後半小時內避免沐浴。）

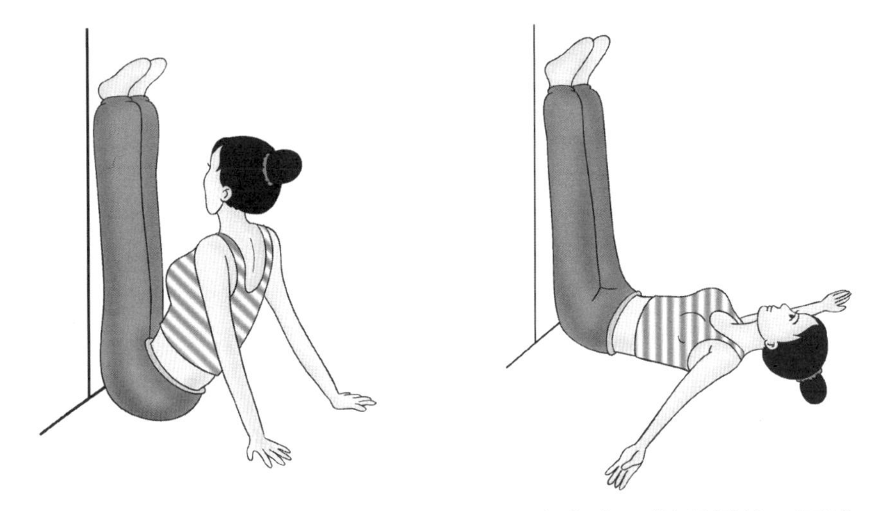

【功效】燃燒腿部多餘脂肪，使腿部肌肉緊實有力，腿型優美。同時，還可以糾正不良腿型，恢復修長雙腿。

直立抱腿式

【具體操作】兩腿打開間距約1公尺站立，雙臂向身體兩側打開平伸。兩臂保持伸展，上半身慢慢向下，吸氣。兩手抱住打開的兩腿，頭部下垂，呼氣。

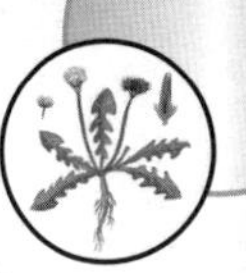

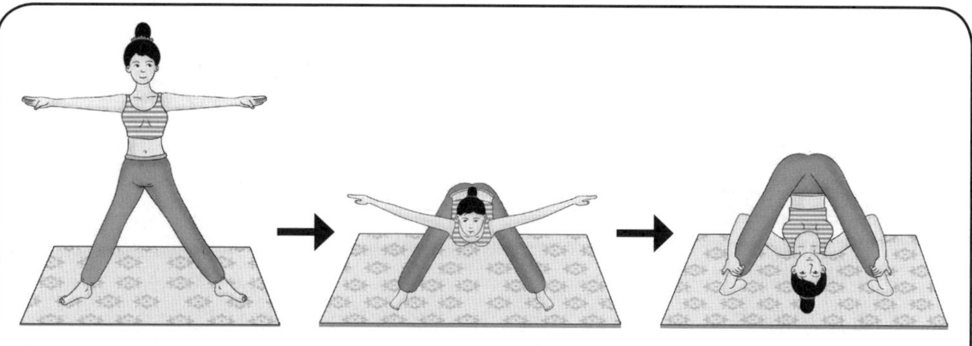

【功效】全面舒展大腿後部肌肉，燃燒腿部多餘脂肪，美化腿部曲線。同時，還可以增強身體的柔韌性。

仰臥位腿伸展式

【具體操作】仰臥位，雙臂平行於體側放於地面，手掌向下，雙腿屈膝，全腳掌著地。吸氣，抬右腿。抬雙手抓住右腳，呼氣，用力向頭部下拉，深呼吸，持續10秒鐘。吸氣，回位。重複另一側。如手不能抓住腳，可借助一條帶子繞到腳上，雙手抓住帶子下拉。

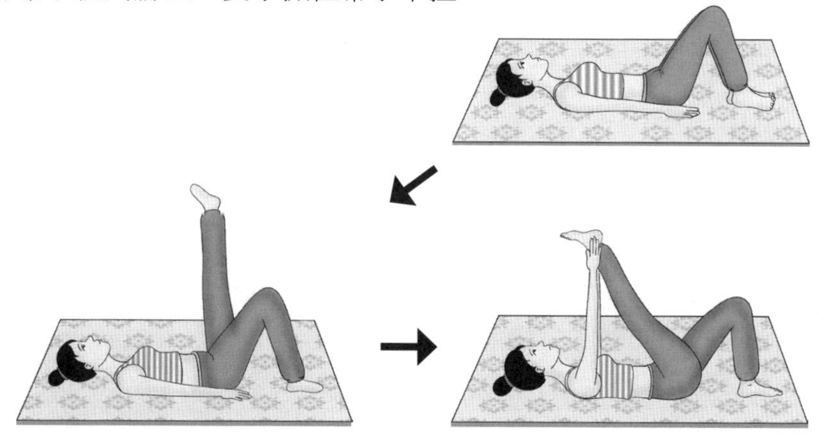

【功效】有效伸展大小腿後側肌群，以及臀大肌，有助於消除腿部多餘脂肪，美化腿部線條。

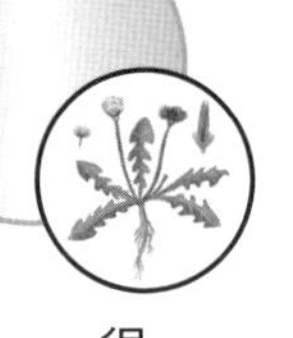

8 荷葉烏龍茶，瘦身降脂「雙管齊下」

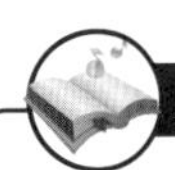

患者小檔案

症狀：肥胖、血脂高。

實用小偏方：荷葉烏龍茶飲。取乾荷葉取乾荷葉10克，烏龍茶5～10克，一同放入茶杯，沸水沖泡即成。三餐飯前飯後各飲用1次，連服1個月為1個療程。

現在的年輕女性為了減肥，可謂怪招盡出，又是節食又是抽脂，結果惹出一身病來。我一直主張用健康的方法減肥，比如運動健身，但人都有惰性，很多人寧可去挨刀子減掉贅肉，也不想透過健康的方式瘦身。其實如果您真的無法保持運動習慣的話，不如選擇喝茶。喝茶能夠減肥的說法，早在《本草拾遺》中就有記載：「去人脂，久食令人瘦。」一般選擇荷葉烏龍茶，其減肥效果很好。

具體做法：取乾荷葉10克，烏龍茶5～10克，一同放入茶杯，沸水沖泡即成。三餐飯前飯後各飲用1次，連服1個月為1療程。

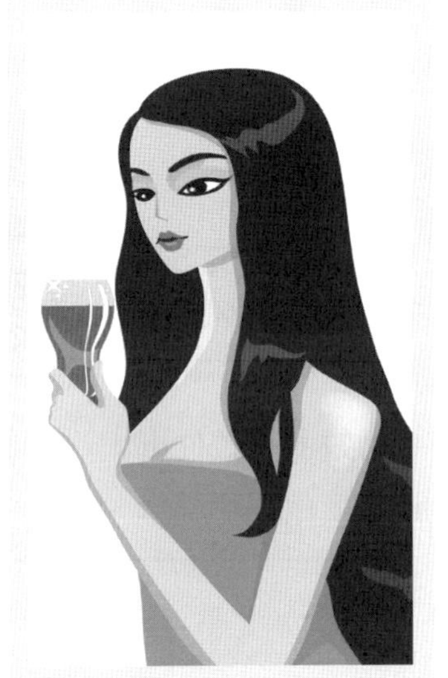

在茶葉中，烏龍茶和綠茶有較好的減肥作用，茶葉減肥在於它能夠刺激大腦，使神經興奮，促進體內能量代謝。另一方面，茶還能提高體內脂肪酶的生物活性，從而加強體內脂肪組織的代謝，達到促進脂肪消耗的效果。這對於既想減肥，又不願意過分抑制食欲、整天跑廁所的朋友很適合。

古人認為，肥胖之人多屬體內痰濕積聚所致，而荷葉有清暑利濕、升發清陽的作用，因此久服可滲濕消腫，有減肥之功。荷

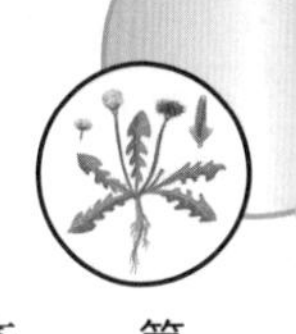

葉減肥的奧秘就在於，內含一種黃酮類化合物，恰好能夠對胰臟脂肪酶產生抑制作用，使食物的脂肪無法在腸道分解，也就無法被人體吸收，只好排出體外。這樣就減少了脂肪、熱量的吸收，長期持續服用，就能達到減肥瘦身之效了。

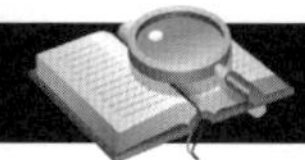

專家推薦方

增效食療方

荷葉清暑茶

【具體做法】荷葉碎片10克，竹葉6克，金銀花10克。將荷葉碎片、竹葉及金銀花一同置於杯中，緩緩注入適量沸水，沖泡約10分鐘，即可代茶飲用。

【功效】化食導滯，降脂減肥。適用於高血脂、肥胖症。

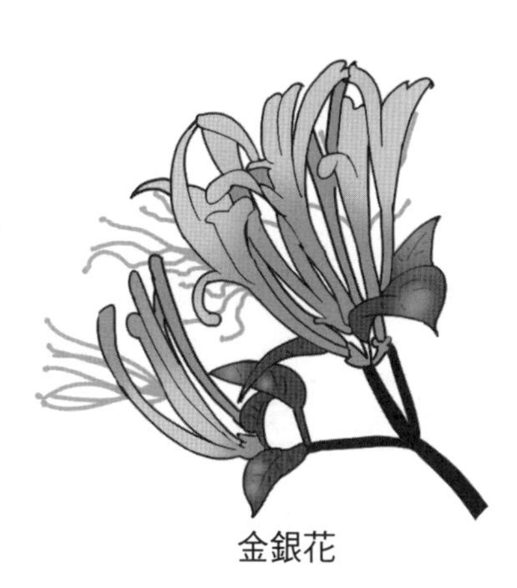

金銀花

荷葉粥

【具體做法】鮮荷葉1張（重約200克），白米100克，白糖適量。米洗淨，加水煮粥。臨熟時將鮮荷葉洗淨覆蓋粥上，悶約15分鐘，揭去荷葉，粥成淡綠色，再煮片刻即可。食時酌加白糖，隨時可食。

【功效】具有清暑、生津、止渴、降脂減肥之功效。

蝦米冬瓜湯

【具體做法】冬瓜250克，蝦米15克，熟豬油10克，低鈉鹽、蔥花等調料各適量。將冬瓜去皮去瓤、洗淨，切成長4.5公分、厚2公分的片；蝦米用溫水洗去泥沙待用。將

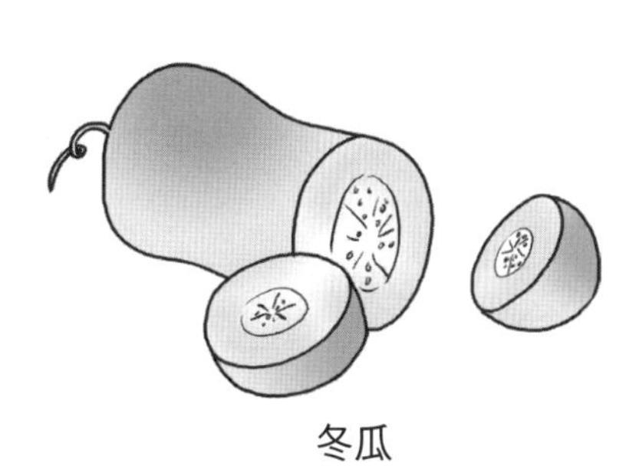

冬瓜

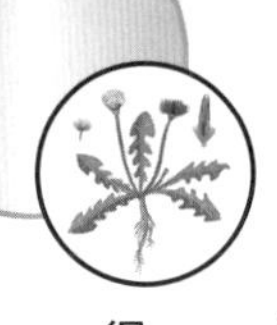

鍋放在旺火上，加入高湯燒開，再投入冬瓜、蝦米和低鈉鹽，燒10分鐘左右，待冬瓜煮熟，加入蔥花、熟豬油等調料即成。

【功效】經常食用冬瓜，能去除身體多餘的脂肪和水分，產生減肥的作用。

薏仁檸檬豆漿

【具體做法】紅豆60克，檸檬片3片，陳皮10克，薏仁20克，冰糖適量。紅豆預先用水浸泡8～10小時，撈出洗淨；薏仁淘洗乾淨；陳皮、檸檬用溫水沖洗乾淨；將上述食材一同倒入全自動豆漿杯體中，加水至上下水位線之間，接通電源，按下指示鍵，煮至豆漿機提示豆漿做好，加入冰糖攪拌調勻，即可飲用。

【功效】豆漿中陳皮、檸檬富含果膠及維生素C，能降低血液中膽固醇，並將其分解，搭配紅豆製成豆漿，可有效降低血脂，防治脂肪聚集。

瑜伽塑形方

風吹樹式

【具體操作】站立，雙手十指交叉相握高舉過頭，轉動腕部，使手心向上。身體上提，腳尖著地。呼氣，慢慢把身體向左側彎曲，做到極限，均勻呼吸，放鬆身體，保持10秒。深深吸氣，慢慢起身，恢復到原位。呼氣，上半身向右側彎曲，兩手臂跟著向右側傾斜，如同挺直的樹幹被風吹彎，頭部轉向左側，雙眼望著左上方。

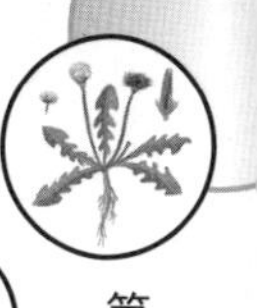

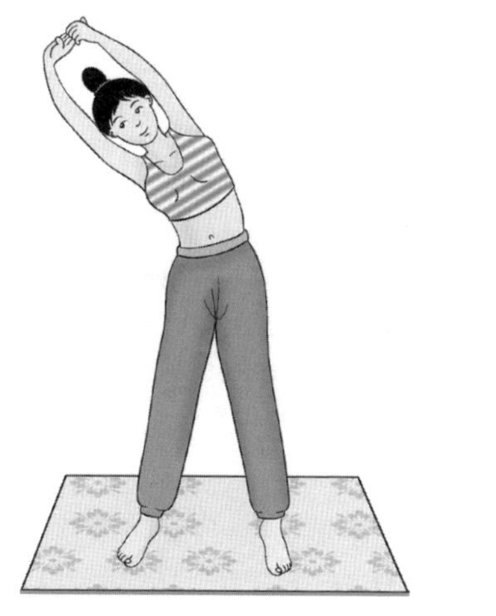

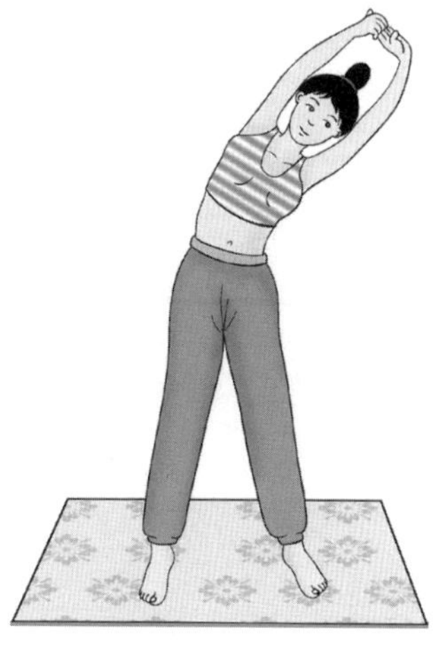

【功效】有益雙臂，減輕肩、背僵硬，增強平衡感，減少腰部脂肪，使腿部修長，使形體優美。

鶴式

【具體操作】取站立姿勢，雙手合十，放在胸前。吸氣，將合十的雙手往上延伸，手指尖朝天空，自然呼吸吐氣。呼氣，將右腿離開地面懸空往後伸直。緩緩地保持自然的呼吸，將腿往身後抬高，並同時將雙手往身體的前面，由頭頂往胸前延伸移動。

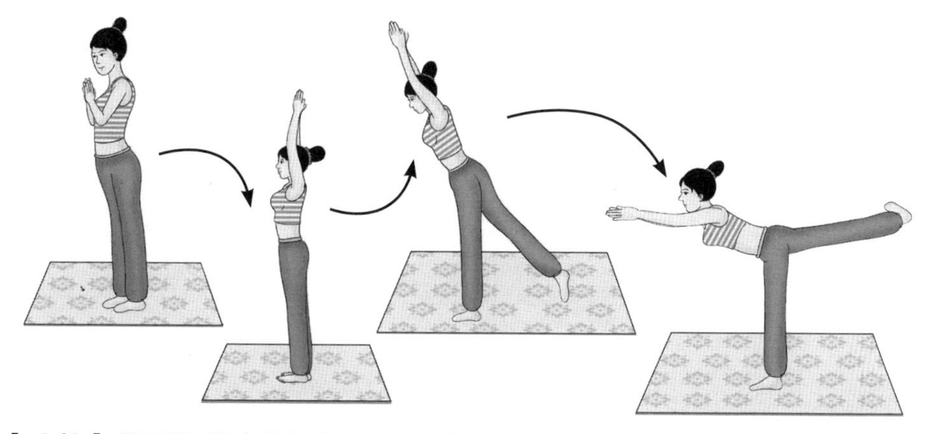

【功效】能讓胸部自然堅挺，平坦小腹，收緊臀部，促進血液循環，燃燒脂肪，改善便祕現象，可有效減肥降脂。

第五章

美容小偏方

在我們內心深處，真正美麗的女人是不是應當這樣：卸下粉黛，她的小臉依然像瓷娃娃一樣精緻，膚若凝脂，鼻如玉山，目若秋水，手臂滑膩，妖嬈不失。可是容顏總會有出現瑕疵的時候，青春痘、毛孔粗大、有黑頭，天氣稍有變化皮膚就乾澀、粗糙，這讓女性朋友煩惱不已。其實，不必過於煩惱，下面就介紹一些實用的小偏方，掃去你的美容煩惱。

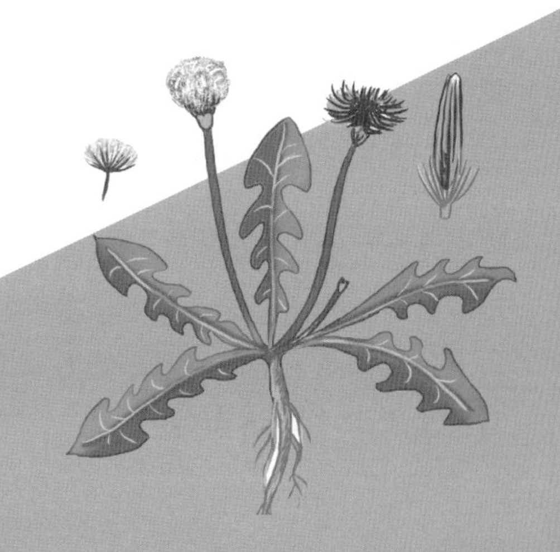

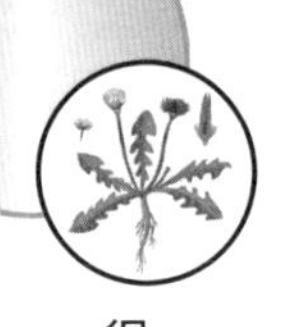

1 黃褐斑、雀斑，湯湯水水可「內外兼修」

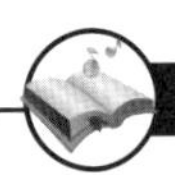

患者小檔案

症狀：暗瘡消退後留下的痘印、痘痕。

實用小偏方：桑葉茶水敷面，取乾桑葉15克，沸水浸泡後，濾出部分桑葉水晾溫，塗於面部色斑處，每日3次，餘下的桑葉水可當水飲用，連用一個月為1個療程。

近些年，診所裡常常來一些年齡在30歲上下、臉上卻長了色斑、黃褐斑的女性顧客，每一個進門都會很煩惱地告訴我：「難看死了，怎麼辦啊？」前幾天就碰見這麼一位女士。

她是一位上班族，工作中離不開電腦，我看了一下她的膚質，還算光滑、細嫩，她告訴我，今年剛28歲，以前臉上是很白淨的，什麼都不長，但換了一家公司後，這些斑就慢慢爬上了她的臉。她辦公的電腦是那種「大屁股」螢幕的桌上型電腦，加之辦公室冬夏都是中央空調，皮膚被折磨得很乾燥，在現在的公司兩年了，臉上的斑已經從剛開始的一顆，滋生到整個顴骨，真是煩死了，雖然也用過祛斑產品，但效果並不怎麼好，就因為臉上有斑，公司裡總有人嘲笑她是「斑馬」。

聽完後，我告訴她，女性在25歲以後，身體狀況開始出現下滑，皮膚也是如此，好好的皮膚會突然出現黃褐斑、雀斑，這些多是由於內分泌失調引起。再加上如果平時皮膚乾燥缺水，缺乏營養，因此就更容易臉上長斑了。要想祛斑，首先要給皮膚補水，不能讓皮膚太乾。透過長時間、持續性的水代謝，逐漸地運走沉積的黑色素。要知道，一旦臉上斑點形成，就要透過長期代謝清除，才能讓你的肌膚細胞獲得新生，因此，這個補水可不是簡單的補面部，需要全身性的，這樣才可以真正消除色斑。我給這位上班族推薦了兩個簡單小偏方。

1.桑葉淡斑水塗擦面部

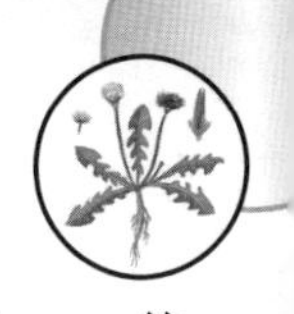

具體做法：每日取乾桑葉15克，沸水浸泡後，濾出部分茶水晾溫，塗於面部色斑處，每日3次，餘下的桑葉水可當水飲用，連用一個月為1個療程。一般使用半個月，就可見色斑淡化、消退的跡象。一個月後基本消失。桑葉營養豐富，內含人體所需的多種胺基酸、維生素及微量元素鋅、錳、鈣等成分，可產生清熱解毒、消渴散結的功效，在古代常用於治療咳嗽、發熱、感冒等疾病，也常被婦女用來美容潔面，潔面後不僅可淡化面部色斑，還對皮膚有保濕、修復的作用。

2.喝綠豆百合淡斑湯

具體做法：取綠豆、紅豆、百合各15克，洗淨後，用適量清水浸泡30分鐘，大火煮滾後，改用小火煮到豆開花，依個人喜好，加鹽或蜂蜜、糖等調味。綠豆可清熱解毒、利尿消腫，排出體內沉積黑色素；百合可潤肺生津、清心安神，不僅可滋養皮膚，還具有一定的保濕作用；紅豆可通利血脈、補氣養血；三者搭配食用，對淡化面部色斑、調養氣血、增強身體代謝功能是非常有效的。

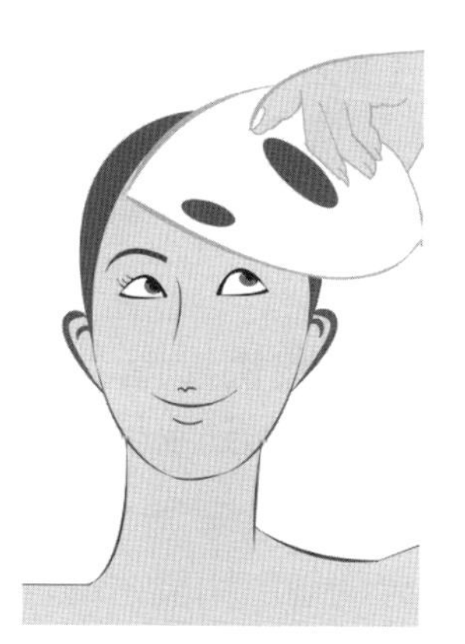

除了內服外用這樣的小偏方外，我還要特別提醒，夏季要注意做好防晒措施，帽子、遮陽傘、防晒護膚品這些防晒幫手，隨時都要使用。同時，注意保持心情舒暢、樂觀，這樣綜合調理，效果才會更好。白領女士莞爾一笑，點了點頭，開心地走了。

一個月的時間過得很快，當我再次見到這位女士時，她臉上的斑大致消失了，她開心地對我說，公司上下再也沒有人說她是「斑馬」了。

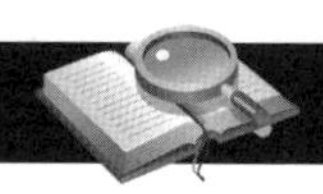

專家推薦方

增效面膜方

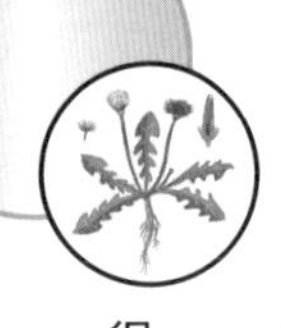

細鹽檸檬祛斑面膜

【具體做法】檸檬1/2個，食鹽1大匙。將鹽加到一杯溫水中，將檸檬放入榨汁機中榨汁，濾出汁液與鹽水混合。潔面後，用化妝棉蘸檸檬鹽汁，塗在臉部雀斑的地方，30分鐘後用溫水徹底清潔面部即可，每週使用1～2次。

【功效】檸檬富含維生素C、維生素E及果酸，搭配鹽水，可淡化色斑，消炎潔面，去除皮膚污垢，促進皮膚新生。但需注意，使用此面膜後，2小時內不可晒太陽，皮膚破損者慎用。

桃仁玫瑰淡斑面膜

【具體做法】玫瑰花瓣10克，麵粉1匙，桃仁粉2匙，純淨水50CC。將玫瑰花瓣加水煮沸5分鐘，加入桃仁粉、麵粉，充分攪拌均勻，晾溫。潔面後，用面膜刷均勻塗抹在面部，避開眼、唇部位，敷貼約20分鐘後，用溫水清洗乾淨即可。每週使用1～2次。

【功效】桃仁含有豐富的維生素E，不僅幫助肌膚抗氧化，還能減少紫外線對皮膚的傷害，搭配玫瑰，可活血通絡，抑制黑色素滋生，具有很好的淡斑、修復晒傷肌膚的功效。

櫻桃優酪乳祛斑美白面膜

【具體做法】櫻桃3～5顆，優酪乳1匙，麵粉1匙。將櫻桃洗淨，去核，搗爛，加入麵粉、優酪乳，調成糊狀。潔面後，用面膜刷均勻塗於面部，20分鐘後，用溫水洗淨面部即可。每週使用1～2次。

【功效】櫻桃富含蛋白質、維生素C等營養物質，可養顏駐容、去皺消斑，使皮膚紅潤嫩白，搭配優酪乳、麵粉製成面膜，可祛斑嫩白，淡化沉澱黑色素，提高皮膚活性。

增效食療方

山藥枸杞粥

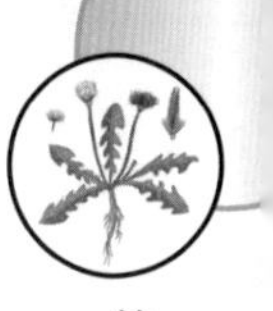

【具體做法】鮮山藥50克，枸杞10克，米80克，蜂蜜適量。將米、枸杞淘洗乾淨；鮮山藥刮洗乾淨，切成小丁狀；砂鍋內加適量清水，放入米、枸杞、山藥，用大火煮沸，轉小火熬至軟爛即可，食用時加入適量蜂蜜調味。

【功效】補血養顏，消除色斑。

薏仁蓮子粥

【具體做法】薏仁100克，蓮子10～15枚，紅棗4枚，冰糖適量。將薏仁淘洗乾淨，用冷水浸泡3小時，撈出洗淨，瀝乾水分。蓮子去心、洗淨，紅棗洗淨、去核。砂鍋內加入適量清水，放入薏仁，大火燒沸，再加入蓮子、紅棗，一起燜煮至熟透，最後加入冰糖，熬至成粥狀，即可食用。

【功效】美白保濕，可消除雀斑、老年斑、蝴蝶斑等。

清涼番茄汁

【具體做法】新鮮番茄1～2顆，白糖適量。將番茄洗淨，去蒂，切片，放入攪拌機中，攪打成汁，加入白糖調味，即可飲用，每日1杯。

【功效】番茄中含豐富的維生素C，維生素C可抑制皮膚內酪氨酸酶的活性，有效減少黑色素的形成，從而使皮膚白嫩，雀斑消退，而且對防治日晒斑有較好的作用。

增效經穴方

乾洗面方

【具體操作】雙手洗淨，手掌搓熱後，貼在面部一會兒，當皮膚感受到熱時，手掌以順時針搓揉面部，做乾洗面姿勢約50次，以面部有熱感為宜，每天2～3次。

【功效】乾洗面部疏通面部血液，促進組織新陳代謝，消除雀斑、黃褐斑。

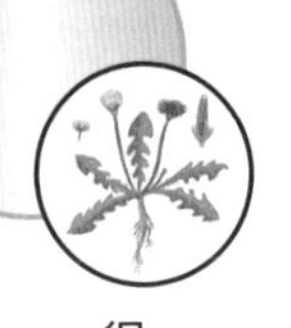

2 煙燻妝、「熊貓眼」，一杯清茶消愁散煩

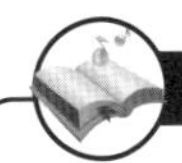

患者小檔案

症狀：黑眼圈、眼睛乾澀、眼部皮膚暗淡。

實用小偏方：每天一杯枸杞菊花茶飲。取小菊花2～3朵，枸杞5克，將兩者放入茶杯中，沖入沸水加蓋浸泡，約5分鐘菊花散開、枸杞飽滿時，便可飲用了。

現在很多年輕人都喜歡趕潮流，年輕的女性更是對「煙燻妝」喜愛有加，那種眼眉之間的深邃、濃密、成熟，透過一個眼神便能展現給眾人，但卻也並不是每個女孩都喜歡這「煙燻妝」。

清然是我同事的老婆，她長得很清秀，也許是因為學歷高，又是一個有點小名氣的工程師的緣故，她平時從不愛濃妝，而且最不看好的就是「煙燻妝」，她認為那種熊貓眼似的妝容，只會讓人沒精神，所以她每天都是端莊的工作服，外加幾樣護膚品的淡妝出門。可前兩天卻有些不一樣，清然突然像換了一個人似的，帶著煙燻妝出現在公司，每次看同事的眼神卻有些閃躲，公司上下都感覺有些奇怪。一天，她老公找到了我，說清然下午會來診所找我求救。我有些莫名其妙，於是詢問事情的原委。

原來，清然她們公司最近在上一項田園新居的工程項目，由於公司高層很重視，且時間有些緊張，所以清然連續好幾個晚上都熬夜做圖紙，結果原本白皙的眼眶周圍，出現了「黑霧」，開始清然還沒太在意，想是沒休息好造成的，可連續一週了，黑眼圈還是沒有退下去，而且眼袋也出現了，像熊貓眼似的。於是便跟老公商量，來我的診所裡看看。午後，清然神色焦急地來了，她坐定後，我細看了一下她的臉，告訴她，黑眼圈的形成多由於日常生活不良習慣引起，經常熬夜、過分疲勞、情緒不穩定等都是直接導致黑眼圈的殺手。黑眼圈形成時，眼眶部位的眼皮顏色會變得較

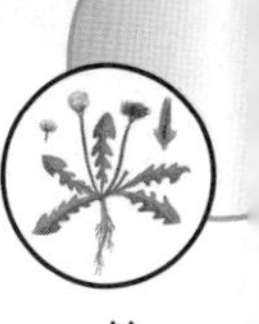

暗，如不及時疏通血脈，變暗的眼皮顏色會逐漸加深，甚至擴大。我讓她別緊張，放鬆心情，告訴她一個小偏方，即每天喝一杯枸杞菊花茶，只要持續喝，眼睛就會像以前那樣清澈。

具體做法：小菊花2～3朵，枸杞5克，將兩者放入茶杯中，沖入沸水加蓋浸泡，約5分鐘菊花散開、枸杞飽滿時，便可飲用了。每日1劑，可反覆沖泡3～5次。菊花可明目清肝，枸杞富含多種維生素，具有補肝、益腎、明目的功效。對於長期使用電腦、熬夜工作的人，是非常有益的，常喝可清熱降火、安神寧心，滋潤眼睛，對眼部皮膚也有較好的保養作用。但是，如果只喝清茶治療黑眼圈效果並不明顯，那麼，每天除了喝茶外，還需多為眼部做按摩，兩者結合才可真正做到緩解眼部的疲勞。

按摩是緩解眼部疲勞最有效的方法，而且無論你在任何地方，只要能靜坐就可進行。

具體做法：將雙手拇指指腹按於攢竹穴（眉頭間稍淺的凹陷處）由內向外分推按揉，反覆10次；再用雙手中指與食指指腹以順時針揉按絲竹空穴（眉尾稍有凹陷處），反覆10次；再將一手拇指與食指分別按揉睛明穴（內眼角上方凹陷處），先向下擠按，再向上提捏，反覆操作約30次，以熱脹感為宜；再以兩手食指指腹分別按揉四白穴（目下凹陷處），約40次，再以雙手中指指腹緊按太陽穴，手法要由輕到重推揉；最後，以左右手食指屈曲如弓狀，用第二節橈側面自內向外刮動，先上後下，反覆20～30次，以熱脹感為宜。每天按摩2次，不僅可緩解眼部疲勞，疏通面部血液，消散黑眼圈，而且還有助於保護視力、防治眼病。

因為擔心清然不記得穴位，於是拿了個模型，操作給她看，並讓她學著做，結果示範後，清然就感到眼睛輕鬆了許多，並承諾自己一定會持續按摩。一個月後，清然邀請我去她家吃飯，見到她時，她的黑眼圈完全消失了，真是為她高興。

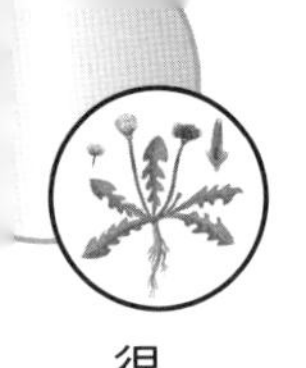

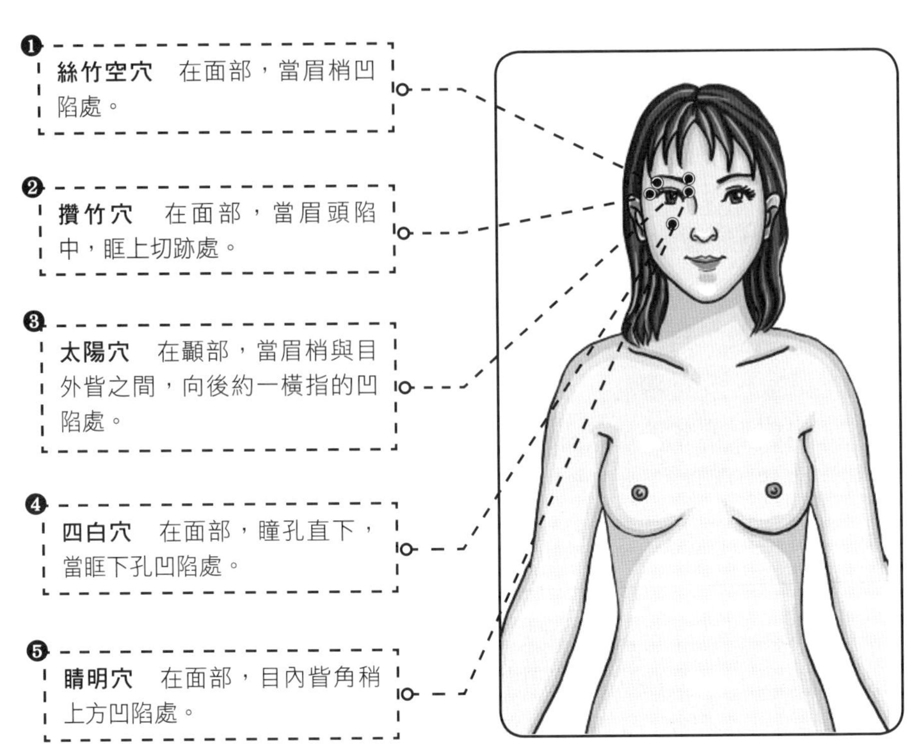

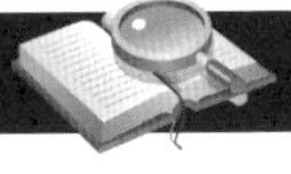

專家推薦方

增效面膜方

絲瓜美白眼霜

【具體做法】嫩絲瓜適量，飯少許。將嫩絲瓜洗淨後，切丁，與飯一同倒入榨汁機中，攪拌成泥。潔面後，用比較柔軟的面膜刷將此面膜均勻塗抹在眼部周圍，敷貼10～15分鐘後，先用化妝棉輕輕擦掉眼膜，再用清水洗淨即可。每週使用1～2次。（絲瓜眼霜不宜保存，最好一次用完。）

【功效】絲瓜富含蛋白質、澱粉、鈣、磷、鐵及多種維生素，具有美容潤膚、消除暗瘡和黑色素沉澱的功效，搭配米製成眼霜，對消除黑眼圈很有幫助。

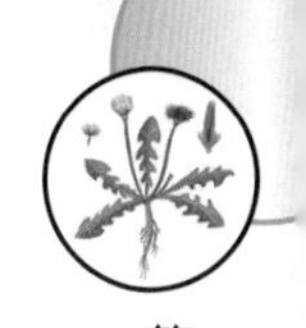

珍珠銀耳眼霜

【具體做法】珍珠粉6克，水發銀耳20克，礦泉水60CC。將銀耳洗淨、撕成小片，放入砂鍋中，加入礦泉水，大火煮沸，轉小火煮至糊狀，倒入小碗中，加入珍珠粉，調勻。潔面後，用乾淨的化妝棉蘸取適量眼霜，沿眼部皮膚輕輕塗抹，塗好後，用雙手無名指指腹輕輕按揉，至眼霜完全被皮膚吸收即可。每日早晚各一次即可。

【功效】珍珠粉可美白肌膚，淡化皮膚色素沉澱，銀耳具有很好滋養潤膚作用，搭配做成眼霜使用，可為皮膚補水、滋養皮膚、消除眼部黑色素沉澱，淡化黑眼圈。

杏仁去紋露

【具體做法】杏仁40克。將杏仁洗淨，溫水浸泡4～6小時，放入豆漿機中，加清水至上下水位線之間，按下「營養米糊鍵」，打成杏仁露，取少量晾涼。潔面後，用化妝棉蘸取汁液塗於眼圈周圍，用指腹輕輕按揉，至汁液完全被皮膚吸收，不用清洗，每日早晚各1次（餘下的杏仁露可飲用）。

【功效】杏仁含有豐富的蛋白質、18種胺基酸、亞麻酸、多種維生素及鉀、鈣、鋅、鐵、硒、碘等營養成分，可美白皮膚，淡化黑色素沉澱，滋潤保濕，消退黑眼圈。

溫馨提醒

由於眼部皮膚比較脆弱，因此在進行眼部保養時，按摩要輕柔，不可用力搓揉，以免因過分用力損傷眼部皮膚，加重皮膚問題的產生。

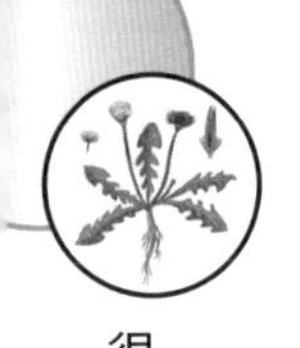

增效食療方

紅棗茶

【具體做法】小紅棗3克，菊花3朵，茶葉2克。將紅棗洗淨，與菊花一同放入茶杯中，沖入適量沸水，加蓋悶約10分鐘，即可飲用。

【功效】小紅棗有助加速氣血運行，減少瘀血積聚，菊花可明目清火，搭配沖泡成茶，既可緩解眼部疲勞，疏通血脈，消散黑眼圈，還可預防眼部疾病。

馬蹄蓮藕粥羹

【具體做法】蓮藕400克，馬蹄2～3個，白糖適量。將蓮藕去皮、洗淨、切丁，馬蹄去皮、洗淨、切塊；將蓮藕與馬蹄一同放入榨汁機中，加入少許清水，充分攪拌成糊狀，再放入奶鍋中，再加少許清水，小火慢煮，煮至沸騰後，關火，加入白糖調味，晾溫後便可飲用。

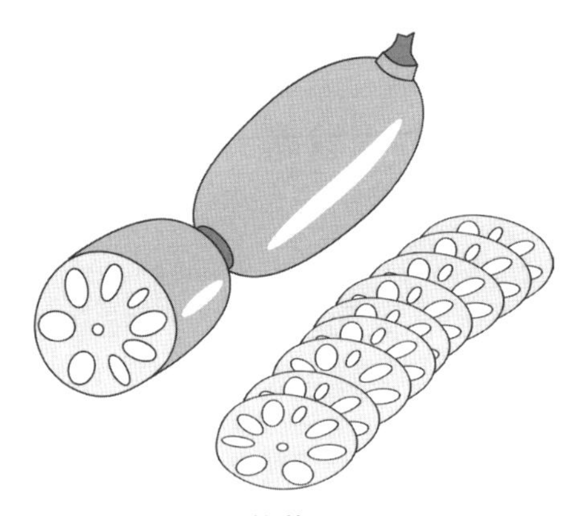

蓮藕

【功效】馬蹄益氣安神、清熱明目，蓮藕營養豐富，具有很好的滋補作用，兩者搭配食用，可美容養顏、提亮膚色，消除黑色素沉澱，治療黑眼圈。

胡蘿蔔汁

【具體做法】胡蘿蔔2根，蜂蜜適量。將胡蘿蔔去皮，洗淨，切塊，放入鍋中煮熟，撈出，搗成泥，再放入榨汁機中，榨成汁，加入適量蜂蜜調味，即可飲用。

【功效】胡蘿蔔富含維生素A、β-胡蘿蔔素，常喝可消除眼睛疲勞，預防黑眼圈的發生。

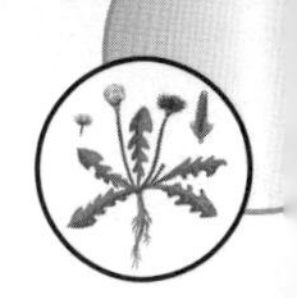

瑜伽運動方

眼部保健式

【具體操作】

1. 正坐於椅上，挺直腰背吸氣，雙眼向上看，停留3～5秒。
2. 呼氣，雙眼向下看，停留3～5秒。
3. 吸氣，向左看，呼氣，回正中。
4. 吸氣，向右看，呼氣，回正中。

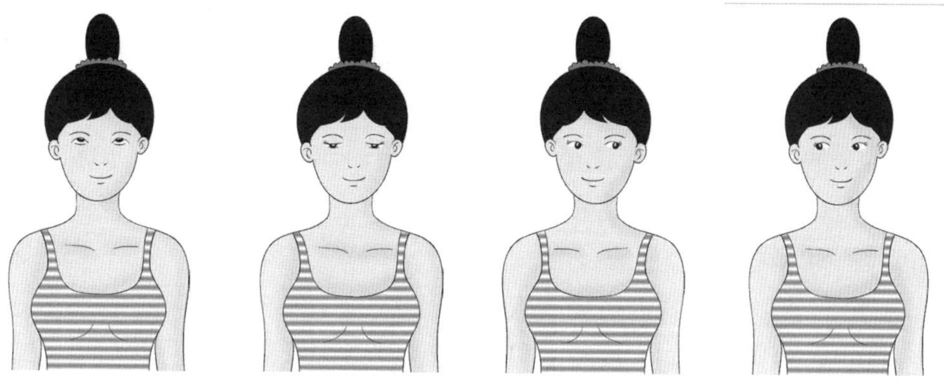

【功效】眼部保健式可促進面部血液循環，消除眼部疲勞，緩解黑眼圈，一般使用5分鐘就可見效。

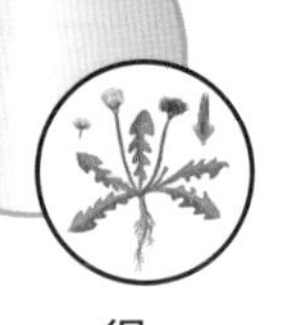

3 皮膚乾澀、粗糙，面膜讓你「水靈靈」

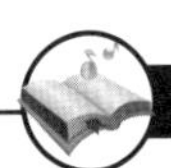

患者小檔案

症狀：肌膚乾澀、掉屑、有角質。

實用小偏方：番茄1/2個，牛奶2匙，蜂蜜2匙。將番茄用湯匙搗爛；然後將牛奶、蜂蜜加入番茄泥中，攪拌成糊狀，將做好的面膜敷蓋於整個面部，讓其停留在臉上約15分鐘，用溫水洗淨，每週使用1～2次。

在很多女性看來，保持水嫩、白皙的皮膚並不是一件簡單的事，隨著年齡的成長、工作壓力的不斷增加、作息不規律等，每時每刻都在透支著皮膚的美麗，於是，皮膚逐漸變得乾澀、暗淡無光。為了擁有水嫩的皮膚，一些女性朋友不惜花高價購買奢侈的化妝品，有些甚至常常光顧美容院或時尚SPA養生館做皮膚護理。

一次，朋友邀請我去她剛開的美容院做客，就碰見了這麼一位女士。她年紀不過30歲剛出頭，皮膚卻顯得很暗淡，細細觀察時，你會發現她的皮膚似乎很乾澀。我朋友在為女士做護理時，她談及了自己的皮膚問題，很是傷感。日常生活中，她也在用具有保濕功效的各種名牌化妝品，但療效都不是很明顯，很多時候剛塗抹上時，皮膚會感覺很水潤，但1～2個小時之後，臉上的皮膚就又感到乾澀起來。遇到天氣稍微乾燥一些，或者前一天晚上因為工作壓力或情感困擾沒休息好，第二天起床皮膚十分乾燥，甚至掉皮屑。照照鏡子，會發現與幾年前的自己相比，臉上的皮膚明顯粗糙了許多，如果不化妝的話，感覺出去都沒臉見人了。結果每週都到美容院來做專門皮膚保濕調理，每次都要幾千元，花費並不少，而她只是一家房仲公司的銷售人員，收入並不高，但為了能保住飯碗，也只能不吝惜錢財了。

聽了她的講述，我感到確實如此，現代社會競爭的激烈，尤其對於30

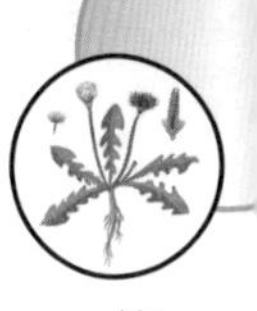

歲的女性更是一種挑戰，工作和家庭的壓力，往往讓自己筋疲力盡，無心再去好好地保養皮膚。

後來，我給了她一些天然護膚的小偏方，不但可以讓皮膚一天天水潤起來，而且價格便宜，自己動手就能做。這個偏方就是「番茄保濕水」。

具體做法：番茄1/2個，牛奶2匙，蜂蜜2匙。將番茄用湯匙搗爛；然後將牛奶、蜂蜜加入番茄泥中，攪拌成糊狀，將做好的面膜敷蓋於整個面部，讓其停留在臉上約15分鐘，用溫水洗淨，每週使用1～2次。持續1個月，皮膚乾澀、粗糙問題便會消失。

牛奶是做面膜的好材料，因為牛奶中含有豐富的乳酸，能有效滋潤皮膚，使肌膚光滑水嫩。牛奶中的有機酸還有很強的殺菌作用，所含的維生素能有效組織細胞內的不飽和脂肪酸氧化分解，延緩衰老，可以促使黑色素排出體外。而添加的番茄，具有清熱解毒、涼血平肝、去黑頭的功效，番茄中的番茄紅素再加上牛奶的滋養，不僅可滋潤皮膚，讓肌膚更柔嫩有彈性，而且還具有一定保濕鎖水功效，特別適合常常感到皮膚乾澀、掉皮屑、有角質的女性朋友。這個配方純天然，對皮膚不會有任何傷害。

我讓這位女士回家試用一陣，看看效果，她高興地答應了。大概過了1個月，再次見到那位女士時，她皮膚真的水嫩起來了，她告訴我現在即使不用那些保濕化妝品，也能捏出水來，你看「Q軟好似果凍」哦！

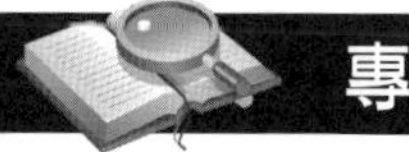

專家推薦方

增效面膜方

蜂蜜珍珠粉面膜

【具體做法】取蜂蜜一茶勺、珍珠粉一茶勺和一份雞蛋清調勻，均勻塗於皮膚處，約20分鐘後洗淨即可。潔面後，均勻地塗抹臉部（避開眼、唇等部位），15～20分鐘用清水洗淨即可，每週1～2次。

【功效】蜂蜜和珍珠粉具有天然保濕的功效，蜂蜜能補充皮膚流失的天然

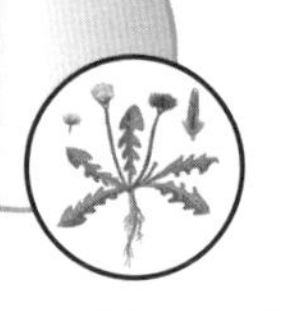

保濕因子，還能從大氣中吸收水分，軟化皮膚角質層，讓皮膚恢復彈性和柔滑。珍珠屬水養生物，不但能補水，還具有修復皮膚細胞，產生軟化角質的功效，搭配做成面膜便可使皮膚柔軟而富於彈性。

蜂蜜香蕉滋潤面膜

【具體做法】香蕉1根，蜂蜜2大匙，將香蕉去皮後，放入容器中搗成泥狀，放入蜂蜜，充分攪拌調勻。潔面後，均勻地塗抹臉部（避開眼、唇等部位），15～20分鐘用清水洗淨即可，每週1～2次。

【功效】蜂蜜和香蕉都具有保濕潤滑的功效，而且搭配使用時，不會引起過敏反應，最適合敏感性皮膚的女性朋友。

增效經穴方

眼周按摩補水方

【具體操作】將手用香菇水浸濕，用食指、中指、無名指抵住眼睛中心下方，用指腹按摩直到太陽穴，到太陽穴時要按壓一下，反覆進行2～3次。然後將手中指和無名指指腹沿著眼骨凹陷處按摩，方向從上眼瞼的內眼角到外眼角（由裡向外），再到下眼瞼的內眼角到外眼角（由裡向外）。反覆按摩2～3次。

【功效】按摩眼周可促進眼睛周圍血液循環，舒展皮膚，調節臉部水油平衡，為皮膚補水。

額頭按摩保濕方

【具體操作】將手用香菇水浸濕，用食指、中指、無名指三手指指腹放於額上，由眉頭的上方向眉尾的方向移動，最後順時針按壓太陽穴2～3圈。此動作反覆進行3～5次。然後，再將三手指指腹將額頭向髮際方向拉伸按摩，此動作反覆進行3～5次。

【功效】按摩額頭可促進皮膚血液循環，淡化額頭周圍細紋，提拉皮膚緊致，為皮膚保濕、修復。

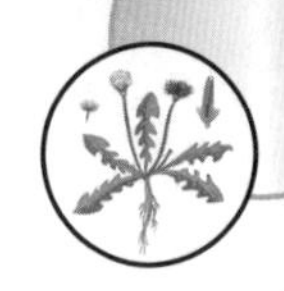

4 毛孔粗大、黑頭，葡萄面膜幫忙救急

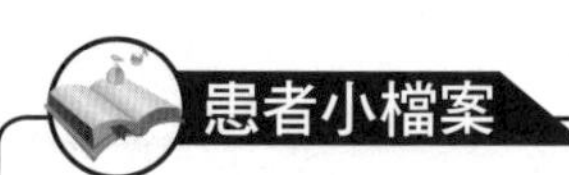

症狀：毛孔粗大，有黑頭、粉刺。

實用小偏方：取新鮮葡萄10～15顆，洗淨、去籽，搗爛成泥，加入一小杯紅葡萄酒和適量米粉，製成糊狀，潔面後，用面膜刷均勻塗抹在臉上，等其乾燥後用溫水洗去，每週敷貼1次。

人人都說「女大十八變，越變越好看」，可是今年剛滿18歲的小桃不以為然。小桃今年高三了，因為功課緊張，平時很少關注皮膚問題，而且每次照鏡子時，都不想看清自己的臉，因為整個面部皮膚一點也不細嫩，毛孔粗大，尤其是容易油膩的鼻溝處，更是如此，細細觀察還可以發現鼻溝裡有很多小小的黑頭，每次照鏡子就想用手去擠，但擠後就後悔，因為黑頭沒擠出來幾個，皮膚卻弄得又紅又腫，真是自作自受。

眼看大學考來臨，小桃卻一直為皮膚問題而心情不好，怕影響大學考，於是來到我的門診，希望能找到簡單有效的治療方法。我了解了一下小桃的情況，告訴她，皮膚毛孔粗大、有黑頭，多是由於皮脂腺角化異常造成。當皮膚滋生過多的角質細胞時，皮膚原本細小的毛孔就會被堵塞，導致皮脂排出不暢，皮脂堆積久了，就會把毛孔撐大，就容易形成粉刺、黑頭。我給小桃推薦了一個偏方，用葡萄做面膜。

具體做法：取新鮮葡萄10～15顆，洗淨、去籽，搗爛成泥，加入一小杯紅葡萄酒和適量米粉，製成糊狀，潔面後，用面膜刷均勻塗抹在臉上，等其乾燥後用溫水洗去，每週敷貼1次。

為什麼這樣做就管用呢？葡萄和葡萄酒中富含「酒石酸」成分，它是一種果酸，可促進皮脂腺的角質細胞分解、脫落，避免皮脂堆積，內含的膠原蛋白可修復皮膚，增加皮膚彈性，促進粗大毛孔的自我修復，使毛孔漸漸變小。小桃只要持續使用葡萄面膜兩個月，毛孔就會自然變小，皮膚

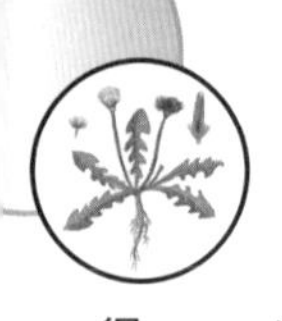

也會變得紅潤起來。但需要注意的是，由於葡萄面膜對皮膚表皮細胞具有很強的換膚效果，如果使用次數過於頻繁，就會引起皮膚過敏症狀，因此，每週不得超過一次。

除了用面膜收緊毛孔外，日常的皮膚護理也需注意。我給小桃推薦一種冷熱水交替洗臉的方法。這種方法非常簡單，就是準備一盆40℃的熱水洗臉（水溫比手的溫度稍高一點即可），高溫可以打開毛孔，水可以將毛孔裡的塵垢更容易排出。熱水洗後，再準備一盆冷水（自來水即可），用乾淨的毛巾浸濕敷面，並進行拍洗面部，這樣可使毛孔迅速收縮，最後用毛巾擦去臉上多餘水分，塗抹上少許乳液，按摩幾分鐘即可。每天早晚各一次。

我告訴小桃放鬆心情，毛孔粗大、有黑頭並不是大問題，只要保持對面部進行護理，也能擁有和別人一樣的美麗容顏，那時你也會愛上鏡子中的你。

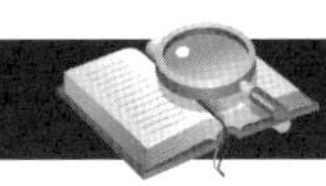

專家推薦方

增效面膜方

檸檬蛋清緊致面膜

【具體做法】雞蛋1顆，檸檬汁1小匙。將雞蛋去殼，留取蛋清，再加入檸檬汁，充分攪拌均勻。潔面後，用面膜刷均勻塗在臉上，避開眼、唇部皮膚，約20分鐘，用清水徹底洗淨，每週可使用1次。

【功效】檸檬富含維生素C、果酸，可軟化角質細胞，蛋清可補充皮膚膠原蛋白，去除黑頭，搭配製成面膜使用，可疏通與收縮毛孔，增加皮膚彈性，使皮膚緊實、嫩白。

蘇打緊膚水

【具體做法】蘇打粉1/2小匙，熱水適量。將蘇打粉加入熱水中，充分攪

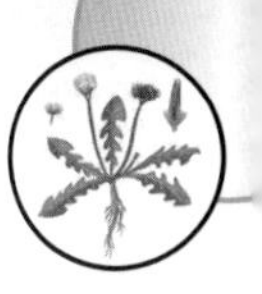

拌直至完全溶解（若沒有完全溶解，可用小火稍微加熱，充分攪拌）。潔面後，將面膜貼在蘇打水中浸濕，敷於臉上，避開眼部及唇部周圍，靜置10分鐘後取下，趁毛孔擴大將黑頭、粉刺擠出，再用冷水清洗臉部並拍上乳液即可，每週使用1次。

【功效】蘇打水能軟化粉刺，收縮毛孔，使肌膚緊致、柔軟、有彈性。

蘋果醋綠豆緊致面膜

【具體做法】綠豆粉2小匙，蘋果醋1小匙，番茄1/2個。番茄洗淨，開水燙去皮，切丁後，搗爛成泥；取一隻小碗加入綠豆粉、番茄泥、蘋果醋，充分攪拌，調成糊狀。潔面後，將調好的面膜泥塗於臉上，避開眼、唇部周圍，敷貼15分鐘後，用冷水沖洗乾淨，每週可使用1次。

【功效】蘋果醋綠豆面膜可排毒消腫，緊致肌膚，促進新陳代謝，收縮粗大毛孔，使肌膚細膩光滑，有彈性，有效收縮毛孔，去除皮膚油脂，調節肌膚水油平衡。

蘋果美白緊膚面膜

【具體做法】蘋果1小塊，蜂蜜2大匙，蘇打粉1/2小匙。將蘋果洗淨、去皮，取1小塊不帶籽的果肉，搗碎，放入榨汁機中攪拌成泥；再將蘇打粉用熱水溶解，倒入小碗中，加入果泥和蜂蜜，攪拌調勻成糊狀即可。潔面後，將面膜貼在面膜中浸濕，敷貼於面部，輕柔按摩約15分鐘，面部感覺有點黏時取下，用清水潔面即可，每週使用1次。

【功效】蘇打水可分解皮膚角質，收斂粗大毛孔，蘋果中所含的維生素C、果酸，可清潔皮膚，具有一定換膚作用，搭配蜂蜜可緊致皮膚，使皮膚更有彈性。

溫馨提醒

毛孔粗大的女性在使用面膜時，一定要注意清潔到位，記得先卸妝，再用洗面乳清潔面部肌膚；春秋季，天氣乾燥時，要多飲水，使用保濕清爽類的護膚品；有黑頭的女性，可以製作一些鼻膜，進行清

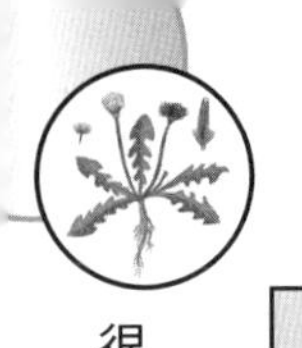

理，切忌用手擠。此外，每天要保持充足的睡眠。充足的睡眠可調節皮脂分泌，並可以有效地吸收到護膚品中的養分。

瑜伽美容方

【具體操作】

1.做吹氣球動作，嘴中含氣，鼓起腮部，嘴唇閉緊撅起。用力收緊腮部，感覺兩腮肌肉內凹，貼近上下磨牙間，嘴唇保持自然縮緊狀，反覆兩個步驟，始終保持呼吸自然。

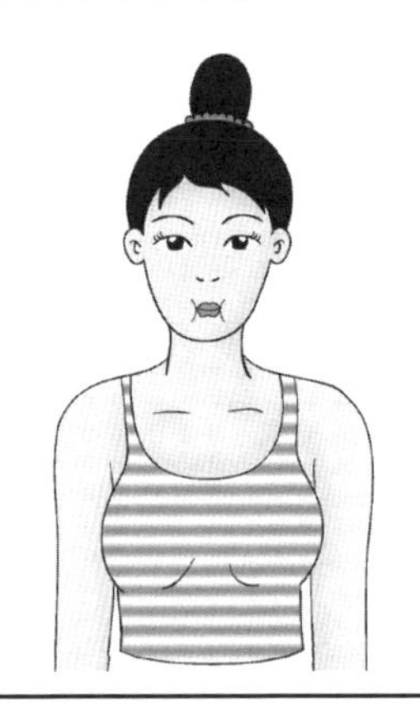

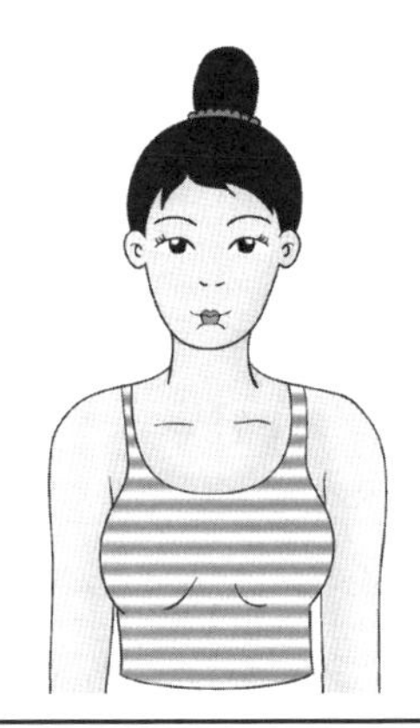

2.雙手掌搓擦，產生熱感後，將除拇指外的四指在嘴角旁相向對齊，然後輕柔地沿臉頰由下向上輕輕摩擦，使肌肉向上收緊。雙手用食指、中指、無名指按壓眼尾部，呼氣時強壓，放開時吸氣，反覆6次。

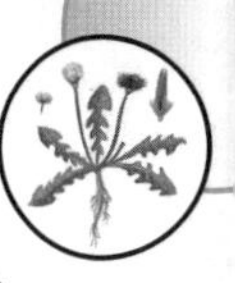

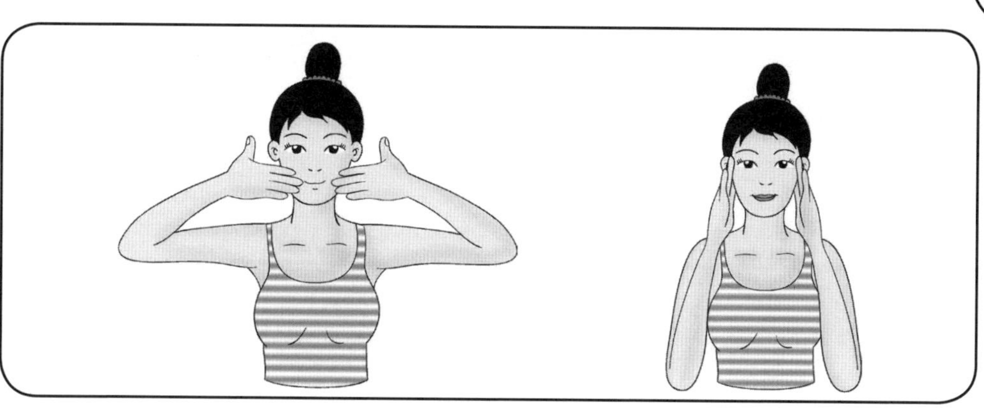

3.兩手食指放在鼻孔兩翼，呼氣，兩手食指沿鼻子兩側向上移動。吸氣，食指下降，到開始位置時，食指強壓5秒，呼氣，迅速放開。反覆6次。

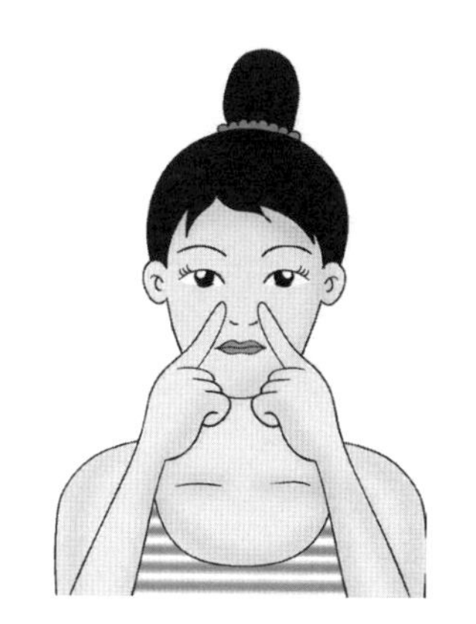

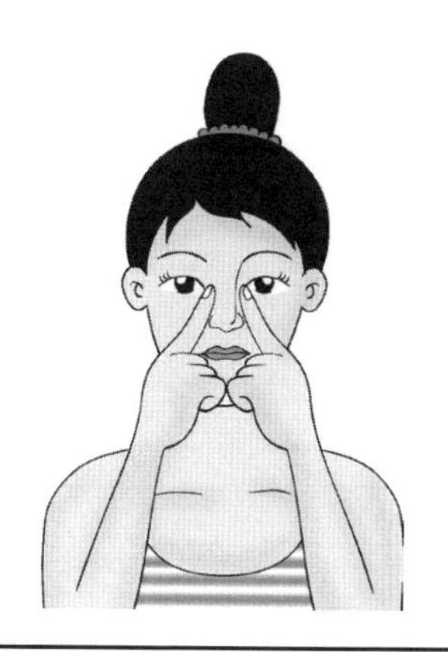

4.盤腿坐地，用單隻溫熱的手遮蓋眼睛，把光線完全遮住。睜開的另一隻眼快速地上下左右轉圈運動各6次。之後換另一隻眼重複進行，雙眼交替完成後，閉上雙眼放鬆。

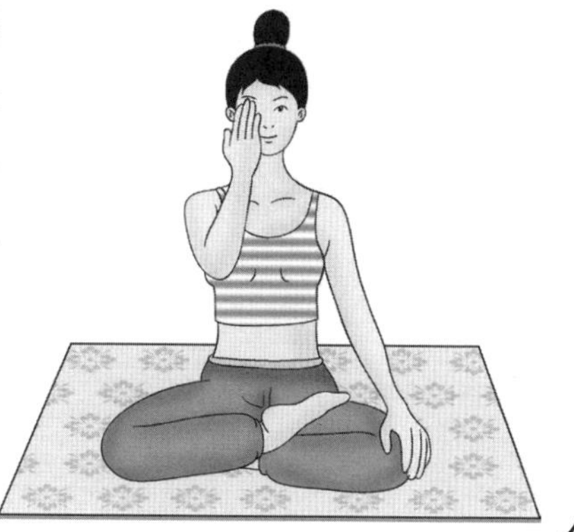

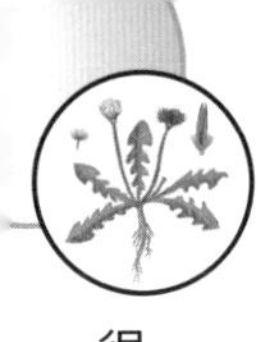

【功效】促進面部血液循環，讓皮膚更好地吸收面膜的營養，有助於美容養顏、緊致皮膚。

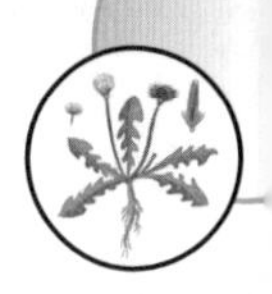

5 祛除青春痘，巧用甘草鮮奶液敷臉

患者小檔案

症狀：暗瘡消退後留下的痘印、痘痕。

實用小偏方：甘草鮮奶液敷方。取甘草2克，打磨成粉（可以去中藥房一次多研製一些），放入小碗中，倒入鮮奶250CC調勻。將吸水棉浸濕，外敷於痘痕處，約20分鐘，每日1次，連用1個月。

「只要青春，不要痘。」這是近年流行的一句廣告語。對於很多女孩子來說，臉上長青春痘的情況時常會出現，長了痘就想讓它立刻消失，於是對著鏡子不停地用手摸啊擠啊，結果痘痘似乎是擠掉了，但留下了紅腫的皮膚和一個個痘印。上大學時，我的一個校友，她皮膚其實挺光滑的，但因為有時會出油，所以總愛長一些痘痘，痘痘一出來了，這讓她很是煩心，但因為家庭並不富裕，所以也只能忍著，不去想漂亮不漂亮的事。後來，大學畢業了，她做辦公室秘書，整天對著電腦，出痘痘的症狀也越發頻繁起來，這讓她更煩了。

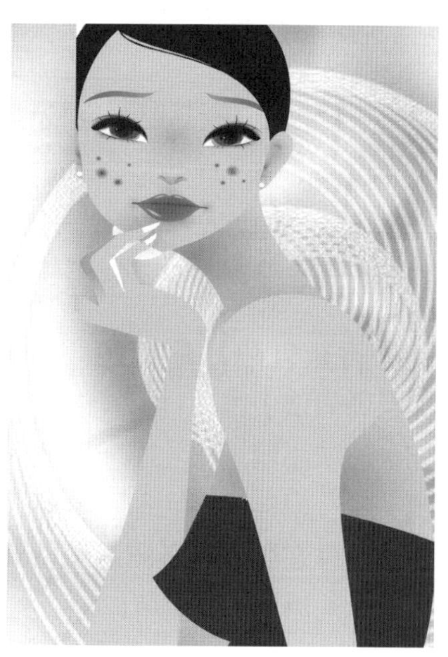

前幾日，這位校友來診所，問長青春痘該怎麼辦？當時還有點出人意料，大學的時候她可是學校的校花，讀的是中文專業，內外兼修的氣質，讓很多女生都忍不住會多看一眼。之後，一看她的樣子，就知道為這青春痘沒少「大動干戈」，簡單詢問，果不出所料，長了青春痘之後，她就像瘋了似的，總用小鏡子照啊照，沒一會兒，就開始動手擠了，疼得自己齜

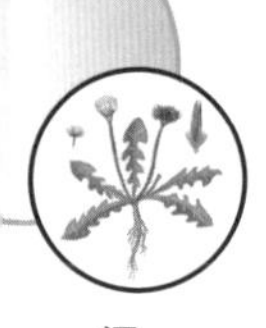

牙咧嘴不說，臉上還留下了深深淺淺的痘印，時間一長，臉上的痘印就會發黑，就像長了斑似的，真是難看。我告訴她一個方法。

具體做法：潔面後，取甘草2克，打磨成粉，放入小碗中，倒入鮮奶250CC調勻。將吸水棉浸濕，外敷於痘痕處，約20分鐘，每日1次，連用1個月。經常用甘草敷臉，不但可祛掉痘印，還可以使皮膚保持嫩滑。此外，外用甘草泡水飲用，活膚亮顏的效果會更好。

她聽後有些半信半疑。其實，道理很簡單。臉上痘印、痘痕，本質上就是局部有過多的黑色素成分，所以才會局部出現灰黑色的印痕。因此，常常洗臉、敷臉對保持皮膚乾淨清爽是非常重要的。用甘草敷臉，皮膚會在甘草黃酮的作用下，抑制黑色素的形成，從而達到美白皮膚、淡化痘痕的效果。此外，甘草黃酮還有明顯的抗氧化作用，其抗氧化能力與維生素E接近，能夠清除多種自由基和抑制脂褐素生成。再搭配上富含蛋白質和多種胺基酸的鮮奶，對皮膚的保養、修復，效果會更好。

聽了我的分析，她決定回家試一試這個偏方。之後的幾個月她常常給我來電話，告訴我她皮膚好轉的情況，持續了3個月後，她說痘痕完全消失了，皮膚變得白皙而很有彈性！她興奮地說：「我一定要把這滅痘絕招保留起來，以後就不怕那煩人的痘痘了！」

專家推薦方

增效面膜方

香蕉乳酪祛痘面膜

【具體做法】香蕉1根，乳酪1大匙。將香蕉去皮，切成小塊，與乳酪一同放入榨汁機（豆漿機）中，攪拌成糊狀即可。潔面後，將面膜均勻地塗抹在臉上，避開眼、唇部，敷10分鐘後用溫水洗淨，每週使用1次。

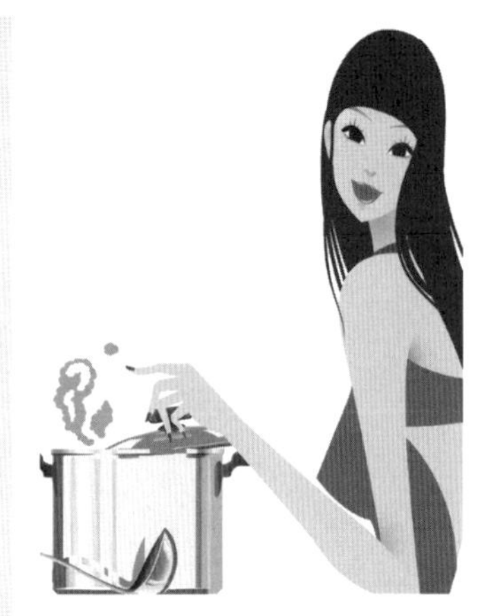

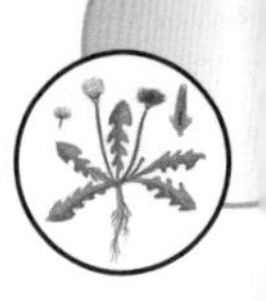

【功效】香蕉中含有維生素，常吃能使肌膚細膩柔美，常用香蕉汁擦臉搓手，可防止皮膚老化。搭配乳酪製成面膜能清除臉上多餘的油脂，徹底清除毛孔中的污垢及毒素，防止痘痘產生，幫助肌膚細胞有效吸收營養，並能有效鎖住水分。

紫羅蘭抗痘水

【具體做法】紫羅蘭花20克，清水100CC。將紫羅蘭花瓣放入砂鍋中，加入清水，煮沸，轉小火，濃煎約20分鐘，濾出濃汁，晾涼，潔面後，將吸水棉浸濕紫羅蘭水，敷臉，約10分鐘，用清水洗淨即可，每日3～4次，睡前使用效果最佳。

【功效】紫羅蘭抗痘水能促進肌膚組織排毒，改善膚色暗沉以及皮膚粗糙，對淡化暗瘡、瘀斑、水腫、痘痕、痘印都有很好的治療效果。如果能搭配飲用紫羅蘭茶，內外兼顧，保養皮膚的效果會更好。

綠豆蒲公英面膜

【具體做法】蒲公英100克（乾品30克），綠豆50克，蜂蜜1大匙。將蒲公英全草放入砂鍋中，加水煎汁，取淨汁500CC；在蒲公英汁液中加入綠豆，煮至綠豆開花，調入蜂蜜，濾出湯汁。潔面後，用吸水棉蘸上汁液，塗抹在面部，避開眼、鼻、唇等部位，敷面約10分鐘，用清水洗去即可。每日1次。剩下的綠豆粥可食用。

【功效】此款面膜可清熱解毒，消炎抗菌，治療皮膚內分泌失調所引起的暗瘡、毛囊炎，淡化痘痕、痘印。

增效食療方

紫羅蘭檸檬蜜茶

【具體做法】紫羅蘭3克，檸檬1片，蜂蜜適量。將紫羅蘭與檸檬片放入茶壺中，倒入少許沸水，洗茶，然後再注入適量沸水，加蓋悶約5分鐘，濾出茶湯，待溫涼後調入少許蜂蜜，即可飲用。

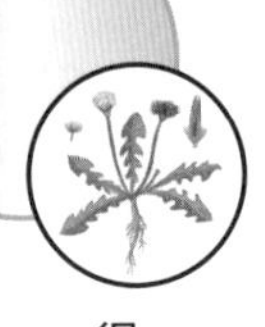

【功效】紫羅蘭泡成茶味道清香迷人，對皮膚出現的色斑、青春痘、暗瘡等都有很好的調養作用，還可預防感冒，女性朋友可經常飲用。

海帶燉豆腐

【具體做法】海帶100克，豆腐200克，低鈉鹽、薑末、蔥花、植物油各適量。先將海帶用溫水泡發，洗淨切成菱形片，豆腐切成大塊，放入鍋內加水煮沸，撈出晾涼，切成小方丁。炒鍋加油燒熱，放入薑末、蔥花煸香，再放入豆腐、海帶，加水適量，燒沸後改用小火，約30分鐘，加少許低鈉鹽調味即成。

【功效】海帶具有清熱解毒、消炎軟堅、養陰潤膚的功效，豆腐中富含蛋白質、大豆異黃酮，這兩種食物對皮膚都有很好的調養作用，可美容排毒、淡化痘痕、暗瘡。

百合薏仁粥

【具體做法】乾百合25克，薏仁100克，蜂蜜適量。將乾百合、薏仁分別洗淨，一同倒入砂鍋中，加適量清水，以小火煮至稀稠，關火，晾溫，加入蜂蜜調味，即可食用。

【功效】薏仁中含有豐富的維生素B_1、維生素B_2及薏仁素等美容因子，搭配清熱潤燥的百合做成粥，能美白淡化色斑，去除痘印、痘痕，還可軟化肌膚角質，改善肌膚的粗糙與晦暗。

增效經穴方

有色斑或痘痕的女性朋友，不妨每天做一下淡化色斑的保健按摩，這對治療你的皮膚暗瘡、痘痕、痘印等問題是很有幫助的，但需注意的是，按摩前一定要用溫水洗淨雙手，避免皮膚再次受到細菌感染。

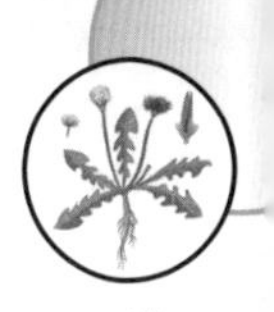

【具體操作】

1.按摩時，雙手交疊趴於桌上，用拇指指腹按揉其大椎穴，注意按壓時力道要適中，順時針按揉2分鐘。

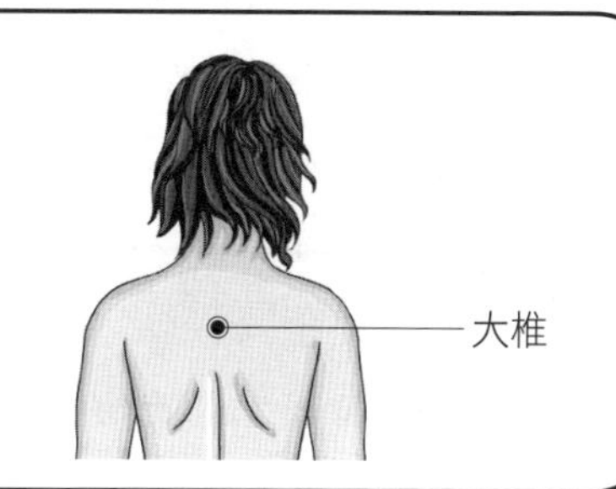

2.取俯臥位，用拇指指腹按揉被按摩者的肝俞穴、心俞穴、腎俞穴，按壓時力道要適中，每穴各按揉2分鐘。

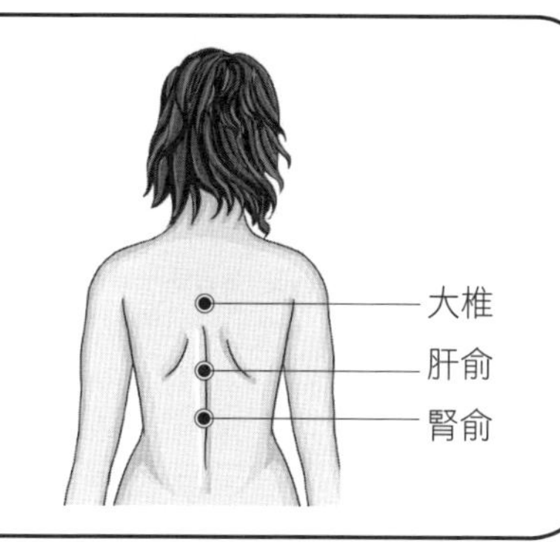

3.被按摩者取坐位，背部直立，用拇指指腹按揉脾俞穴，可產生很好的淡化青春痘的效果。

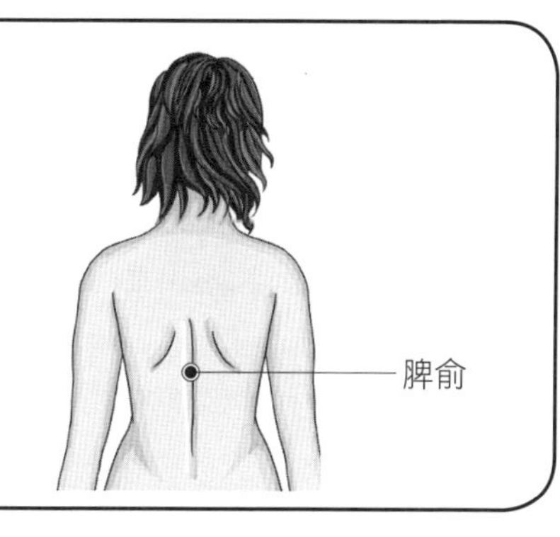

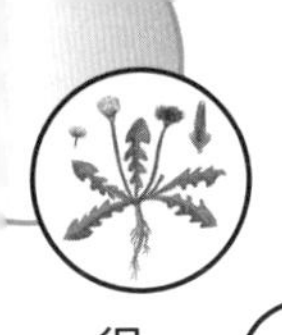

4.取臥位，平躺，眼睛微閉，將食指、中指、無名指併攏，用雙手三指指腹沿臉部頰車穴、地倉穴、迎香穴、太陽穴及眼球、耳前等部位，順序按揉，邊按揉邊移動，按揉時動作要輕緩，反覆按揉10次。可疏通臉部血液循環，幫助淡化痘痕。

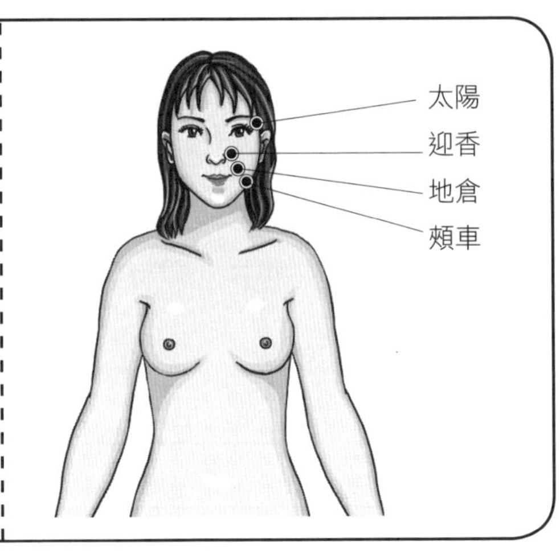

5.日常生活中，可常常按揉合谷穴，每次30～50次，可有效減輕面部的痘痕。

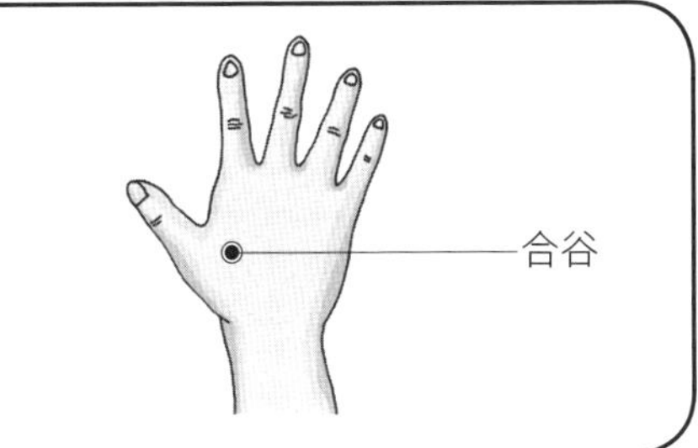

6.取坐位，雙眼微閉，用中指和無名指指腹點按臉部痘痕面，由內向外做直線抹動，壓力應均衡，抹動速度宜緩慢。

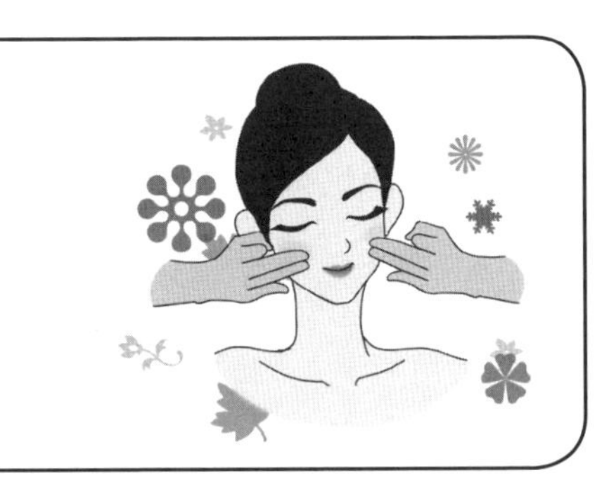

6 皮膚晒傷，用冰牛奶敷貼

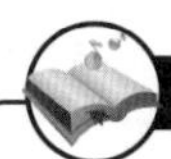
患者小檔案

症狀：皮膚晒傷、晒黑。

實用小偏方：將一袋牛奶放入冰箱冷凍，速凍20分鐘取出，用紗布蘸上冰牛奶，敷在已經脫皮、發燙的皮膚上，每隔5分鐘換1次，持續敷貼30分鐘，用冷水潔面、擦洗脫皮處，潔淨後即可。每天2～3次，連用3天，皮膚可恢復正常。

游泳漸漸成為很多人喜愛的運動，但刺眼的日光可不會善待你的皮膚，長時間的暴晒，不僅讓你的皮膚變黑，還會灼傷你的皮膚。有些人會說：「不怕，用防晒霜，保準晒不傷。」雖然防晒霜可以抗擊長時間的暴晒，但再好的化妝品，也不一定能達到百分之百的效果。

週末，鄰居家女孩約了幾個朋友要去水上樂園遊玩，這本來是好事，但那天的太陽真的很毒，一些女孩雖然都提前在家中塗抹了防晒霜，但還是被太陽晒得滿臉通紅，一雙光著的手臂和肩膀就遭殃了，不僅晒得通紅，而且有一點火辣感。回家後，細看才發現自己原本白皙的皮膚晒黑了，而感到肩膀火辣處，已經開始脫皮了。女孩嚇壞了，這黑一塊、白一塊的，怎麼出門見人啊？自己也不能躲著不出去，週一還得正常上班呢！情急之下，想到了我，於是趕緊跑到我家來，問我有沒有什麼好辦法。我細看了一下，還真是晒得不輕。我告訴她，別著急，有個小偏方，可以回家用用看。

具體做法：將一袋牛奶放入冰箱冷凍，速凍20分鐘取出，用冰涼的牛奶敷面，再用紗布蘸上冰牛奶，敷在已經脫皮、發燙的皮膚上，每隔5分鐘換1次，持續敷貼30分鐘，用冷水潔面、擦洗脫皮處，潔淨後即可。每天2～3次，連用3天，皮膚就恢復正常了，不會再脫皮、有火辣感了。

要知道晒傷，是因為日光照射時間太長，紫外線穿過最外層的皮膚細

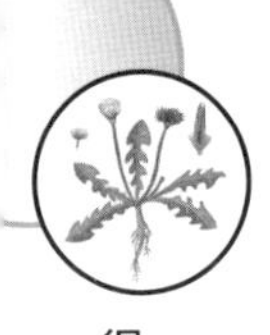

胞，造成局部損傷，使微血管擴張，滲透性增加，產生局部的炎症。要想控制晒傷炎症面積擴大，那麼最關鍵的就是為皮膚降溫。用冰牛奶敷貼皮膚，可降低局部溫度，使皮下血管收縮，降低血管通透性，控制炎症的繼續發生。此外，牛奶營養豐富，能滋養皮膚，促進皮膚新生，具有很好的修復皮膚功效。

但是有一點必須注意，就是潔面、潔膚時，動作一定要輕柔，而且晒傷後的一週時間內不要塗抹任何化妝品，以免讓正處於修復階段的嬌嫩皮膚遭到二次傷害。

女孩聽後興奮不已，趕緊回家速凍了一袋牛奶，按照我說的方法敷貼晒傷處。第二天，皮膚就好了許多，但她的煩惱又來了，她急忙跑到我家問，夏季漫長，自己又那麼愛出門遊玩，要是每回都惦記著回家治療晒傷，那自然會影響玩的興致。所以，想知道有沒有辦法能預防晒傷。我想了想，說：「有，但必須持續使用。」具體做法很簡單，就是每日吃一個番茄。番茄中富含番茄紅素，可抵禦紫外線對皮膚的損害，減輕皮膚炎症的發生，並產生保護皮膚的作用。女孩聽後，笑嘻嘻地說：「很簡單啊，我最喜歡吃番茄了，一定每天吃，這樣就不怕晒傷了。」隨後，我強調了一下，除了每天保持吃番茄外，平時一定要做好防晒工作，皮膚出現問題一定及早治療，防止皮膚受傷更加嚴重，誘發色斑、晒斑。

專家推薦方

增效面膜方

天然蘆薈汁修復面膜

【具體做法】新鮮蘆薈200克。將蘆薈洗淨，用刀削去有刺部分，再從中劈開，將蘆薈內的喱狀汁液刮入碗中。潔面後，用面膜刷將其汁液均勻塗於面部，及手臂、肩部等晒傷部位，待汁液自然乾透後，用冷水洗淨即可。

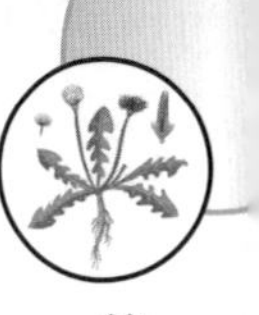

【功效】蘆薈汁液可迅速為皮膚降溫，具有清熱瀉熱的功效，而且蘆薈汁中天然的哩狀物質可為皮膚補水，在皮膚表面形成保護膜，讓皮膚更快康復。

西瓜皮蜂蜜修復面膜

【具體做法】西瓜皮、蜂蜜各適量，冰水少許。將西瓜皮去除綠皮，切丁，放入榨汁機中，加入蜂蜜、適量冰水，打碎。將準備好的面膜貼放入大盤中，將西瓜蜂蜜汁均勻攤於面膜貼上，塗勻後，潔面，將面膜貼於面部，約20分鐘後，用冷水洗淨即可，每週使用2～3次。亦可用紗布蘸濕敷貼於手臂、肩部等皮膚晒傷處。

【功效】西瓜可清熱降火，最適合夏季使用，蜂蜜營養豐富，具有很強的修復作用，搭配冰水製成面膜，可降低局部皮膚溫度，產生鎮定肌膚的作用，還可迅速為皮膚補水、修復。

檸檬奶蜜修復面膜

【具體做法】檸檬汁、優酪乳、蜂蜜各2大匙，維生素E膠囊1粒。將檸檬汁、優酪乳、蜂蜜放入碗中，攪拌成糊狀，再將維生素E膠囊剪開，把油液倒入已攪拌好的混合糊中，充分攪拌調勻即可。潔面後，用面膜刷將調好面膜均勻塗在面部或晒傷部位，避開眼、唇部皮膚，敷貼15～20分鐘後，用清水洗淨即可。每週使用2～3次。

【功效】檸檬中富含維生素C、果酸，搭配營養豐富的優酪乳和蜂蜜，可充分滲透、滋養肌膚，為皮膚補充水分，增強肌膚細胞的再生能力。

櫻桃補水美白面膜

【具體做法】新鮮櫻桃10～15顆。將櫻桃洗淨，去核，連皮壓爛，擠掉部分果汁，用剩下的果肉果汁，搗爛成泥糊狀。潔面後，用紗布蘸上汁水敷於面部，15分鐘後用清水洗淨即可。每週使用1～2次。

【功效】櫻桃富含蛋白質、維生素C等營養物質，可在短時間內啟動皮膚細胞再生功能，使皮膚紅潤嫩白，特別適宜在皮膚晒傷後使用。

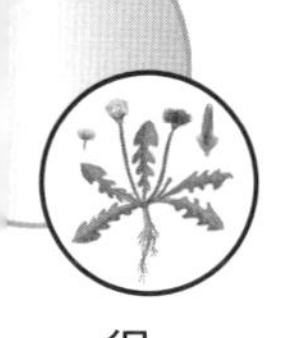

增效食療方

核桃米糊

【具體做法】核桃仁4～6瓣，米80克，蜂蜜適量。將核桃仁洗淨、瀝乾水分，搗碎；米淘洗乾淨；將米與核桃仁一同放入豆漿機中，加清水至上下水位線之間，按下營養米糊鍵，打好米糊後，倒入碗中，加入蜂蜜調勻，晾溫，即可食用。

【功效】核桃中含有豐富的蛋白質、脂肪、維生素C、維生素E及微量元素鉀、鐵等營養成分，與米搭配製成米糊，能補充皮膚所需磷質，加強身體細胞的活力，使細胞加速再生。

牛奶燉豆腐

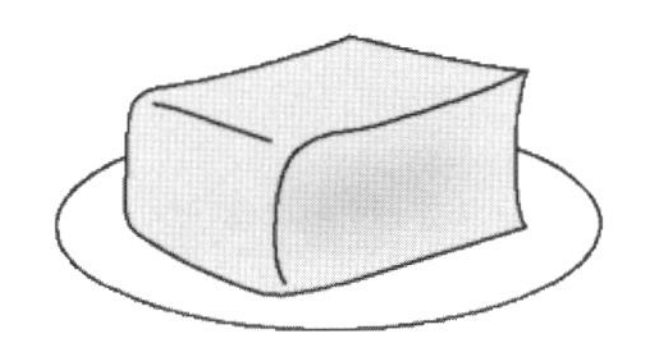

【具體做法】牛奶1袋，豆腐300克，植物油、雞精粉、低鈉鹽各少許。將豆腐洗淨，切成2公分見方的塊，下入沸水中汆燙透，撈出瀝淨水分，再將牛奶倒入奶鍋中，加少許清水，低鈉鹽、雞精粉，下入豆腐塊，燒開後撇去浮沫，轉小火燉至入味，出鍋裝碗即可。

【功效】牛奶和豆腐營養豐富，所含的膠原蛋白可促進皮膚細胞新生，美白肌膚，晒傷後常吃可修復受損肌膚。

爽口黃瓜汁

【具體做法】新鮮黃瓜2根，蜂蜜適量。將黃瓜洗淨、去皮、切片，放入榨汁機中，榨汁後，濾出湯汁，加入蜂蜜調味，即可飲用。

【功效】黃瓜汁水分豐富，包含的維生素C能加強皮膚的再生能力，既可補充皮膚失去的水分，又可治療脫屑現象。

7 美白肌膚，米湯飯面膜「就是要你白」

患者小檔案

症狀：油性肌膚、臉上油膩感、膚質乾燥。

實用小偏方：

1.取少量米熬成稀粥，將上層的稀米湯盛出，晾涼，用面膜刷均勻塗抹於面部，約30分鐘後，用清水洗淨，即可。

2.將做好的飯晾至手可捏取的溫度，取一塊，團成球狀在面部來回揉搓，可吸收面部多餘油脂，還有美白的效果。

對愛美的人而言，滿臉的油光真是一件既尷尬又煩惱的事，尤其到了夏天，早上清爽出門，結果還沒到中午，就花容失色了。額頭、鼻子、下巴一層厚厚的油脂，再加上汗水不易揮發，容易因臉上的油膩而附著灰塵、細菌，阻塞毛孔，最終造成粉刺和青春痘。

如果不細心處理，還可能經感染變成嚴重面皰。診所就遇到這樣一個女孩，她是美容院裡的保潔人員，長得很伶俐，皮膚有些黑，也不知道是因為累得滿臉汗水，還是因為本身是油性皮膚，時常能看見她臉上總是油膩膩的，一位好心的大姐常叫她去洗臉或擦擦臉上的汗水，說這樣的形象，很容易讓顧客厭煩。對這一舉動我很好奇，於是下班時，便找她聊天，問及大姐叫她去洗臉的事時，她有些不好意思。後來告訴我，也許自己是油性膚質吧，以前在老家也沒人說，也就沒注意護理，但自從來到這裡打工，很多人就開始挑剔她這油膩膩的臉了，但自己又沒有那麼多閒錢去買好的化

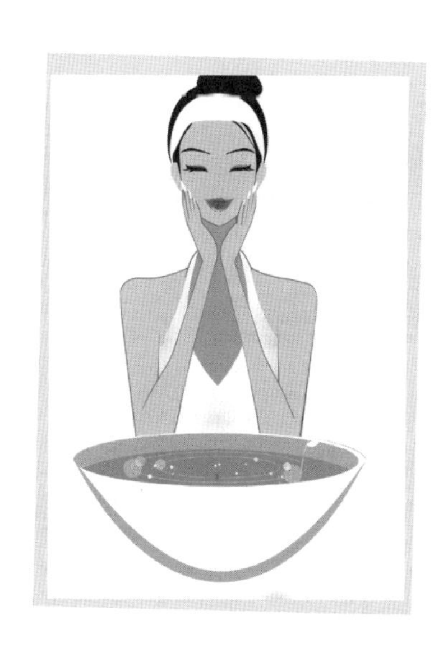

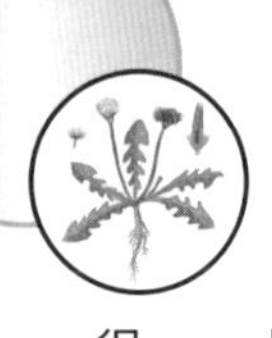

妝品做保養，於是只好經常洗臉，可沒過2小時，油又上來了。所以住在一起的大姐為了保住她的「飯碗」，總讓她去洗臉，雖然感覺難堪，但也想不出好辦法，因為家裡還有弟弟妹妹要上學，都等著錢用。

看著她略帶苦澀的臉，我心裡也不免有些酸。於是我細細看了一下她的臉，雖然黑，但皮膚還是很光滑的。我告訴她，其實你也不用太自卑了，我告訴你個偏方，回家可以試一試。

具體做法：取少量米熬成稀粥，將上層的稀米湯盛出，晾涼，用面膜刷均勻塗抹於面部，約30分鐘後，用清水洗淨，即可。或者將做好的飯晾至手可捏取的溫度，取一塊，團成球狀在面部來回揉搓，可吸收面部多餘油脂，還有美白的效果。她聽了之後很欣喜，按照我的方法去做，後來的一週時間，女孩見了我常對我點頭微笑，好似很感謝。一天午後，我再次與女孩聊天時，才發現她的皮膚起了變化，不再那麼油膩了，慢慢變得白淨起來。

油性皮膚會讓人感覺油膩，多是因為皮脂分泌不均引起，而且出油的皮膚通常會缺水。米之所以有祛油的功效，因為米呈一定的鹼性，能使油脂類物質水解成其他物質。另外，米中含有的澱粉，經過一定的作用還可以轉化為一種叫做「烷基糖苷」的物質。在古代還沒有發明出肥皂時，人們通常會用淘米水洗碗、洗衣。如果不信，你可以做個試驗，用淘米水洗一下油膩的碗碟，你會發現它確實能產生類似洗潔精、肥皂的效果。

專家推薦方

增效面膜方

天然黃瓜祛油面膜

【具體做法】黃瓜適量。將黃瓜洗淨，切成薄片，備用。清潔面部後，將黃瓜片一片片地貼在臉部容易出油的部位，一般以T字區油性最大。敷貼15～20分鐘後，去除瓜片，用清水洗淨即可。每週使用1～2次。

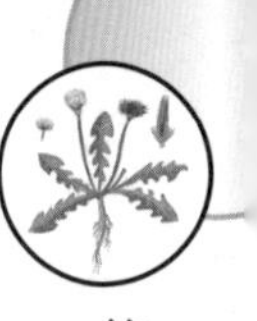

【功效】黃瓜營養豐富，可清熱解渴、利水消腫，幫助皮膚散熱降溫，減少油脂分泌，它富含黃瓜酶，能促進機體新陳代謝，為肌膚補水，特別適合油性皮膚的女性用來做面膜。

清香飯祛油面膜

【具體做法】清潔面部，將一小團煮熟的飯，用手搓成團，緊貼著臉上左右滾動數分鐘即可。每日使用1～2次。

【功效】飯糰具有良好的黏性，觸感柔軟，在臉上滾動就能夠產生清潔面部的效果，用完後立即就能感到原來油膩的臉清爽了很多，而且在擦拭的時候，還可以聞到飯粒散發出的清香，心情也會好很多。

絲瓜麵粉面膜

【具體做法】新鮮絲瓜50克，麵粉1大匙。將絲瓜洗淨，去皮，切塊，放入攪拌機中打成泥狀，將麵粉加入絲瓜泥中，攪拌均勻即可。潔面後，將調好的面膜均勻地敷在臉部，避開眼部和唇部周圍，敷10～15分鐘後，用水洗乾淨即可，每週使用1～2次。

【功效】絲瓜中含有豐富的維生素B群和維生素C。維生素C是一種活性很強的抗氧化物，能抑制體內黑色素的形成，不但能祛斑，還能有效祛除皮膚的油脂。

增效經穴方

化妝水控油方

【具體操作】將含有控油成分的化妝水倒在化妝棉上，讓化妝水充分浸透化妝棉，然後將浸濕的化妝棉在面部由下往上擦拭，再從T字部位到臉頰方向擦拭，T字部位要多拍幾下。接著，再用指腹輕輕拍打皮膚。

【功效】可幫助紓緩毛孔，促進皮膚吸收控油。

蒸氣控油方

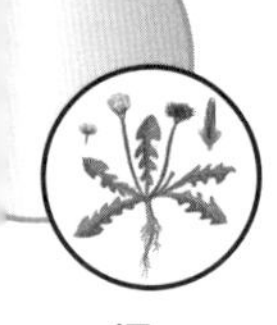

【具體操作】用開水壺或家用加濕器制取溫度為38℃～45℃水蒸氣（溫度不宜過高，避免燙傷），將面部靠近蒸汽，感到溫暖、舒適時，用雙手拇指按在睛明穴上，順鼻樑直下推摩至迎香穴，如此反覆10～15次，再從鼻尖直上推摩至印堂穴，推揉10～15次，最後按額頭10秒鐘。按摩後，用柔和的乾毛巾擦淨面部即可。此套手法應輕而柔和，切忌蠻力。

【功效】蒸氣按摩可促進面部的血液循環，祛除面部多餘油脂，為皮膚補水，使面部皮膚變得光滑而富有彈性。

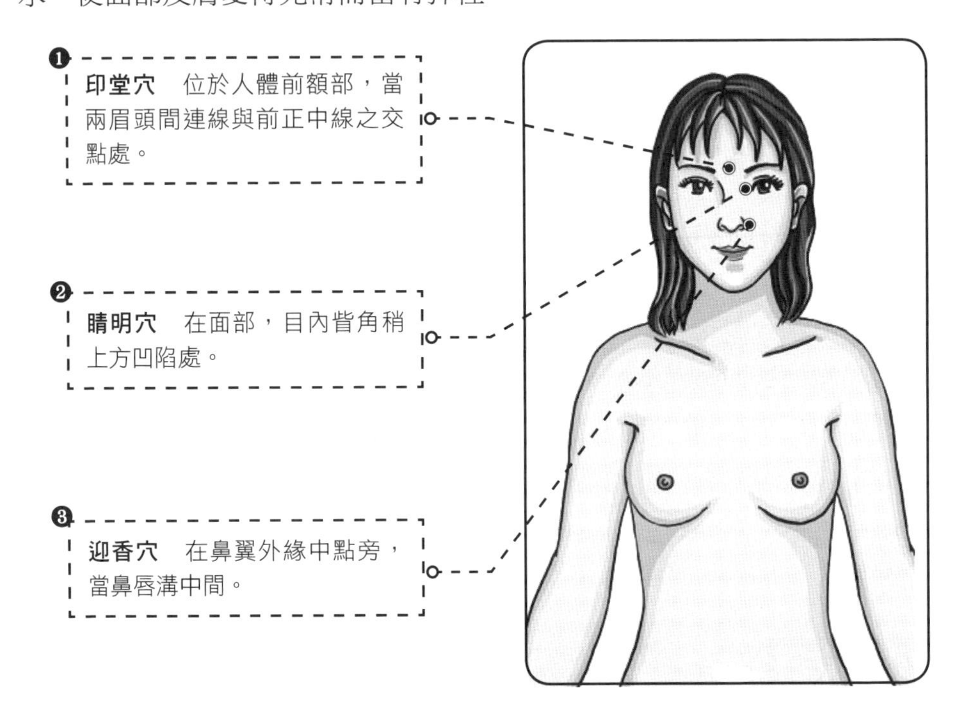

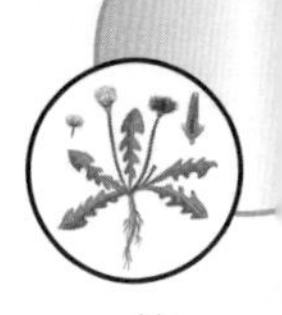

8 美甲美手，花椒蒜醋液治好灰指甲

患者小檔案

症狀：灰指甲，指甲變色，暗黃發灰。

實用小偏方：陳醋250CC，大蒜250克，將大蒜搗碎入瓶（瓶口能伸進手為宜），再倒入陳醋，浸泡一天即成。將患有灰指甲的手用蒜醋浸泡，每晚一次，浸泡時間15～20分鐘，在浸泡的過程中，蒜醋液必須漫過病甲，且不能更換蒜或醋。持續使用此法，半個月基本可見效果。

灰指甲是一種發生在人指甲上的傳染性疾病，是由一大類稱作病原真菌的微生物感染引起的。它不僅影響了我們整體的美觀，還對我們的工作生活、社會交往造成了影響。

我有個朋友常愛做美甲，不知什麼時候開始，她發現左手的食指上出現了顏色暗淡的情況。起初以為是有時為了造型需要美甲而造成的顏色脫落，所以並沒放在心上。然而隨後不久，發現了中指和無名指也有變色暗黃的跡象。透過網上查詢後得知可能是手癬，她一邊透過用指甲油遮蓋的方法，一邊透過在藥店買的治療手癬的藥自己治療。沒過多久，她發現症狀不但沒有被控制住，而且更加嚴重了。

對於一個愛美的女孩子來說，當別人友好地向你伸出雙手，你卻不知道該如何出「手」。這種難以言表的痛楚，相信大家都能體會到。她找到我，讓我幫忙。我給她開了一個很簡單的方子，對付灰指甲。

具體做法：取老陳醋250克，大蒜250克，將大蒜搗碎入瓶（瓶口能伸進手為宜），再倒入陳醋，浸泡一天即成。將患有灰指甲的手用蒜醋浸泡，每晚一次，浸泡時間15～20分鐘，在浸泡的過程中，蒜醋液必須漫過病甲，且不能更換蒜或醋。持續使用此法，半個月基本可見效果。另外，這種方法也適合腳部的灰指甲，只需選個瓶口大點的容器就行了。

當然，對付灰指甲，中醫還有不少良方，臨床效果不錯，只要按照要求去做，相信過不了多長時間，就會擁有美麗的指甲。

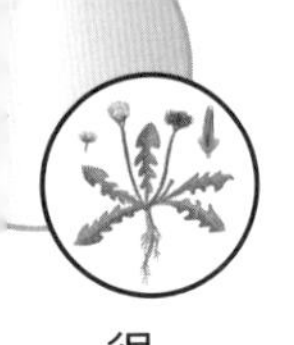

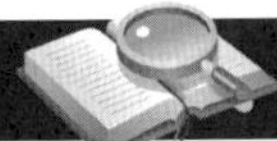

專家推薦方

增效外用方

地骨皮洗甲水

【具體做法】地骨皮60克，枯礬、白礬各30克，牙皂角、川椒、雄黃、側柏葉各15克，醋酸20～30CC。先將皂角、側柏葉、地骨皮、川椒加水煎煮2次，合併煎液並經適當濃縮，然後加入枯礬、白礬、雄黃撚成細末，再加醋酸調勻，待溫浸泡患甲，每次20～30分鐘。待病甲已軟化，可用消毒刀片削除肥厚，再塗複方克黴唑軟膏，加紗布、膠布覆蓋固定，每日1次。

【功效】抗菌消炎。治療灰指甲。

吳茱萸苦參洗甲液

【具體做法】吳茱萸、細辛、苦參、百部、丁香、川椒各等份，冰片少許，以陳醋浸泡，取液塗患處，或將患甲浸入藥液中，每日3～5次。待新指甲慢慢長出，即可漸漸替代灰指甲，數月之後即可痊癒。

【功效】抗菌消炎。治療灰指甲。

牛黃川椒祛黑膏

【具體做法】人工牛黃、急性子、川椒共研為細末，以白酒調成糊狀，並酌加甘油，調勻後塗患處。

【功效】抗菌消炎。治療灰指甲。

地膚子洗甲液

【具體做法】地膚子、苦參、大茴香各等份，以75%乙醇浸泡，取液塗患處，每日數次。

【功效】抗菌消炎。治療灰指甲。

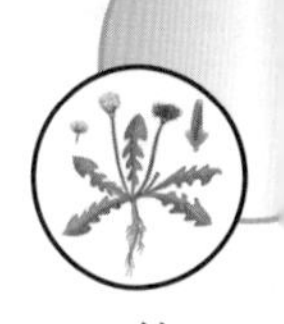

9 雙手粗糙有倒刺，快來試試自製手膜

患者小檔案

症狀：雙手粗糙、有倒刺。

實用小偏方：取奶粉5湯匙，用溫水沖開，攪拌均勻後，浸濕紗布敷於雙手上，或者將雙手泡在鮮奶中5～10分鐘，再用清水洗淨雙手，塗上嬰兒油或乳液即可，每天1～2次。

「手」被稱為女人的第二張臉，手比臉的皮膚厚三倍，卻是全身除了臉之外較薄的皮膚。但手又在參與你的一切行為動作，它不僅常常曝露於陽光和污染的空氣中，而且不時浸入冷水與鹼性肥皂液、清洗液中。它最易呈現老化現象，最容易曝露女性的年齡。

前些日子，診所裡來了個幼稚園教師找我看病。我問她怎麼了，她對我說：「能握一下手嗎？」我立時伸出手，但剛觸碰到她的手，我就有種澀澀的感覺，因為她手上的皮膚真的很差，不僅有角質、粗糙，而且起了很多倒刺，我這才知道她要看手部皮膚。

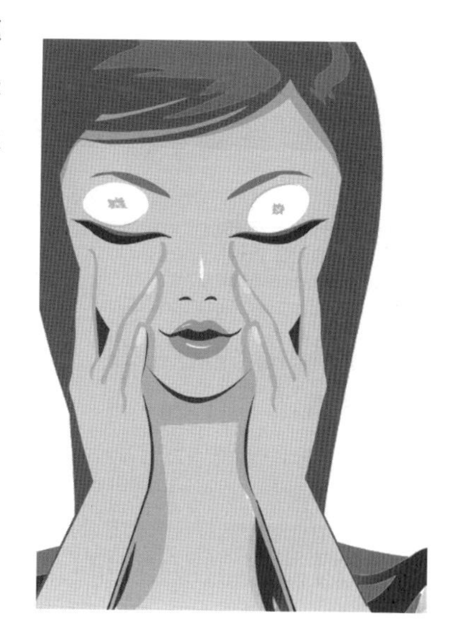

我問這位幼稚園教師怎麼會這樣，她告訴我說，因為幼稚園裡每天都要清洗很多東西，而且不是一次，因為以前沒有洗手後塗抹護手霜的習慣，再加上被風吹日晒，就成了現在的模樣，現在無論自己使用什麼護膚品，手上的皮膚依舊粗糙，而且經常起倒刺。就因為這雙粗糙的手，孩子與老公都不願親近自己，想自己也是快40歲的人了，多想得到家人的關懷啊。在很多人看來，女性的手必定是細嫩白滑、柔若無骨的；但誰會想這位年輕的幼兒教

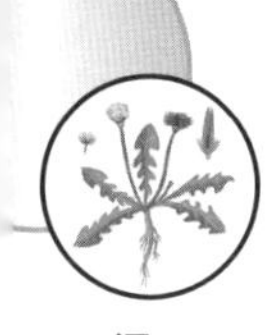

師，卻因為工作而忘記了呵護自己的雙手。針對這位幼兒教師的情況，我給她推薦一款特潤的護手膜—牛奶潤手膜，方法很簡單。

具體做法：取奶粉5湯匙，用溫水沖開，攪拌均勻後，浸濕紗布敷於雙手上，或者將雙手泡在鮮奶中5～10分鐘，再用清水洗淨雙手，塗上嬰兒油或乳液即可，每天1～2次。牛奶中含有豐富的乳酸，能有效地滋潤皮膚，使肌膚光滑水嫩。牛奶中的有機酸還具有很強的殺菌作用，所含的維生素能有效組織細胞內的不飽和脂肪酸氧化和分解，延緩衰老，可以促使黑色素排出體外。這款牛奶潤手膜的功效就在於此。

除了這種方法外，日常生活中還有很多方法潤滑我們的雙手。例如，做菜時順便留點蛋清抹在手背上，然後該做什麼做什麼，等它稍微乾一點就搓掉，能很好地去角質。不用蛋清的話，也可以優酪乳加蜂蜜，軟化角質，有效地去死皮。每次抹完，要晾大概10分鐘再洗掉，會讓手上的皮膚像嬰兒般嫩滑。

那位幼兒教師聽後，如獲至寶，說回家一定試試。一週後，那位幼兒教師來診所複診，她告訴我她在家每天都一定用牛奶泡手，現在角質基本消失了，但手很乾燥，針對這種情況我又給她推薦了幾款潤膚緊致的手膜，她說她非常有信心，等手嫩滑起來時，一定去摸摸孩子的臉，說著，她流下了眼淚。

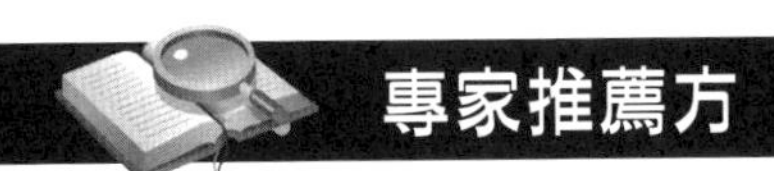

專家推薦方

增效手膜方

檸檬海鹽護甲膜

【具體做法】海鹽1大匙，檸檬片1片。在臉盆中倒入溫水，加入海鹽與檸檬片，雙手清潔乾淨後，放入熱水中浸泡，約10分鐘即可。每週使用1～2次。

【功效】有效恢復指甲的光澤與健康。

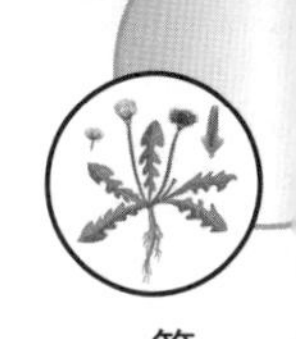

茄子蒂護手膜

【具體做法】茄子蒂1個，切下茄子蒂；雙手清洗乾淨，將茄子蒂摩擦手部各部位。然後輕輕按摩即可。每週使用1～2次。

【功效】茄子具有祛角質與紓緩的作用，以茄子來摩擦雙手，可以使手部的肌膚更為光滑，幫助去除角質，使肌膚更細嫩。

柚子護手膜

【具體做法】柚子1/2個。取出柚子果肉，將果肉用榨汁機攪碎。清潔手部後，均勻塗擦在手部；約15分鐘後，再沖洗掉即可。每週使用1～2次。

【功效】柚子做成的護手霜，可以有效促進手部的血液循環，改善手部冰冷與過於乾燥、粗糙的現象。

梨蛋牛奶手膜

【具體做法】梨1個，熟蛋黃1個，橄欖油2滴，牛奶少許。將熟蛋黃搗成泥狀，將梨搗碎加入蛋黃中，再加入2滴橄欖油和少量牛奶拌勻；清潔雙手後，用小刷子蘸手膜均勻塗抹在手上停留20分鐘後用清水洗淨。每週使用1～2次。

【功效】滋潤手部肌膚，為皮膚補水，防治皸裂，美白雙手。

香蕉美手膜

【具體做法】香蕉1個，橄欖油1匙。將香蕉切成小塊，放入盆中，用小勺搗爛成糊狀，加入橄欖油，拌勻，清潔雙手後，用小刷子塗於指甲邊緣及全手皮膚，敷貼約10分鐘後用清水洗淨即可。每週使用1～2次。

【功效】滋潤、保養手部皮膚，補充維生素C，防治皮膚皸裂、起倒刺。

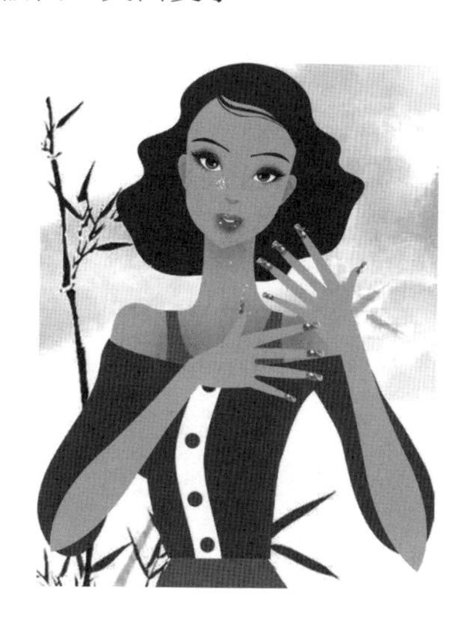

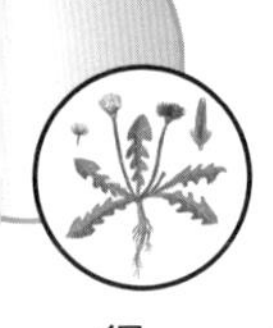

燕麥蜂蜜手膜

【具體做法】燕麥片10克，蜂蜜少許。將燕麥片用溫水浸泡3小時左右，加入少許蜂蜜，調成糊狀。清潔雙手後，將手膜均勻塗於手部，敷貼約15分鐘後，用溫水清洗，一邊清洗一邊揉搓按摩。

【功效】滋潤、美白雙手皮膚，增強皮膚彈性，防止皸裂、角質、倒刺的產生。

手部增效經穴方

【具體操作】

1.搓掌擦背：先雙手手掌對合，互相搓擦發熱約1分鐘，重點擦掌心處的勞宮穴（握拳時，中指尖所點之處）。接著將擦熱的一手掌貼於另一手的手背，反覆交替輪換按摩雙手的手背約1分鐘。

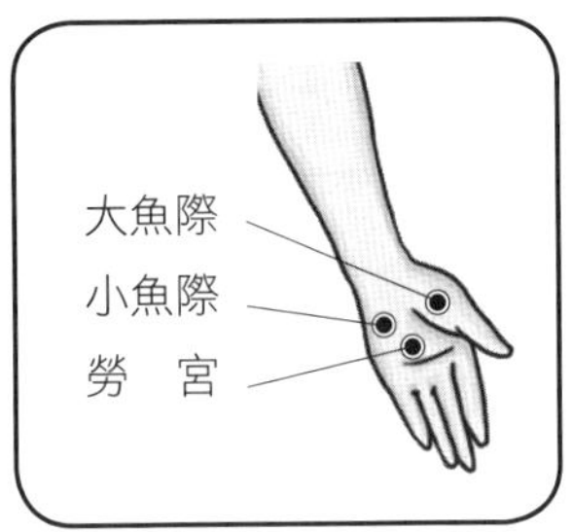

2.揉按大、小魚際肌：用一手拇指，用力揉按另一手的手掌處的大魚際肌和小魚際肌約1分鐘，或揉至掌部發紅發熱為準。

3.撚指頭：用一手的拇指和食指，分別依次捏住另一手的每一個指頭的左右側面，撚指頭約10次，依次撚揉十指。

【功效】能增強手部的血液循環，促進新陳代謝，滋潤皮膚，防止手部皮膚出現的暗黃、皸裂、倒刺等問題。

溫馨提醒

秋冬季節尤其注意保養手部皮膚，無論是在家中、辦公室都應準備護手霜，外出更應注意。每次洗手後，把雙手徹底擦乾，再塗抹護手霜。晚上睡覺前，將雙手放在熱水中浸泡20分鐘，然後進行10～20分鐘的按摩，可加速血液循環，促進皮脂分泌，使雙手變得柔嫩光滑。

第六章

抗衰小偏方

抗衰似乎是女人一生的課題，一旦忽略保養，衰老就會洶湧襲來。為了延緩衰老，有錢人會選擇注射羊胎素、做拉皮手術，而普通老百姓怎麼辦？最簡單、最實惠的方法就是「動」起來，比如動手按摩，自製藥膳、面膜、髮膜，這些小偏方可讓你擁有美麗的面容、烏黑的秀髮，只要你持之以恆，就能留住青春。

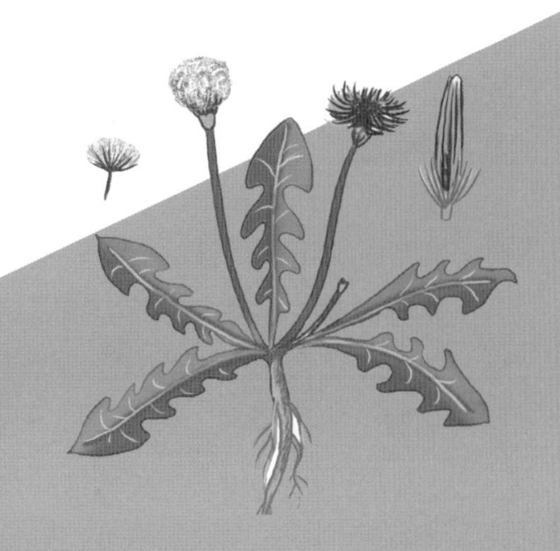

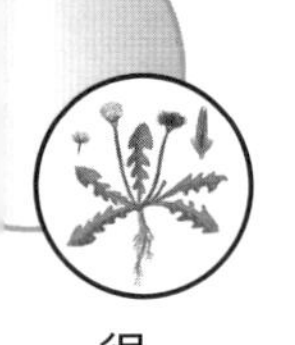

1 紅棗湯讓「黃臉婆」變成「俏佳娘」

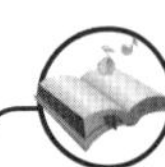

患者小檔案

症狀：膚色暗淡、萎黃。

實用小偏方：自製三紅湯，取紅棗5～8枚、紅豆40克，花生適量，將三種食材共煮成湯，連湯一起食用。

在社區裡，媽媽跟劉姐的關係特好，因為兩家離得近，所以他家的兒子也常來我家寫作業，我問過那小傢伙為什麼不在家寫作業，小傢伙撇著嘴說：「家裡太吵，他們倆總吵架，煩死了。」有一次，劉姐來家裡接兒子，眼睛紅紅的，於是媽媽就關心地問怎麼了，劉姐開始哭訴自己的遭遇，跟丈夫吵架不是一次兩次了，丈夫張嘴就罵自己是「黃臉婆」，聽上去真的很不舒服。「黃臉婆」深深刺傷了她作為女人的自尊，心裡很是難過。

我聽後，心裡也感到很難受，畢竟都是女人，也會有同感。劉姐平復了一下情緒後，告訴媽媽她想去美容院做美容。媽媽聽了，趕緊阻止，說現在孩子正是花錢的時候，她的家庭狀況也不好，「美容院」裡的保養品大多都很貴，要用便宜的，那還不如在家做護理。說到這裡媽媽突然想到了我是醫生，於是提議，要不讓我給她看看吧。劉姐答應了，我便給劉姐診治。我看了看，感覺劉姐身體內氣血不足，內分泌紊亂，皮膚鬆弛，面色暗黃。我告訴她，人體的內在臟腑如果氣血不足，必然表現在外在的皮膚、顏面之上。氣虛了，就會面色無華，精神差，疲乏無力。血虛了，就會皮膚枯燥，面色蒼白或萎黃，指甲不光滑。所以女性面白無華、皮膚差很多都是氣血不足導致的。針對劉大姐的症狀，我給她推薦了三紅湯。

具體做法：紅棗5～8枚，紅豆40克，花生適量，將三種食材共煮成湯，連湯一起食用，每天1劑。紅棗為補養佳品，食療藥膳中常加入紅棗補養身體、滋潤氣血。紅棗富含葡萄糖、蔗糖、維生素C、維生素P，還

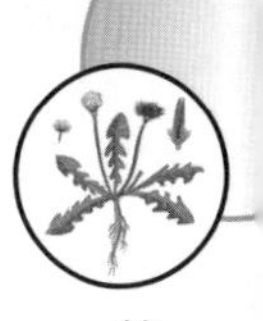

含有豐富的蛋白質、微量元素和其他營養成分，不但是調補脾胃、補血益肝常用的藥物，而且也是保健、養顏、美容的食物，長期食用還可促進氣血生化循環，延緩衰老。而且花生的紅衣具有養血補氣的功效，常吃能使人的頭髮更加烏黑靚麗，人也會顯得神采奕奕起來。

劉姐聽後，頓時有信心起來，說回家一定試試，這時老媽打岔說，不是試試，一定要有恆心地長期持續的喝，看看那劇團的領舞王姐，皮膚多好，就是每天固定做面膜護理的，她還那麼年輕，一定要注意保養，這樣生活也會更幸福。話畢，劉姐用力地點點頭，說一定努力堅持，帶著孩子回家了。

之後的一年時間裡，我時常能看見劉姐去買紅棗，人精神了，面色也紅潤了許多。詢問後才知道，劉姐現在每天都用紅棗做湯或粥，已經持續一年了，而且跟著劇團的王姐學了幾樣美白皮膚的面膜，面色紅潤後，讓她像換了個人似的，雖然跟丈夫關係還是不好，但是丈夫再也不好意思說她是「黃臉婆」了。

溫馨提醒

一般補血虛的食物有烏骨雞、雞蛋、豬血、豬肝、黑芝麻、紅棗、紅豆、蓮子、核桃、胡蘿蔔、黑木耳等。

專家推薦方

增效面膜方

白芷當歸面膜

【具體做法】當歸、白芷各等量。將上述藥材共研為細末，放入密封盒中，用時取2～3匙，放入面膜碗中，加溫水調成糊狀。潔面後，用面膜刷均勻塗於面部，敷貼約20分鐘後，用清水洗去即可。每週2～3次。

【功效】白芷中含有異歐前胡素，可改善人體皮膚微循環，促進皮膚新陳

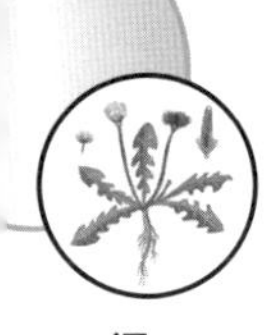

代謝，延緩皮膚衰老，抑制黑色素在組織中過度堆積，提亮膚色；搭配當歸可活血化瘀，加速皮膚的血液循環，美白肌膚，使面色更加紅潤，改善皮膚暗黃問題。

人參茯苓面膜

【具體做法】人參、白朮、茯苓、甘草各等量。將上述藥材共研為細末放入密封盒中，用取2～3匙，放入面膜碗中，加溫水調成糊狀。潔面後，用面膜刷均勻塗於面部，敷貼約20分鐘後，用清水洗去即可。每週2～3次。

【功效】人參、茯苓、白朮、甘草這四種藥都是補益藥物，搭配使用可抑制「酪氨酸酶」活性和黑色素生長的功效，滋潤肌膚，促進皮膚修復，改善皮膚暗淡、萎黃等問題，延緩衰老。

豆腐美白滋潤面膜

【具體做法】新鮮豆腐1塊。豆腐放入碗中壓碎，將壓碎的豆腐裝在乾淨的紗布袋中。潔面後，用紗布袋揉搓臉部5～10分鐘，然後用清水沖洗即可，每週可使用2～3次。

【功效】豆腐具有清熱潤燥、生津解毒的功效，可抑制皮膚黑色素沉澱，促進皮膚新陳代謝，滋潤美白肌膚。

增效食療方

補血粥

【具體做法】紅棗30克，桂圓10粒，黑糯米100克。將上述三種食材洗淨後，一同放入砂鍋中，加適量清水，大火煮沸，轉小火煮成稀粥狀，煮好後加入少量紅糖調味即成。

【功效】紅棗、黑糯米、紅糖都是補益氣血的佳品，搭配桂圓煮粥，可活血養血，促進血液循環，改善面色萎黃、暗沉問題，久服可使面色紅潤。

當歸枸杞紅棗茶

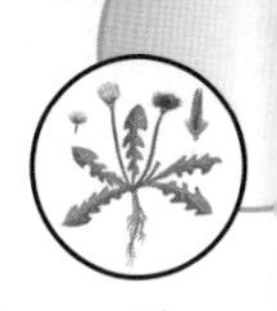

【具體做法】當歸5克，枸杞15克，紅棗5～8枚。將當歸、枸杞、紅棗洗淨，一同放入茶壺中，沖入沸水，加蓋悶約15分鐘，即可濾出飲用，每日1劑。

【功效】活血散瘀，補血養顏，改善面色暗沉、萎黃等問題，使面色白裡透紅。茶杯中可加入紅糖或蜂蜜，養血效果更佳。

豬皮紅棗羹

【具體做法】豬皮300克，紅棗8枚，冰糖適量。豬皮去毛和脂肪，洗淨，放入砂鍋中，加水適量，大火煮沸，轉小火燉成粥狀，再加入洗淨的紅棗，煮至棗皮破裂；食用時加冰糖調味即可。每日1劑。

【功效】豬皮富含膠原蛋白，可增加皮膚彈性，緊致肌膚，搭配紅棗，可活血養顏，改善皮膚鬆弛、膚色暗沉、萎黃等問題。

增效經穴方

【具體操作】

1.頭部按摩：用雙手食指同時按住兩側翳風穴，以順時針方向按揉1～2分鐘，再由外向內按揉兩側太陽穴，按揉約20次。然後被按摩者坐位，按摩者用兩手拇指指腹按住被按摩者兩側心俞穴3分鐘，力道適中，以有酸脹感為宜。

2.臉部按摩：潔面後，將乳液塗於整個面部，用食指指腹由下頜部往額頭方向開始畫圈，以螺旋狀按摩。重複4～5次，直到皮膚變熱、乳液完全吸收為止；皮膚變熱後，手指慢慢由下頜向臉頰方向提拉，接著再以兩手手指腹輕輕撫摸眼睛下方皮膚，待皮膚平靜後，再用雙手食指指腹按揉兩側四白穴、地倉穴、迎香穴等穴位，約2分鐘，調整好呼吸，結束。

【功效】頭面部皮膚敏感性較強，穴位按摩可改善皮膚血液微循環，增強皮膚彈性，美白滋潤皮膚，每天持續按摩可徹底消除皮膚暗淡、萎黃等問題，使面色重現紅潤膚色。

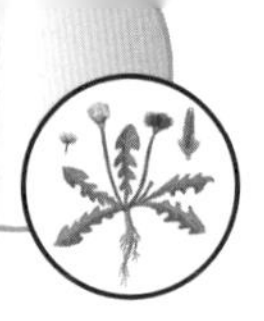

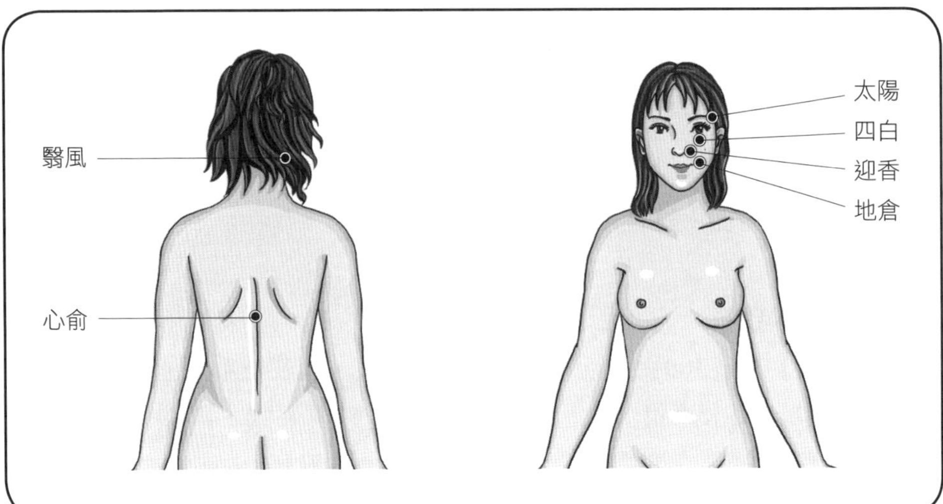
翳風
心俞
太陽
四白
迎香
地倉

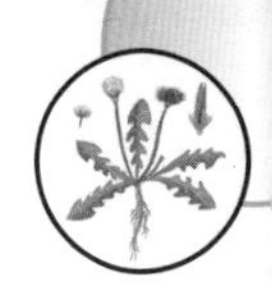

2 去皺抗衰，試試「雞蛋駐顏術」

患者小檔案

症狀：面部、眼部、嘴角的皺紋。

實用小偏方：用雞蛋製成面膜，取雞蛋1顆，打入碗中，加1匙蜂蜜，少許麵粉，攪拌成糊狀，潔面後，用刷子將其均勻地塗在臉上，10～15分鐘，便可取下，用溫水洗淨面部。每週做2～3次就可以保證皮膚緊致，沒有皺紋。

美容就像治病一樣，也有許多偏方，我時常會在生活中留意蒐集，可以幫助更多的女性朋友消除容顏的煩惱。

社區裡的王女士已經50多歲了，能歌善舞，經常去參加老年劇團表演。老媽在家閒著沒事也想去湊熱鬧，但每次回來，我發現她研究的不是劇團裡的曲子、演員，卻關注起王女士的「駐顏術」。老媽說，王女士臉上可是一點皺紋都沒有，根本不像50歲的人，看起來就像30歲的人一樣。

一天，老媽給我電話非讓我回家一趟，還囑咐我記得帶上藥箱，我以為老媽病了，於是急忙趕回家，回到家才知道，原來劇團的王女士感冒了，讓我去給王女士診治一下。剛好借此機會也認識一下這位傳言中的「資深美女」。

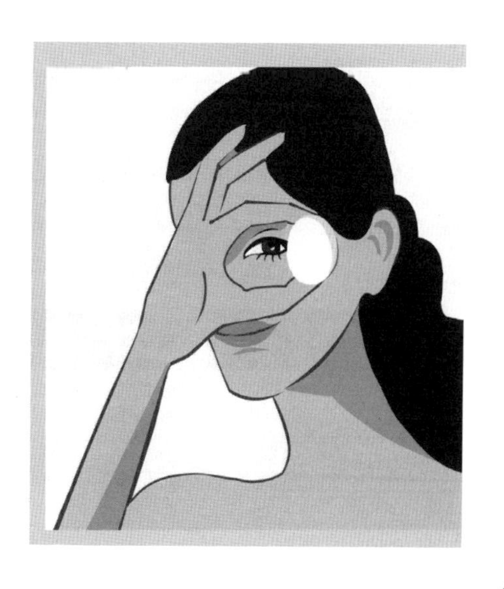

到了她家，我發現王女士的確看起來挺年輕的，皮膚很細滑，面色也比較紅潤，保養得很好，真是非常難得。要不是因為感冒了，應該面容會更精神些。給王女士量完血壓，開完藥後，我開始跟她聊起皮膚保養的事

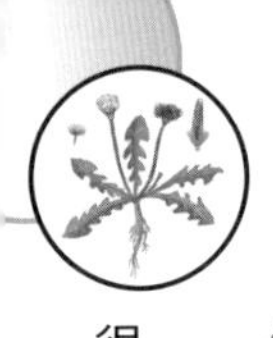

情，說起這個王女士還真有些心得，說她也是聽上輩老人說的，而且從年輕的時候就經常看媽媽做，自己也就學會了。其實，王女士保養皮膚的方法很簡單，就是用雞蛋製成面膜。

具體做法：取雞蛋1顆，打入碗中，加1匙蜂蜜，少許麵粉，攪拌成糊狀，潔面後，用刷子將其均勻地塗在臉上，10～15分鐘，便可取下，用溫水洗淨面部。每週做2～3次就可以保證皮膚緊致，沒有皺紋。王女士說這雞蛋面膜不能連續使用，要隔天用一回，一般面色晦暗的女性，使用3～4個月，皮膚上的小乾紋、細紋、皺紋都會慢慢消失，皮膚也會細滑、紅潤起來。

王女士說，年齡不饒人，皺紋很容易爬上臉，所以皮膚越早注意保養越好，她是從20歲起，也就是要出嫁時開始做保養的，到現在都50歲了一直持續著，臉上不僅沒有留下歲月的痕跡，而且周圍說她年輕的人真不少，都不相信她已經是當奶奶的人了。

我聽後也讚歎不已，皺紋是皮膚細胞老化的結果，雖然這也是生理的正常現象，但如果能適宜的注意保養，留住青春的臉頰，推遲衰老，哪個女性又能拒絕呢！

回家後，我翻閱了資料，據資料記載，王女士的這種美容方法還真歷史悠久，最早的可以追溯到南朝陳後主的妃子，而後清宮慈禧老佛爺也用過此方。雞蛋營養豐富，蛋清中富含蛋白質，被皮膚吸收後，可合成彈性蛋白，能使鬆弛的皮膚緊致，而蛋黃內含有卵磷脂、葉酸、胡蘿蔔素等營養成分，可修復皮膚受損細胞，滋潤皮膚，並產生一定鎖水作用。

美麗容顏是女性最珍愛的東西，所以為了能讓我們的面龐看上去更年輕，你一定要積極行動起來，做法很簡單，但貴在持之以恆。

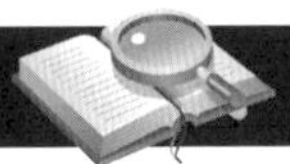

專家推薦方

增效面膜方

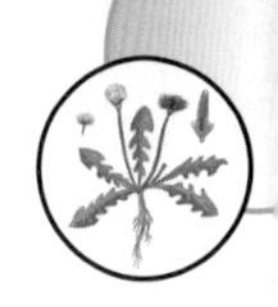

橄欖油除皺面膜

【具體做法】橄欖油、蜂蜜各1大匙。將橄欖油加熱至37℃左右，再加入適量蜂蜜，調勻，晾溫。潔面後，用化妝棉蘸取適量，均勻塗於面部皺紋處，並用手輕輕按摩，促進其吸收，待面膜基本被吸收後，用溫水潔面即可。

【功效】橄欖油可防止皮膚衰老，潤膚祛斑除皺，特別適合皮膚乾燥者。

黃耆蘆薈藥草面膜

【具體做法】黃耆5克，新鮮蘆薈10克，蜂蜜2大匙。將黃耆研末；蘆薈洗淨，削去帶刺部分，從中間剖開，將蘆薈汁刮入碗中，加入黃耆粉、蜂蜜，調成糊狀。潔面後，用面膜刷均勻塗抹在臉上，敷貼約15分鐘後，取下，用溫水潔面即可，每週1～2次。

【功效】黃耆富含「黃耆甲苷」，可促進皮膚蛋白合成，增加皮膚彈性，搭配蘆薈和蜂蜜，可消除面部皺紋、細紋、乾紋，持續為皮膚補水，滋潤肌膚。

香蕉祛皺面膜

【具體做法】香蕉1/2根。將香蕉去皮搗爛成糊狀，潔面後，均勻塗於面部，敷面15～20分鐘後洗去，每週1～2次。

【功效】長期使用可使臉部皮膚細嫩、清爽，特別適用於乾性或敏感性皮膚的面部美容，效果良好。

蛋清菊花祛皺面膜

【具體做法】乾菊花5克，珍珠粉1克，雞蛋1顆。先將乾菊花研磨成粉末，雞蛋去殼，濾出蛋清；將乾菊花粉、珍珠粉、雞蛋清一同放入碗中，攪拌調勻即可。潔面後，用面膜刷均勻塗抹在臉上，敷貼約15分鐘後取下，用溫水潔面即可，每週2～3次。

【功效】蛋清可緊致肌膚，搭配菊花、珍珠粉，可滋潤肌膚，消除臉部皺紋、乾紋，增亮膚色。

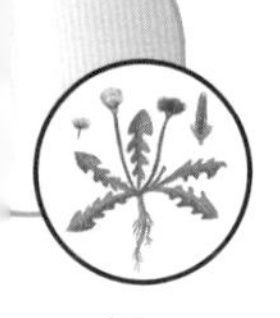

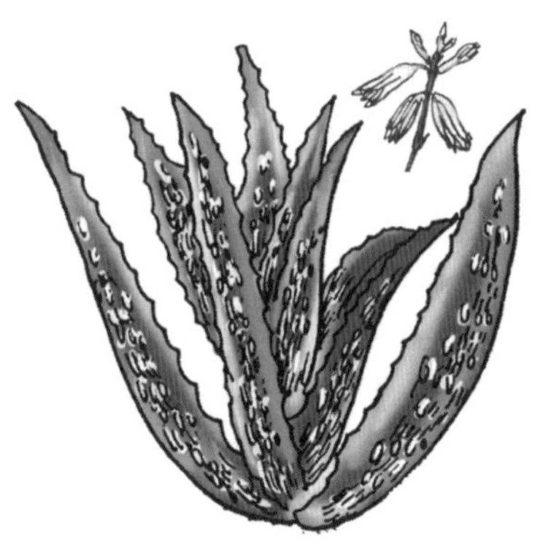

蘆薈

增效食療方

花生豬皮凍

【具體做法】 豬皮300克，花生30克，芝麻20克，枸杞20克，蘆薈10克，醬油、低鈉鹽、雞精粉各少許。將枸杞、蘆薈放入鍋中，加清水適量，煎煮成湯，去掉枸杞、蘆薈渣，留湯汁；將豬皮去毛，放入藥汁鍋中同煮1小時，撈出豬皮剁成泥狀，再放入鍋中，加清水適量，再加入花生、芝麻、醬油、低鈉鹽、雞精粉煮爛，離火冷卻後即成豬皮凍。

【功效】 豬皮凍中富含膠原蛋白，經常食用可增強皮膚彈性，緊致肌膚，祛除皺紋。

雞骨湯

【具體做法】 雞骨架1份，低鈉鹽、雞精粉、薑片各適量。將雞骨架洗淨，剁成塊，放入砂鍋中，加入適量清水、薑片，煮沸後，轉小火慢燉，燉至雞骨架酥爛時，加入低鈉鹽、雞精粉調味即成。

【功效】 雞骨架燉湯營養豐富，雞骨中含有硫酸軟骨素，搭配雞皮中的膠原蛋白，可增加皮膚彈性，修復受損皮膚，淡化皺紋，使肌膚細膩。

果蔬優酪乳沙拉

【具體做法】 蘋果1顆，香蕉1/2根，胡蘿蔔1/2根，優酪乳250克，蜂蜜適量。將蘋果洗淨、去皮切成小塊；香蕉去皮、切片，胡蘿蔔去皮、洗淨，切丁；將三種果蔬放入盆中，加入優酪乳、蜂蜜拌勻，即可食用。

【功效】 果蔬搭配優酪乳營養豐富，有助於軟化皮膚的黏性表層，去掉死去的老化細胞，消除皺紋，使皮膚白嫩且富有彈性與光澤。

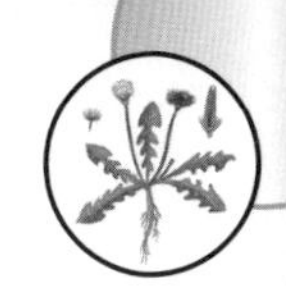

3 對付老年斑，蜂蜜、鮮薑換新顏

患者小檔案

症狀：老年斑，脂褐色素斑塊。

實用小偏方：每日一杯生薑洋槐蜜茶。取適量鮮薑片放入水杯中，用適量開水浸泡5～10分鐘後，加入少許洋槐花蜂蜜攪勻當茶飲。

近日，我在樓下常看見一位女士，每天都憂心忡忡的，心裡有些納悶，於是便上前找她聊天，一聊才知道，原來這位女士年紀並不大，今年才剛45歲，但看上去好像快六十的人，臉上和手上都長了老年斑。她想去美容，但又怕別人笑話說「老都老了，還這麼愛美啊」。因為常在家中閒來無事，便去參加了長青劇團，前天聽了一位大姐在團裡宣傳如何保養皮膚，於是便想詢問一下，有什麼方法治療自己的老年斑，於是便打聽到樓下了，聽說就在這棟樓。我聽後，想是媽媽宣傳的，於是便告訴女士，宣傳的那位大姐就是我媽媽，並邀請女士去我家，讓我為她診治一下。女士高興地接受了。

到了我家，寒暄了一下後，我開始觀察女士的皮膚，我告訴她，老年斑是一種脂褐質色素斑塊，多見於高齡老人，多由於日光照射，細胞代謝機能減退，體內脂肪發生氧化，當這種色素不能排出體外時，就會沉積在細胞體上，從而形成老年斑。要想治療老年斑並不難，但要有恆心。我給女士推薦了個小偏方。就是內服外用生薑和蜂蜜。

人體內的自由基是一種衰老因子，它作用於皮膚，引起「鏽斑」，而生薑正是除「鏽」高手。生薑中含有多種活性成分，其中薑辣素有很強的對付自由基的本領，它比我們所熟知的抗衰老能手維生素E的功效還強。因此，常食生薑可及時清除人體內致衰老因子的自由基，還能祛除因自由基作用而產生的老年斑。蜂蜜具有補中潤燥、緩急解毒的作用，透過其補益作用可促進人體氣血的化生，維持氣血的正常運行。現代醫學研究證

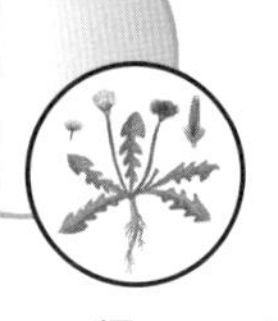

實，蜂蜜中也含有大量的抗氧化劑、維生素C和黃酮類化合物等，對自由基有很強的「殺傷力」。

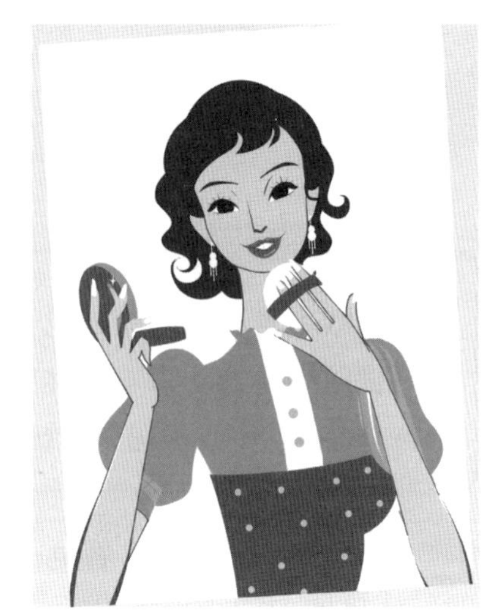

但是，生薑具有發散作用，年老體弱、表虛自汗者不宜久服，否則易耗氣傷陰。也因此用生薑治療老年斑時，一定要加一點蜂蜜，蜂蜜的補益作用則可以避免服用生薑後耗損陽氣，兩者「互補互利」。生薑用法比較多，我給女士介紹了兩種最方便的方法。

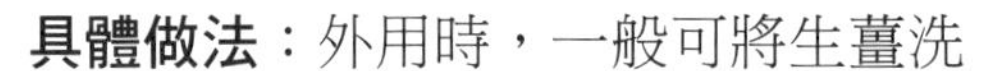

具體做法：外用時，一般可將生薑洗淨，不去皮，切成0.2～0.4公分的薄片，晾乾或烘乾成黃色半透明狀後，再放入50度白酒中浸泡約15日。潔面後，用化妝棉蘸取汁液，以打圈手法塗抹老年斑處，4～5分鐘後洗去即可。每晚1次。但需要注意的是，在塗擦期間，如果明顯感到皮膚有疼痛感或出現紅疹，要立即停用，用較涼的水洗淨，兩三天即可恢復。

內服時，取適量鮮薑片放入水杯中，用適量開水浸泡5～10分鐘後，加入少許洋槐花蜂蜜攪勻當茶飲。每日1劑，連用1～2個月。

此外，還可以每天服用維生素C和維生素E，它們都具有使皮膚柔膩、光滑、潤澤，皮膚皺紋舒展，減褪色素，消除斑點的功效。

女士聽後很開心，說回家一定試一試，過了一段時間，我去劇團找媽媽有些事，正巧碰見那位女士，我發現她的臉光亮了許多，雖然斑點還在，但並沒有那麼明顯了。

溫馨提醒

日常生活中，應注意少吃辛辣食物及刺激性食物，盡量避免日光照射，保持臉部皮膚乾淨，多喝水、多吃蔬菜和水果，多做面部肌肉運動，在進餐時應細嚼慢嚥，以改善面部血液循環和皮膚代謝，保持心情舒暢和愉快，以減緩衰老現象的發生。

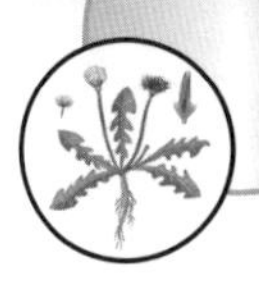

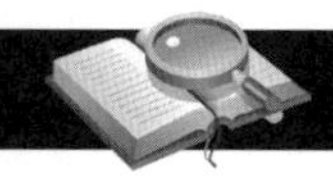

專家推薦方

增效面膜方

茄皮蜂蜜面膜

【具體做法】鮮茄子1個，蜂蜜適量。用自來水沖洗茄子；將新鮮的茄子皮切成一條一條的，放入面膜碗中，用茄子皮裡邊一面（即白面）蘸取少許蜂蜜，擦拭老年斑處，擦時動作要輕柔，擦揉約20分鐘，用清水潔膚即可。

【功效】茄子富含維生素P、維生素C，能降低微血管的通透性，可阻斷老年斑黑色素的來源和血氧供應，抑制黑色素的形成，茄子皮擦臉是源於民間的療法，搭配蜂蜜，既可祛斑，還可滋潤肌膚，使肌膚更細滑。

白醋淡斑面膜

【具體做法】白醋4匙，麵粉2匙。將白醋和麵粉混合，加適量水攪拌成糊狀。潔面後，用面膜刷將其塗抹在整個面部，敷貼約20分鐘，做完後用溫水洗淨，每週使用1～2次。

【功效】白醋是古老而有效的美容佳品，其主要成分是醋酸，具有很強的殺菌消炎作用，對肌膚具有很好的保護作用，並可促進肌膚的血液循環，抑制黑色素的生成，對老年斑具有顯著的淡化功效，並能深入清潔肌膚。

溫馨提醒

喝醋也能美容，不過在內服醋時一定要注意一天飲醋的總量不宜過大，通常一天20～60CC即可，服用初期可以將醋稀釋飲用。

白芨阿膠面膜

【具體做法】白芨加水200CC，煮至50CC左右，過濾取汁；加入阿膠

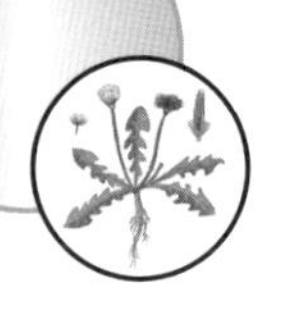

粉，攪拌均勻；再加入玉米粉，調成糊狀。潔面後，將做好的面膜覆蓋於整個面部，讓其停留在臉上約20分鐘，做完後用溫水洗淨，每週使用1～2次。

【功效】白芨富含澱粉、葡萄糖、揮發油、黏液質等營養成分，阿膠能促進人體細胞再生，搭配使用，可淡斑消炎，滋潤肌膚，有效對抗肌膚老化和皺紋。

荔枝蛋清面膜

【具體做法】荔枝50克，黃瓜1根，雞蛋清1個，天然維生素適量。將荔枝、黃瓜去皮榨汁；在荔枝、黃瓜汁中加入雞蛋清與適量天然維生素E油混合調勻。潔面後，將做好的面膜覆蓋於整個面部，讓其停留在臉上約20分鐘，做完後用溫水洗淨，每週使用1～2次。

【功效】荔枝含有豐富的維生素，能夠促進微細血管的循環，具有很好的美容效果，可以防止老年斑的產生，令皮膚更加光滑，搭配蛋清敷面，可使肌膚更細嫩，祛斑效果更好。

增效食療方

黃瓜粥

【具體做法】米100克，鮮嫩黃瓜300克，低鈉鹽2克，生薑10克。將黃瓜洗淨，去皮切成薄片。米淘洗乾淨，生薑洗淨拍碎。鍋內加入水約1000CC，置火上，下米、生薑，大火燒開後，改用小火慢慢煮至米爛時下黃瓜片，加低鈉鹽調味即可。

【功效】黃瓜含有豐富的鉀鹽、胡蘿蔔素、維生素C、維生素B_1、維生素B_2、蛋白質以及磷、鐵等營養成分，經常食用黃瓜粥，能消除老年斑，增白皮膚。

番茄炒雞蛋

【具體做法】新鮮番茄3個，雞蛋2顆，植物油、低鈉鹽、白糖各少許。將

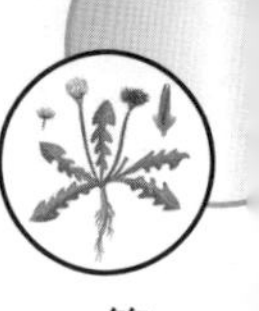

番茄洗淨去蒂，切片；將雞蛋打入碗中，加鹽，用筷子充分攪打均勻；炒鍋置於中火上，放豬油燒熱，倒入攪好的雞蛋液，蛋膨脹後用鍋鏟炒散，鏟出，留餘油燒熱，下番茄煸炒，放糖，再倒入蛋同炒，加適量低鈉鹽調味，炒勻後出鍋即成。

【功效】番茄有生津止渴、健胃消食、涼血平肝、清熱解毒，內含的番茄紅素具有抗氧化能力，能清除自由基，保護細胞，消除老年斑，搭配雞蛋，可補充蛋白質，美白潤膚。

豆漿大麥粉

【具體做法】豆漿250CC，大麥粉1大匙，蜂蜜適量。將黃豆適量，用豆漿機打成新鮮豆漿；再將大麥粉放入碗中，用60℃熱豆漿沖調，拌勻後，加入適量蜂蜜，餐前或餐後都可飲用，每日1～2杯。

【功效】大麥粉中含有豐富的抗氧化酶，可分解皮膚上的黑色素沉澱，淡化老年斑，搭配豆漿和蜂蜜可滋潤皮膚，使皮膚變得細滑有彈性。

番茄燉牛腩

【具體做法】番茄4個，牛腩肉400克，八角、花椒、薑末、蒜末、料理酒各少許。先把牛腩剁成核桃大的塊，番茄也切成大小相同的塊狀備用；乾淨的牛腩不用汆水，用少許油煸炒八角、花椒出香味後撈出不用，放入薑、蒜片翻炒到牛腩表面稍乾時烹料理酒，再翻炒數下添入開水，放入燉鍋1個半小時或高壓鍋燉18分鐘開鍋，取出倒在炒鍋裡，放入番茄塊並調味，小火慢燉15分鐘收汁即成。

【功效】番茄中的維生素C可將牛腩肉中的營養轉化為膠原蛋白，而番茄紅素又具有抑制皮膚黑色素沉澱的功效，兩者搭配可消除老年斑，美白肌膚，增強皮膚彈性。

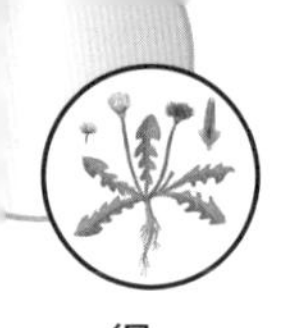

4 消除眼袋、眼紋，讓你年輕十歲

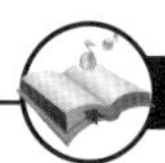

患者小檔案

症狀：眼周皮膚乾澀、眼紋增多、眼袋水腫。

實用小偏方：馬鈴薯片敷眼方。取馬鈴薯一個，去皮，洗淨，切成薄片。潔面後，躺在床上，將馬鈴薯片敷在眼上，等約15分鐘，再用清水洗淨即可，每日1次。

人常說「人老眼先老」，這個一點也不假。隨著年齡的成長，人體機能的衰退，細胞慢慢老化，不再豐潤。許多年齡偏大的女性都會大量使用化妝品，以求容顏美麗。提到眼袋，愛美的女士肯定不會陌生。梳粧檯上那些琳琅滿目的瓶瓶罐罐中，必定有幾款是專門用來對付它的。前幾天來診所的趙女士就是專門來看眼袋的。趙女士是一位教師，年輕時就戴上了眼鏡，當時看上去還真是淑女的典範，人不僅文靜，而且知識淵博，現在年近四十了，眼周的皮膚開始鬆弛，出現眼袋、眼紋，這讓她不得不經常去買昂貴的保養品來抑制，但效果時好時壞，使得她整天為這擔心。丈夫也因此總說她浪費。

我看了看趙女士的眼周，眼紋很深，特別是笑的時候更嚴重，眼圈水腫得厲害，眼袋長度大約4公分，下拉近2公分。乍一看，就好像兩個眼睛下面各長了一塊肉一樣。看著趙女士愁眉苦臉的樣子，我安慰了她幾句，並開出幾個方子供她選擇。

我給趙女士開了兩個方子，第一種是馬鈴薯片敷眼，第二種是茶葉包敷眼，交替使用。趙女士很納悶，這些都是很普通的食材，怎麼能消除眼紋、眼袋呢？

我告訴她，眼紋是由於眼周皮膚缺水、乾燥引起，剛開始紋路會很細，但如果不注意保養，眼紋會逐漸加深。而眼袋是指下眼瞼部組織鬆弛、眶隔內脂肪堆積過多，出現皮膚水腫、下垂的外形。這些問題的產生一方面說明人的皮膚缺少水和營養，另一方面也說明身體正在衰老。而我推薦給她兩種食材，正好能緩解這些問題。

馬鈴薯是抗衰老的食物之一，它含有豐富的維生素及大量的優質纖維素，還含有微量元素、胺基酸、蛋白質、脂肪和優質澱粉等營養元素。經常吃馬鈴薯的人身體更健康，延緩衰老。另外，馬鈴薯也是呵護肌膚、保養容顏的極佳選擇。

具體做法：取馬鈴薯一個，去皮，洗淨，切成薄片。潔面後，你躺在床上，將馬鈴薯片敷在眼上，等約15分鐘，再用清水洗淨即可，每日1次。馬鈴薯汁液直接塗在臉上，增白效果十分明顯，有很好的呵護肌膚、保養容顏的功效。我們的皮膚容易在炎熱的夏天被晒傷晒黑，馬鈴薯汁對清除色斑的效果也很明顯，並且沒有副作用。

茶葉也是一種抗衰老的飲品，它含有咖啡因、單寧、茶多酚、蛋白質、游離胺基酸、葉酸、胡蘿蔔素、維生素A、維生素C、維生素E等多種微量元素，具有生津止渴、消炎解毒、明目除煩、消水腫、消腫的功效，可消除眼袋，美白肌膚，為皮膚補充水分，使皮膚白皙、水嫩。

具體做法：取茶葉適量。用兩個茶葉包（紅茶除外），浸入冷水中，閉眼，將茶包敷貼在眼部，約15分鐘後取下，每週1～2次。

趙女士聽我說了這些，感覺有些道理，於是決定回家試試。半個月過後，她就感覺眼睛好多了，不沉不墜了，眼袋也明顯縮小了，而且眼周的紋路似乎也舒展了許多，眼睛也不乾澀了。相信只要她持續敷用，一定可以收到很不錯的效果。

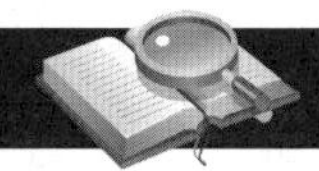

專家推薦方

增效眼膜方

絲瓜眼膜

【具體做法】絲瓜1根，取未成熟的絲瓜去皮、籽，搗成泥，潔面後，將

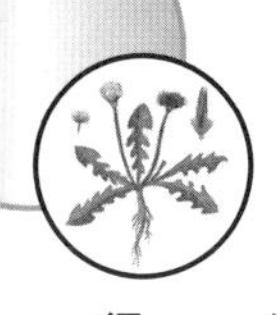

眼膜均勻塗在眼部周圍，並用手加以按摩，約15分鐘後，用溫水洗去。每週2～3次。

【功效】絲瓜有抗過敏、潔膚、防眼部皺紋的功效。

蜂蜜蛋黃眼膜

【具體做法】蛋黃1個，蜂蜜1匙，橄欖油2滴。將雞蛋打破，濾出雞蛋，用筷子打散，加入1匙蜂蜜調勻，再加入橄欖油調勻。潔面後，將眼膜均勻塗在眼部周圍，並用手加以按摩，約15分鐘後，用溫水洗去。每週使用1～2次。

【功效】防皺抗衰，緊致眼周皮膚，消除眼紋，眼袋。

牛奶眼膜

【具體做法】脫脂牛奶50CC。先把牛奶放入冰箱冰鎮，再取棉片浸入冰鎮牛奶中，潔面後，將棉片敷貼在眼部周圍，並加以按摩，約20分鐘取下，每天早晚2次，每次10分鐘。

【功效】消除眼袋、眼紋。

銀耳眼膜

【具體做法】銀耳50克。將銀耳熬成濃汁，裝入小瓶中冰鎮，每次取3～5滴塗抹在眼部周圍，並加以按摩，至濃汁被完全吸收即可。每日1次。

【功效】潤白祛皺，增強皮膚彈性的作用。

胡蘿蔔泥眼膜

【具體做法】取新鮮胡蘿蔔1根，將胡蘿蔔洗淨，放入冰箱冰凍15分鐘，再將其攪拌成泥狀，睡前敷在眼部，過15分鐘後取下，並用清水洗淨。

【功效】活血消腫，減緩下眼袋水腫。

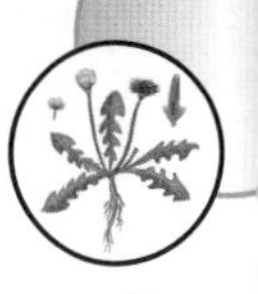

溫馨提醒

針對新陳代謝的節奏和吸收能力的不同，早晚應分別選用具有不同功效的眼部護膚品，早晨可選用柔和的凝露，以活化肌膚；晚上則使用含有滋養成分的眼部精華液，促進眼部肌膚修復和保養，塗抹時，應用力道最柔和的無名指。均勻塗抹眼霜後，要注意按摩，可先用無名指沿下眼尾按揉至眼眉，再向上滑一圈。然後再沿著眉骨，從眼頭滑向眼尾，適當的按摩可促進眼膜的吸收。

增效食療方

杏仁松子豆漿

【具體做法】黃豆70克，甜杏仁10克，松子5克，冰糖適量。黃豆用清水浸泡6～10小時，撈出洗淨；甜杏仁洗淨，碾碎；松子去殼，碾碎；將泡好的黃豆、甜杏仁、松子一同放入全自動豆漿機杯體中，加入適量水至上下水位線之間，接通電源，按下指示鍵，煮至豆漿機提示豆漿煮好，即可飲用。

【功效】甜杏仁能促進皮膚微循環，與松子搭配製成豆漿，可潤膚養顏，緊致肌膚。

枸杞洋參茶

【具體做法】枸杞8克，西洋參切片5片。將枸杞與西洋參片一同置於茶杯中，以沸水沖泡，悶約10分鐘，即可代茶飲用。

【功效】滋陰補腎，補充體力，抗疲勞，為皮膚補充水分，緩解眼睛乾澀，消除眼袋、眼紋。

黑木耳炒豬肝

【具體做法】黑木耳（水發）50克，豬肝400克，薑末、蔥末、低鈉鹽、雞精粉各少許，植物油適量。將水發黑木耳洗淨，去蒂；豬肝洗淨，切

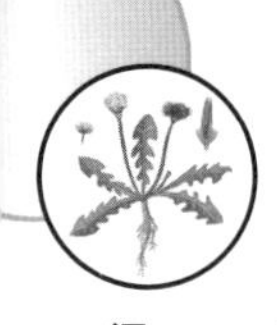

片；鍋中倒適量植物油，燒至六成熱，下薑末、蔥末爆香，再放入豬肝，大火爆炒，炒至變色後，下黑木耳，翻炒片刻，放入低鈉鹽、雞精粉調味，再炒片刻，即可出鍋。

【功效】明目祛翳，健脾補腎。有效對抗衰老，美容養顏。

5 脫髮不用愁，生薑、人參助你髮絲濃密

患者小檔案

症狀：頭髮脫落、稀薄。

實用小偏方：用生薑人參製作髮膜洗頭。生薑皮（焙乾）、人參各30克。人參研為細末，將生薑切斷蘸人參末在落髮處塗抹。隔日1次，3個月為1療程。

樓下便利店的金老闆兩口子感情特好，但最近他老婆似乎非常煩惱，成天聽到在唸著：「我又掉頭髮了，老公你快來看，這該怎麼辦啊？」看著老婆這樣煩惱，雖然金老闆嘴上不說什麼，但心裡還是挺難受，畢竟老婆擔心的事，也是他擔心的事，哪個男人不想讓自己的妻子有一張美麗的容顏和一頭烏黑的頭髮呢！可上天偏偏不盡如人意，他老婆的脫髮越發嚴重起來，無奈，拉著老婆趕緊來我診所。

我仔細看了一下，髮線從前額兩側開始，有逐漸向頭頂延伸的趨勢。我告訴金老闆，脫髮是一種疾病，每種疾病的症狀表現都有一個正對標準。一般來說，正常人從出生開始頭部就長有頭髮，一直到成年，一般可生長100萬根毛髮。正常情況下，每人每日可脫落60～80根頭髮，梳頭和洗頭時常出現較多脫髮，這是因為已處於休止期尚未脫落的毛髮受牽拉而脫落。如果一個人每天脫落的毛髮超過100根，從而引起頭髮稀疏，就是一種病態了，稱為脫髮。

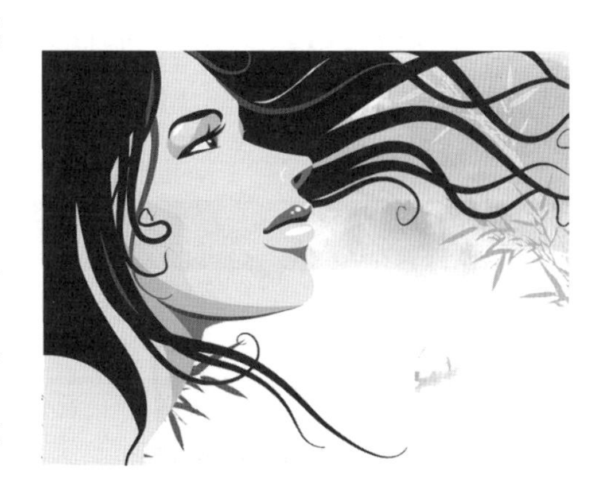

引起脫髮的原因有很多，除了遺傳因素外，隨著社會的發展和人們生活、工作和學習節奏的加快，人們承受的心理壓力日益加重，而精神緊張、憂鬱、恐懼或嚴重失眠

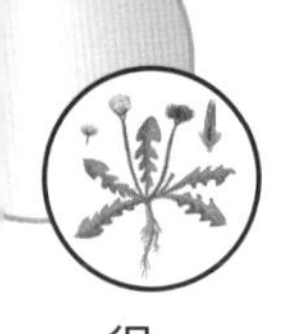

等均能使神經功能紊亂，微血管持續處於收縮狀態，毛囊得不到充足的血液供應，而頭皮位於人體的最上端，因而頭髮最易脫落。出現脫髮現象，導致早禿，常見的如產後脫髮、重病後脫髮、考試後脫髮以及一些擔負重大責任的公司負責人或商人的脫髮。金老闆的老婆主要是因為自己剛生完寶寶不久，平時便利店忙，寶寶晚上又總要吃奶，休息不好。我給金老闆推薦了一種非常簡單的小偏方：用生薑人參製作髮膜洗頭。

具體做法：生薑皮（焙乾）、人參各30克。人參研為細末，將生薑切斷蘸人參末在落髮處塗抹。隔日1次，3個月為1療程。

聽了我說的話，金老闆心裡大喜，趕緊去藥房抓藥。我看他抓藥去了，便給他老婆囑咐道，一定要認真按照我方子上寫的去做。這段時間要注意健康飲食，規律生活，夜間如果睡不好，那白天就必須抽出時間小憩一會兒，要知道睡眠對緩解脫髮症狀是非常有益的。

此外，洗頭髮時，切忌將洗髮劑直接倒在頭髮上，造成局部濃度過高，不易洗淨，久而久之還會損害頭皮。正確方法是用指腹輕輕按摩，遇上較髒或較癢的部位則稍加用力。由於熱水的溶解力較強，許多人都喜歡用很熱的水沖洗頭髮，卻忽視了熱水對頭髮造成的傷害。如果擔心洗髮水殘留，不妨用溫水多沖洗幾次。油性頭髮宜隔日清洗，如果需要每天洗髮，應選擇性質溫和的洗髮劑。

聽完我的解釋，金老闆的老婆很興奮，但對三個月持續使用，卻沒了耐心。她對我說：「沒有必要使用這麼久吧？」我告訴她，治療脫髮本來就是一個需要時間的事情，要有打持久戰的心理準備，就算現在市場上公認的生髮藥物，也要求使用三個月或半年左右。雖說脫髮才剛開始，並不是很嚴重，但為了徹底解決脫髮問題，一定要有耐心。

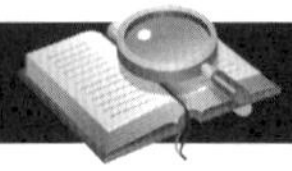

專家推薦方

生髮髮膜方

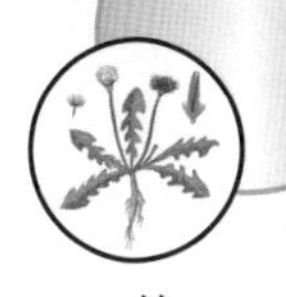

側柏葉生髮液

【具體做法】新鮮側柏葉100克左右，60度白酒500CC。將側柏葉洗淨，瀝乾水分，放入白酒中浸泡15天。使用時，取適量藥酒，塗抹頭皮，每天3次，3個月為1個療程，一般兩個療程就能改善脫髮。

【功效】側柏葉含有黃酮，能夠刺激頭皮的毛囊細胞，促進頭皮處的血液循環，從而發揮養髮、生髮的作用。此外，側柏葉還可抗菌消炎，對頭屑較多者也非常有效。

黑芝麻橄欖油髮膜

【具體做法】取生黑芝麻1小匙，橄欖油30CC。將生黑芝麻磨成粉末，然後用紗布擠出芝麻油。將芝麻油和橄欖油充分混合調勻，用時從距頭皮約3公分的位置開始塗抹本款修護油，髮尾可適量多塗一點，靜置15分鐘後洗淨。

【功效】黑芝麻含有豐富的鉀、磷、鐵等成分，能為受損的頭髮提供充足的養分，防治脫髮，還能減少白髮，令烏髮再現。與橄欖油配合使用，潤髮效果更加理想。

蒜片髮膜

【具體做法】取大蒜1顆，將蒜瓣切成片，每天用蒜片擦揉頭部脫髮處15分鐘即可。

【功效】大蒜汁能夠有效地促進皮膚內血液的循環，使皮膚的毛囊因刺激而擴張，從而使頭部重新長出毛髮。

增效食療方

花生芝麻黑豆漿

【具體做法】黑豆用清水浸泡6～10小時，撈出洗淨；花生仁、黑芝麻去除雜質，碾碎；將上述食材一同放入全自動豆漿機杯體中，加入適量水至上下水位線之間，接通電源，按下指示鍵，煮至豆漿機提示豆漿煮好，用

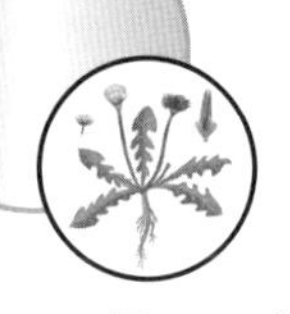

過濾網濾出豆漿，加入白糖充分攪拌調勻，即可飲用。

【功效】黑豆具有烏髮的功效，搭配黑芝麻、花生仁製成豆漿，可改善脫髮，對脂溢性脫髮、產後脫髮、病期脫髮等均有療效。

黑豆雪梨湯

【具體做法】黑豆30克，雪梨1個。將梨切片，加適量水與黑豆一起放入鍋中，大火煮沸，轉小火燉至爛熟，吃梨喝湯。每日1劑，連用1個月。

【功效】滋補肺腎，益氣補虛，改善脫髮、掉髮。

枸杞黑芝麻粥

【具體做法】黑芝麻30克，米80克，枸杞10克。以上三種原料一起煮粥。

【功效】滋補肝腎，養血益精，可緩解脫髮，烏髮生髮。

增效經穴方

【具體操作】按壓百會穴、承靈穴、通天穴各10～50次，力道稍重，以脹痛為宜；再按揉天柱穴、頭維穴、太陽穴、印堂穴、安眠穴、百會穴各30～50次，力道適中；最後用手叩擊脫髮部位3～5分鐘，或至局部發熱發紅，也可在局部塗一些生髮液再叩擊，效果更好。

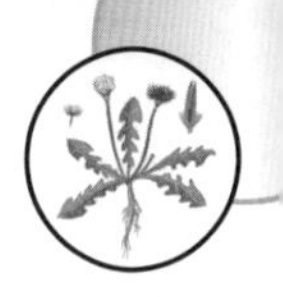

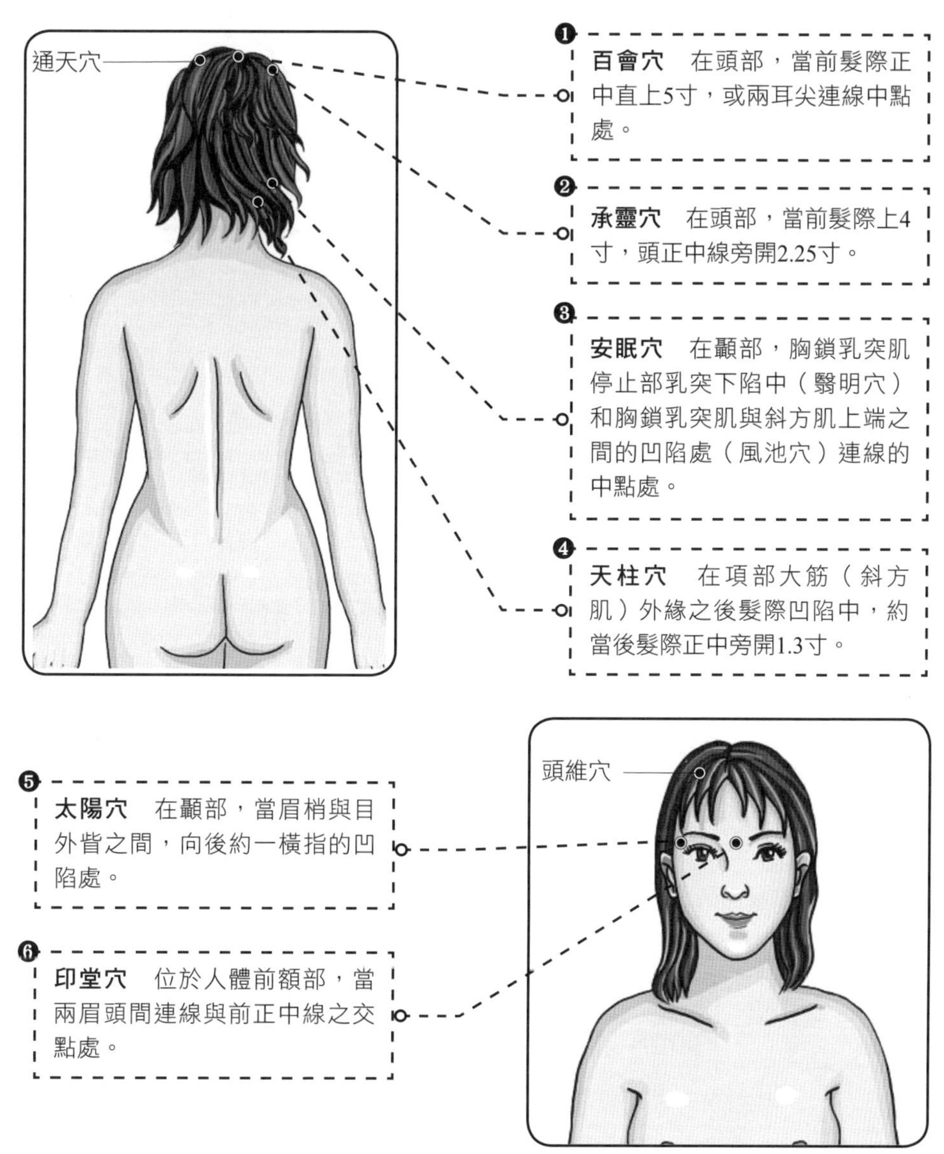

【功效】活血通絡，滋補肝腎，養血益精，緩解脫髮，烏髮生髮。穴位按摩治療脫髮有很好的療效，只要持續一段時間，效果十分顯著。

第七章

起居小偏方

在生活中，很多女性都是承擔家務的主角，久而久之，勞累悄悄地使女性的身體不堪重負起來，時常會發生腰痠背痛、頸肩疼痛的症狀，那麼，有沒有什麼方法可以自療呢？當然有了，一些簡單的小偏方就能幫你忙。因此，當遇到小毛病、小病痛時，請不要煩心，小偏方幫你忙，讓病痛、煩惱一掃而空。

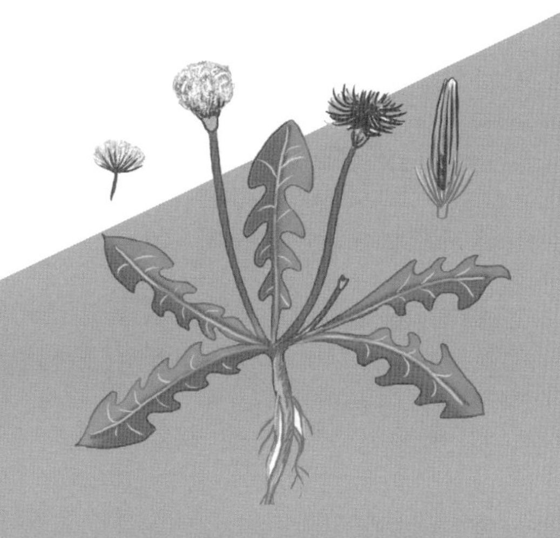

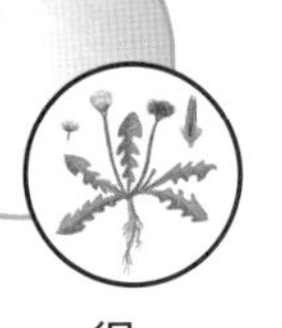

1 米醋、粗鹽袋，治療頸肩疼痛

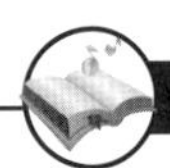

患者小檔案

症狀：頸部沉重、按壓有酸麻感，且患有頭暈、眼花、心律不齊等症狀。

實用小偏方：縫一布袋，裝一兩斤粗鹽，使用前先放在微波爐裡加熱，然後輕輕敷在頸肩部疼痛部位，再用吹風機吹，約5分鐘，即可緩解。

小李在銀行上班，工作非常忙碌，半年前，小李開始突然感覺頸部特別沉重，用手輕輕一按會有明顯的麻木疼痛感，且患有頭暈、眼花、心律不整等症狀。聽說我有不少小偏方，就來求助於我，我推薦她用米醋來解決。

具體做法：每晚取米醋300～500CC，準備一塊棉紗布（或純棉毛巾）浸入米醋中，然後平敷在頸部肌肉疼痛處，上面用一個70～80℃的熱水袋熱敷，保持局部溫熱20～30分鐘。熱水的溫度以局部皮膚感覺不燙為準，必要時可及時更換熱水袋中的熱水。熱敷的同時，也可以配合活動頸部。一般治療1～2次，疼痛即可緩解。

除了熱敷法，使用吹風機也能幫助穩定神經系統，緩解頸部肌肉緊張、痠痛狀態。

具體做法：當感覺頸椎疼痛時，試著利用家中的吹風機，距離以皮膚能夠適宜的熱度為宜，對著頭頸慢慢地吹，邊吹邊轉動頭頸，上下左右盡量轉足，時間約5分鐘。

當然，吹風機使用起來比較吵鬧，上班時用的話可能會影響別人。有沒有靜悄悄的辦法呢？當然有。縫一布袋，裝一兩斤粗鹽，使用前先放在微波爐裡加熱，然後輕輕敷在頸肩部疼痛部位，再用吹風機吹就不會發出「噪音」了。

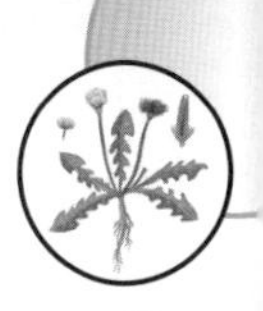

除了這兩個偏方，我還對小李提出了以下建議：在工作了很長時間後，做做頭及雙上肢的前屈、後伸及旋轉運動，既可緩解疲勞，又能使肌肉韌度增強。如果還是做不到，那就起來四處活動一下，去倒杯開水，與同事聊聊天，總之，不可以半天都坐在那不動，否則，肌肉會疲勞，整個脊椎更疲勞，用不了多久，頭痛、頭暈、乏力等隨之而來，最後向你亮起健康的警示燈。

專家推薦方

增效食療方

丹參山楂粥

【具體做法】生山楂50克，丹參30克，白米100克，冰糖適量。將生山楂、丹參洗淨，再將丹參入鍋，加水適量，用小火煎煮40分鐘，除渣取汁。再放山楂片與洗淨的白米，加水適量，先用大火煮沸，再用小火煮成粥，後加冰糖調勻即可。早晚2次分食。

【功效】活血化瘀，通經止痛。適用於氣滯血瘀型頸椎病。

當歸川芎燉老鴨

【具體做法】老鴨1隻，當歸15克，川芎10克，紅花5克，料理酒、低鈉鹽、胡椒粉、薑片、蔥段各適量。將當歸、川芎、紅花洗淨，隔水蒸煮30分鐘，備用。將老鴨去毛及內臟，把當歸、川芎、紅花及洗淨的薑片、蔥段塞入鴨腹中，入鍋加清水淹沒，大火燒沸後，撇去浮沫，加入料理酒，小火煨煮30分鐘後，加低鈉鹽，繼續煨煮至鴨肉酥爛，調入胡椒粉等調料即可。佐餐當菜，隨量食用。

【功效】活血化瘀，滋補肝腎。適用於氣滯血瘀兼有肝腎虧虛型頸椎病。

葛根靈仙湯

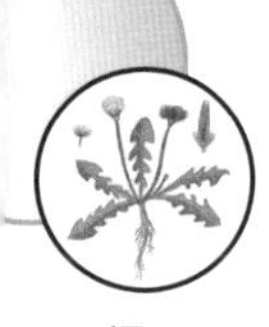

【具體做法】葛根24克，伸筋草、白芍、丹參各15克，秦艽、靈仙、桑枝、雞血藤各12克。每日1劑，水煎，分早晚2次溫服。藥渣用布包煎湯，早晚用毛巾蘸藥熱敷頸部及肩部肌肉，每次20分鐘，10天為1個療程。

【功效】祛風，散寒，除濕，舒筋活血，強筋壯骨。主治各型頸椎病。

增效經穴方

【具體操作】用健康錘敲打、刺激肩井穴，敲一會兒後，會發現痛感頓然減輕許多，然後再用健康錘敲擊後背中央的肩中俞穴，其位於後背兩條肌肉隆起的部位，高度大約在左右兩個肩關節的連接處，左右各敲打50～100次，力道適中。每日1次，持續15日即可有所改善。

【功效】舒筋活血，強筋壯骨。緩解頸肩疼痛。

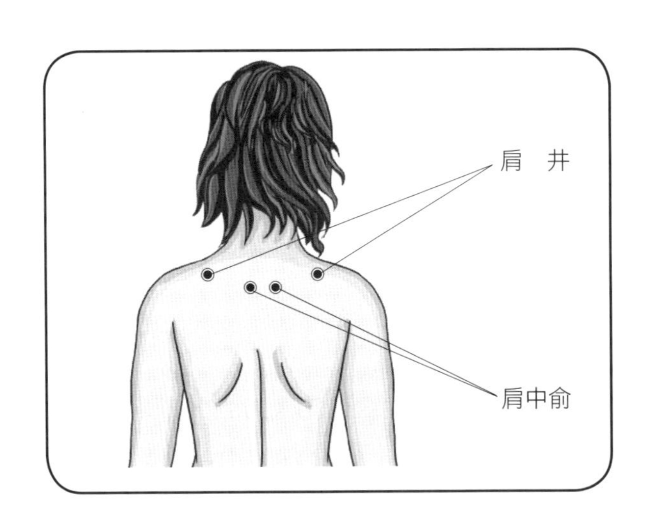

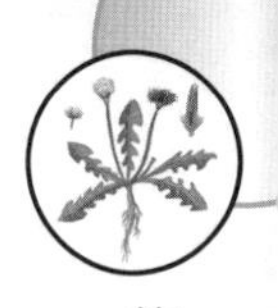

2 腰痠背痛，打通膀胱經健身除痛

患者小檔案

症狀：腰痠背痛，腰肌勞損。

實用小偏方：1.兩手四指握大拇指成拳，以拳背部有節奏地叩擊腰部脊柱兩側到骶部，左右皆叩擊36次。

2.兩手相互摩擦至熱，用兩手叉腰，大拇指在前，四指按在兩側腎俞穴處，先順時針方向旋轉腰臀部9次，再逆時針方向旋轉腰臀部9次，連做36次。

小嫻有時腰部總是隱隱作痛，大家都以為是寶寶的重量增加了腰部的負擔，腰才會痛，生完孩子也許會慢慢緩解，忍忍就過去了。生產後，小嫻也和其他的新媽媽一樣，忘情而快樂地投入到初為人母的忙碌中，將懷孕時的腰痛以及醫生的一些產後囑咐全然拋在腦後。沒過兩天，小嫻感覺腰部痛得厲害，還經常感覺腿有點麻痛，一彎腰更痛，甚至無法再抱寶寶了。

有句廣告詞這麼說：「腰痠背痛腿抽筋，身體提醒你，缺鈣了！」一些人，特別是一些老年人，腰痠了，背痛了，腿抽筋了，就開始吃鈣片。但是吃了真那麼有效嗎？我且不評判。從中醫的角度來說，沒有缺鈣這種概念。

那麼，如果腰部肌肉出現痠痛、麻脹等腰肌勞損症狀，有何小偏方予以緩解呢？

相信許多人會有這樣的體會：日光浴時，讓後背多晒晒太陽，馬上會覺得很舒服、很輕鬆；去美容院做開背，也是解除疲勞、紓緩僵硬身體的捷徑。上述方法能夠發揮作用的關鍵就在於透過刺激背部膀胱經，產生了充足的氣血。說到打通膀胱經，馬上有人躍躍欲試，說：「這容易，在腰部和背部沿著膀胱經按摩就可以啦。刮出紫斑來，氣血就通了。」這的確是一個好辦法。

具體做法：兩手四指握大拇指成拳，以拳背部有節奏地叩擊腰部脊柱兩側到骶部，左右皆叩擊36次。意守腰骶部，並意想腰骶部放鬆。每天叩擊腰骶，具有活血通絡、強筋健骨等作用。也可以採取以下方法：兩手相互摩擦至熱，用兩手叉腰，大拇指在前，四指按在兩側腎俞穴處，先順時針方向旋轉腰臀部9次，再逆時針方向旋轉腰臀部9次，連做36次。意想腰部盡量放鬆。每天活動腰臀部，具有舒筋活血、滑利關節、強健腰肌等作用。

一般提倡女性產後臥床休息3～4週。但絕對性的「臥而不動」對血液循環、運動系統會產生不良影響，若長期缺乏身體鍛鍊，腰部肌肉力量減弱，不利於保護椎間盤。因此，產後女性應多做些鍛鍊腰肌的活動。如在睡覺前將腰部和臀部反覆抬高呈弓狀，還有反覆搓腰都可以達到一定防治效果。

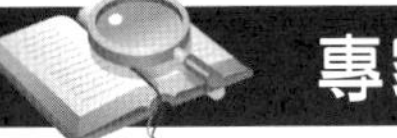

專家推薦方

增效食療方

枸杞牛肉粥

【具體做法】牛肉丁50克，糯米100克，枸杞20克。牛肉丁、糯米共煮粥，待粥煮好時放入枸杞。再共煮成粥，調味後服食。每天服2次，溫熱食用。

【功效】滋陰補腎。適用於肝腎虧虛型腰腿疼，尤其適用於腰痠腿困、下肢痿軟者。

冬蟲夏草鴨

【具體做法】雄鴨1隻，冬蟲夏草5～10枚，低鈉鹽、薑、蔥各少許。雄鴨去毛，除去內臟，洗淨放入砂鍋中。加冬蟲夏草、低鈉鹽、薑、蔥、水適

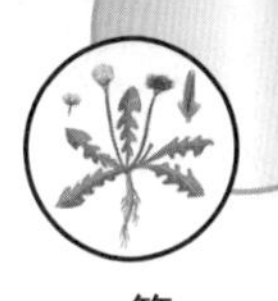

量，移火上以小火煨爛，即可食用。佐餐食用。

【功效】補虛助陽。治療腎虛腰痛、陽痿遺精等症。

三七地黃湯

【具體做法】生地黃30克，三七12克，紅棗4枚，瘦豬肉300克。將三七打碎，與生地黃、紅棗、瘦豬肉入砂鍋，加適量水，大火煮沸後，再改為小火，煮至肉爛，然後放適量低鈉鹽調味。飲湯吃肉，隔天1次。

【功效】活血化瘀、止痛。治療氣滯血瘀型急性腰腿疼痛。

當歸杜仲湯

【具體做法】全當歸、杜仲、川續斷各15克，麻黃、肉桂各6克，地龍、蘇木、穿山甲、烏梢蛇各10克，紅花、桃仁各12克，生甘草5克。上藥水煎3次後合併藥液，分2～3次溫服，每日1劑。1週為1個療程。

【功效】補腎健脾，利水除濕，通絡止痛。主治腰腿疼痛。

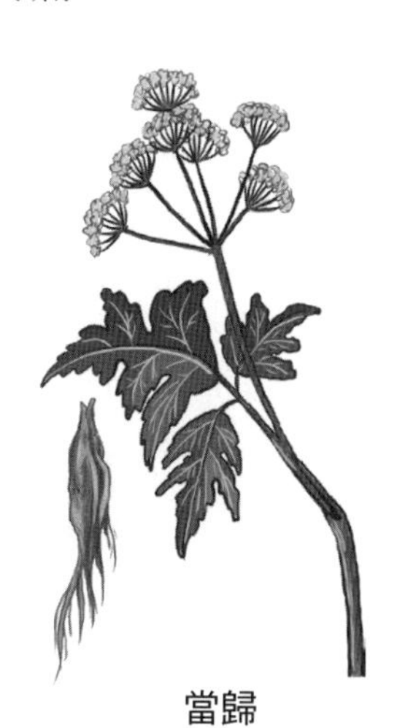

當歸

增效經穴方

【具體操作】

1.按壓腰部的腎俞穴、大腸俞穴、腰眼穴、小腸俞穴、膀胱俞穴各30～50次，力道輕緩平穩。腎俞穴是緩解腰部疼痛和增強體力的重要穴位，應反覆按壓，但避免用力過大。膀胱俞穴可促進血液循環，對虛冷型腰痛很有效。

2.按揉腹部的中脘穴、天樞穴各30～50次，力道宜柔和。

【功效】通絡止痛，活血化瘀，補虛助陽。

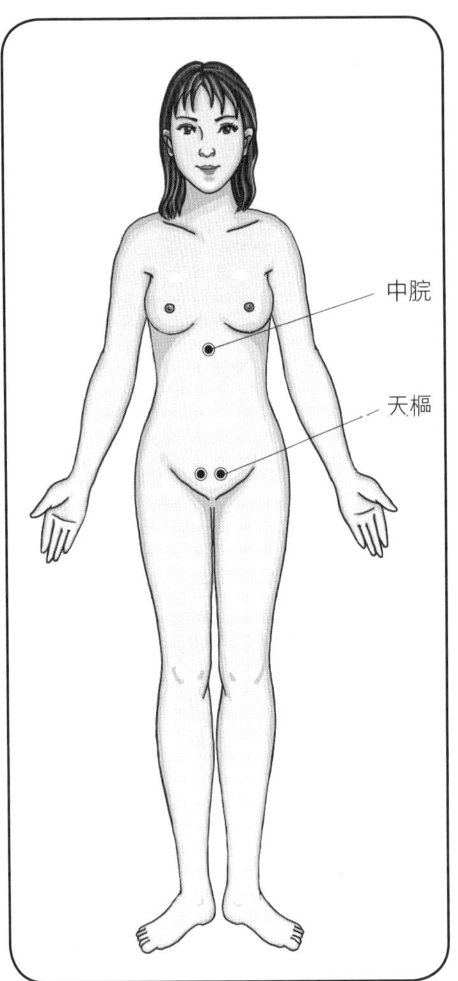
中脘
天樞

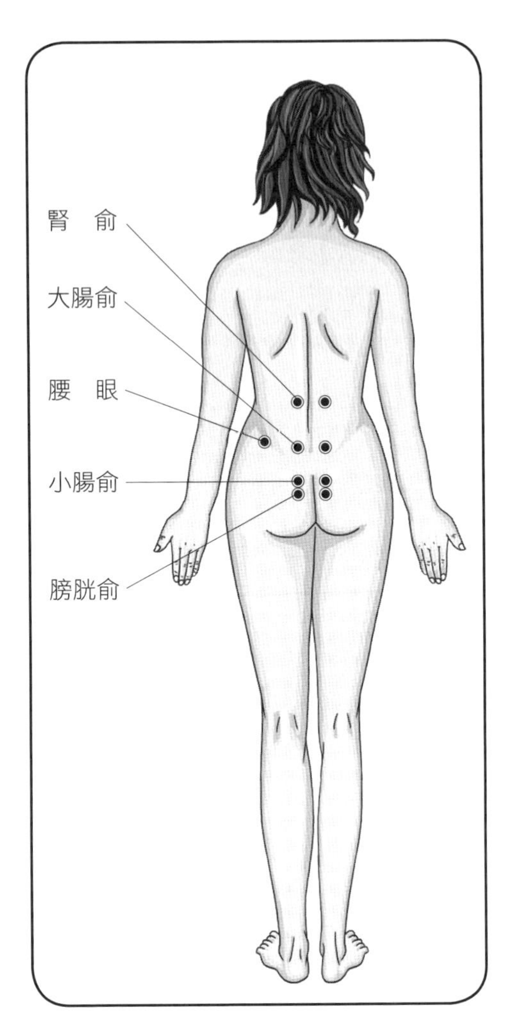
腎　俞
大腸俞
腰　眼
小腸俞
膀胱俞

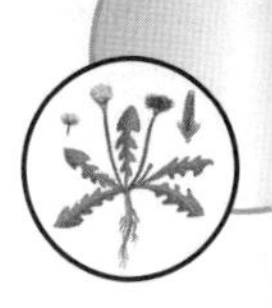

3　足跟痛，揉揉小腿的三陰交穴

患者小檔案

症狀：足跟痛，足跟處有骨刺。

實用小偏方：取白芥子粉適量，加醋調成稠膏狀，敷於足跟患部。外以蠟紙覆蓋，繃帶包紮固定。每2天換藥1次，2次後疼痛減輕，半月後疼痛消失。

對女性而言，高跟鞋就像是一把尖銳、性感的「匕首」，是時尚的代名詞，是女人鞋櫃裡不可或缺的寵兒。但在展現時尚魅力的同時，自己也付出了很大的健康代價。研究證明，穿上高跟鞋後，人很自然的重心前移，保持抬頭挺胸收腰的姿勢，看起來非常精神，穿梭在人群中也倍顯自信。但由於骨盆前傾，腰部後仰，人體負重力曲線大大改變。

足跟痛也叫跟痛證。該病多發於40～60歲老年人，尤以老年婦女發病居多。它是由骨結節部的前緣骨刺足脂肪纖維墊有不同程度的退行性減退，扁平足、急性滑囊炎、跟骨骨刺、跟骨類風濕病變引起；腳掌痛除扁平足原因外，也因足橫弓過度疲勞、慢性損傷所致。起病緩慢，多為一側發病，早起站立時疼痛較重，行走片刻後稍好，但行走過久，疼痛複又加重等症狀。

張女士今年52歲，右側足跟部疼痛已經3個多月了，現在足跟部不能著地，期間也去醫院檢查過，經X光檢查診斷為右側跟骨骨刺。醫院建議張女士手術治療，但張女士不願意做手術，於是找到了我，我看過她的情況後，推薦她使用白芥子膏治療骨刺。

具體做法：取生白芥子適量，研粉備用。取白芥子粉適量，加醋調成稠膏狀，敷於足跟患部。可利氣豁痰，溫中散寒，通絡止痛。但需要注意的是，肺虛咳嗽、陰虛火旺者忌服，外敷有發泡作用，皮膚過敏者忌用。

依上方用白芥子醋糊敷於患部（勿令藥糊超過赤白肉際，以免發泡損

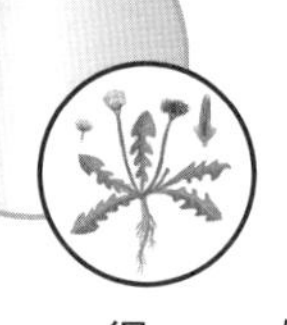

傷皮膚），外以蠟紙覆蓋，繃帶包紮固定。每2天換藥1次，2次後疼痛減輕，半月後疼痛消失。白芥子對治療骨質增生引起的腫脹疼痛效果非常明顯，可連續應用，直至病癒。

一個月後，張女士給我打電話報喜說，這方子還真管用，現在腿不抽筋了，走路也有力氣了，下地做家務也不會感到疼痛了。

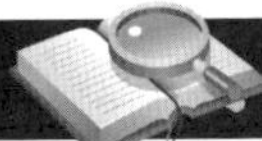

專家推薦方

增效驗方

熟地山藥

【具體做法】熟地黃12克，山藥25克，山萸肉12克，桑寄生12克，牛膝9克，木瓜12克，白芍25克，甘草10克。水煎服，每日1劑。15天為1個療程。

【功效】補益肝腎，強筋健骨。主治老年人足跟痛（肝腎精血虧損）。

南星半夏散

【具體做法】生南星、生半夏、生草烏、細辛各等份，雞蛋清適量。先將前4味藥研為極細末後，裝入瓶內備用，用時，以雞蛋清調藥粉成糊狀，外塗患處，臥床休息。每天換藥1次。另可用黑膏藥或凡士林等，在火上烤化，摻入藥粉適量調勻，趁熱貼患處，外用繃帶或者膠布固定。3～5天換藥1次。

【功效】活血破瘀，溫經除濕。主治跟骨骨刺。

熟地牛膝

【具體做法】熟地黃、狗脊、牛膝、赤芍、威靈仙各9克，絲瓜絡15克，鹿角膠（烊化）6克。每日1劑，水煎服。

【功效】溫陽補腎，活血止痛。主治跟骨骨刺。

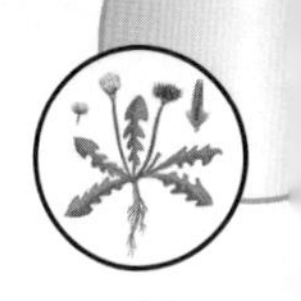

增效經穴方

【具體操作】採用揉點、搖抖等手法，對足三里穴、太溪穴、照海穴施灸，灸療5～10分鐘，同時提拿跟腱部，被曲足踝等溫補的手法配合治療。應用一些解毒消腫的中藥浸泡雙足即可。

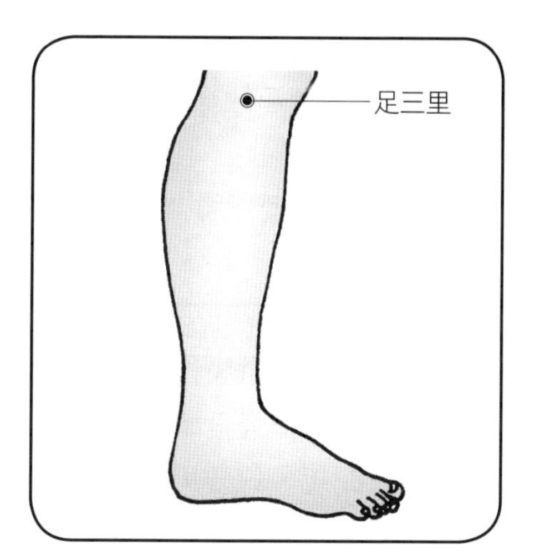

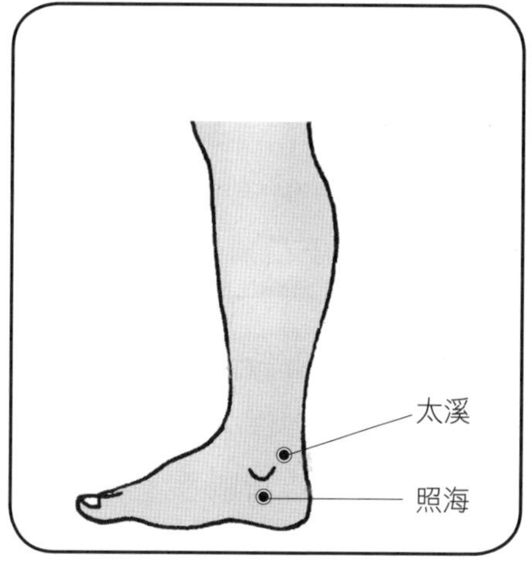

【功效】解毒消腫，舒筋活血。緩解足跟痛。

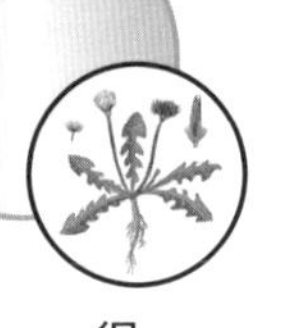

4 「滑鼠手」，按按頸椎側面就好了

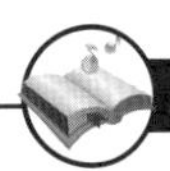

患者小檔案

症狀：腑管綜合症，手發麻，活動後消失。

實用小偏方：

1.將手指自然張開，交叉插入手指縫中，反覆做屈伸運動，每次至少連做30下，直到手指發熱為止。

2.叉手操，倒滿一大杯開水，做叉手操的同時，雙手靠近杯子，讓熱水蒸氣薰蒸手指關節。

王璿從小就喜歡電腦遊戲，於是大學專業便選擇遊戲製作，畢業後也進入了一家遊戲製作公司，事業上可謂是順風順水，但最近她卻遇到了一個小麻煩，就是「滑鼠手」，也不知到從什麼時間起，只要用電腦時間一長，手就開始發麻，但只要離開電腦活動一下，麻木就漸漸消失了。

一開始她也沒太重視，每天繼續趴在電腦前工作，可是過了一段時間，她發現症狀越來越嚴重了，只要坐到桌前，把右手放到桌子上，保持這個姿勢3分鐘，手指就開始麻木。

有人告訴她這可能是中風先兆，嚇得她連忙到醫院看病。醫生告訴她，才20多歲，中風的可能性不大，回家貼貼膏藥就好了。如此治療了兩個星期，王璿的症狀卻毫無減輕，於是她來找我看病。

聽完王璿的話，我讓她做出平時工作的樣子，將兩手放在桌子上，果然，沒多久，王璿就開始喊「麻了」。我讓她保持這個姿勢，我用手拇指用力按揉她前臂的正中神經受擠壓的部位，幾分鐘後，王璿說，她恢復知覺了，手不麻了。然後緊接著問我，這是怎麼回事？

我告訴她，她患上「腕管綜合症」，也就是我們通常說的「滑鼠手」。這是一種職業病，多發生在長期頻繁使用電腦的人身上。多由於前臂的正中神經受擠壓而引起，調治方法也很簡單。

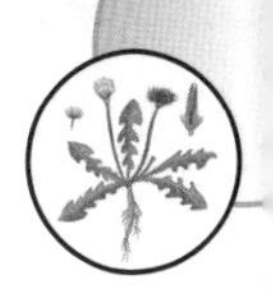

具體做法：將手指自然張開，交叉插入手指縫中，反覆做屈伸運動，每次至少連做30下，直到手指發熱為止。按摩時，要注意手指的力量要稍大一些。這樣做是因為連續的運動能使關節血液得到有效循環，不斷運來營養物質，並帶走軟骨的代謝廢物，如此一來，軟骨的新陳代謝就好了，手指關節疼痛也自然就沒了。要想收到更好的效果，還可以在做叉手操的時候配合薰蒸，即倒滿一大杯開水，做叉手操的同時，雙手靠近杯子，讓熱水蒸氣薰蒸手指關節。每天至少1～2次。

這裡，提醒電腦族們，用電腦時，每隔30分鐘或45分鐘必須站起來活動一下，以促進肌肉的放鬆與休息，這樣才能避免症狀復發。要知道「三分病七分養」，年輕人，還有很多美好生活等著你們去體味，所以一定要好好保養身體，這才是生活的本錢。

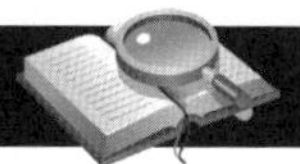

專家推薦方

增效食療方

溫經散寒湯

【**具體做法**】五靈脂、赤芍、白朮、制香附各12克，當歸、川芎、金玲子、延胡索各10克，葫蘆巴、小茴香、艾葉各6克。將上述藥材，放入盆中，加適量涼開水，浸透，再倒入砂鍋中，再加3～4碗水，水煎成汁，濾出，即可飲用。每日1劑，早晚各服1次。

【**功效**】溫經化瘀，散寒止痛，舒活筋骨。緩解手腕、手臂發麻。

敗醬木香茶

【**具體做法**】敗醬草10克，廣木香5克。將敗醬草、廣木香，研成粗粉，紗布包，置於保溫杯中，以沸水適量沖泡，分2～3次飲用，每日1劑。

【**功效**】化瘀止痛，清熱解毒。常飲還可促進血液循環，預防「滑鼠手」發生。

澤蘭紅糖飲

【具體做法】澤蘭9克，艾葉6克，紅糖適量。將澤蘭、艾葉一同放入砂鍋中，加適量清水，水煎成汁，加入紅糖拌勻，代茶飲，熱服。

【功效】舒筋活血，止痛散結。緩解手腕、手臂發麻。

增效按摩方

【具體操作】將手拇指放在前臂中線上，由腕關節處至肘關節，由下往上揉搓，以左右橫向揉搓為主，注意用力要大，力道要透深處。

【功效】這樣做可揉鬆正中神經周圍的組織，解除神經的壓迫，病症自然就能消失了。

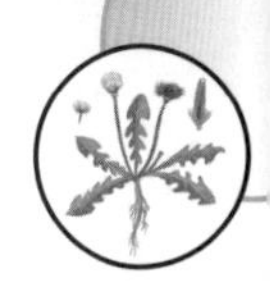

5 閃腰了，按摩、食療讓你挺直腰板

患者小檔案

症狀：閃腰，腰痛、腿痛，不能動彈。

實用小偏方：按摩療法。俯臥，將一軟包墊在腰下，開始上下按摩腰部脊柱兩側肌肉，隨後握住患者的雙踝，使其膝關節屈膝至120度以上，反覆屈曲幾次，突然迅速用力向後拉伸，使其腹部抬離床面，如此反覆做1～5次，壓痛便可減輕。

現代人由於缺乏鍛鍊，或長時間保持一種姿勢，導致腰部韌帶變得很「脆弱」，在活動或抬重物時容易損傷軟組織，造成腰部扭傷的事情也是頻頻發生。我媽就遇到過這樣的事。

去年，我與媽媽一起坐火車回老家。因為想著時間也不長，就選了硬臥，沒想到，媽媽睡了一夜，早晨起來就腰痛、腿也痛，稍微一動就被「閃」了一下，疼痛就由臀部沿大腿外側向小腿和踝關節延伸，還患有小腿和足的無力和麻木，媽媽痛在身，更疼在兒女心，我馬上進行施治。

具體做法：俯臥，順手將隨身帶的軟包墊在媽媽的腰下，開始上下按摩腰部脊柱兩側肌肉，隨後握住她的雙踝，使其膝關節屈膝至120度以上，反覆屈曲幾次，突然迅速用力向後拉伸，使其腹部抬離床面，如此反覆做1～5次，媽媽的壓痛及牽引痛明顯減輕了。這時心裡才喘了口氣。我告訴媽媽，別亂動，到家了，我用薑片烤熱後貼在扭傷處，按摩一下，有止痛療傷的效果。出門也會叮囑媽媽，這幾天要注意腰部保暖，不要受涼，最好臥床休息兩天，不要擅自做腰部旋轉活動。

另外，我每天都燉枸杞豬腰湯給媽媽喝。

具體做法：取豬腰（即豬腎）2副，枸杞葉150克。首先將豬腰洗淨切塊，然後與枸杞葉加水燉湯，再加少許鹽調味就好了，每日早晚各1次，連用7天為1個療程。

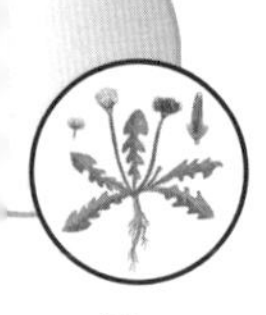

豬腰子富含蛋白質、脂肪、碳水化合物、鈣、磷、鐵和維生素等營養物質，對於中老年人扭傷後的肌肉補養來說是最合適的選擇。枸杞葉就更好了，它味甘、苦，性涼，具有解熱、預防動脈硬化的功效。中醫常用它來治療肝腎陰虧、腰膝酸軟、頭暈、健忘、目眩、頭昏多淚、遺精等病症。

沒幾天，媽媽的腰、腿就不疼了，這不僅讓她真正體會到的小偏方的妙用，而且更體會到了我對她的一片孝心。

專家推薦方

增效食療方

丹皮杜仲湯

【具體做法】牡丹皮、杜仲、赤芍、川續斷、延胡索各15克，澤蘭、牛膝、紅花、桃仁、蘇木、台烏藥各10克，三七、乳香、沒藥各9克，生甘草6克。每日1劑，水煎，分2～3次口服。

【功效】主治急性腰扭傷。

雙烏止痛酒

【具體做法】制川烏、草烏、紅花各10克，川芎、當歸、牛膝各15克，黃耆18克，白酒1000CC。兼之，臂痛者加羌活15克，頸項痛加葛根30克，腰膝酸軟者加杜仲10克。將上述藥物加白酒浸泡7天後服用。每次飲藥酒10～25CC，早晚各1次。如感覺口舌發麻宜減量。

【功效】溫經活血，益氣止痛。治療腰扭傷而無關節紅腫發熱的患者。

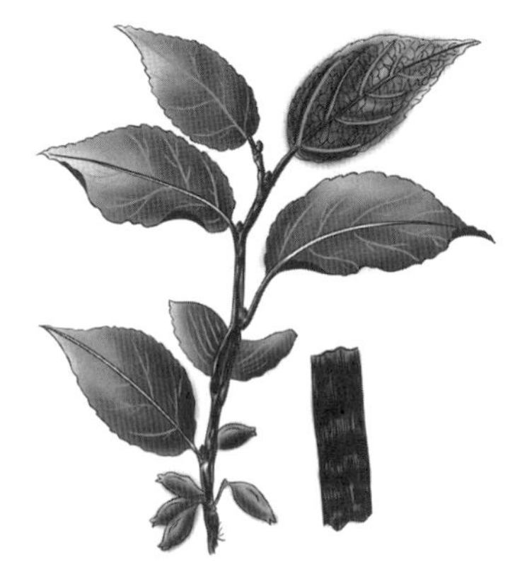

杜仲

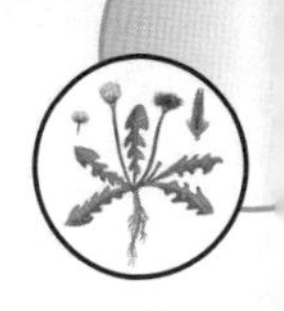

仙茅燉排骨湯

【具體做法】仙茅18克，金櫻子12克，豬排骨500克，薑片、低鈉鹽、雞精粉各少許。豬排骨洗淨，切塊；仙茅、金櫻子洗淨，搗碎，用紗布包好；將仙茅、金櫻子與豬排骨一同放入砂鍋中，加適量清水，大火煮沸後，放入薑片，轉小火燉煮約1小時，至排骨肉熟爛，加入低鈉鹽、雞精粉調味即成。

【功效】散寒除弊，強壯腰膝，補腎壯陽，活血止痛，接續筋骨。主治急性腰扭傷、氣滯血瘀、兼腎虛者。

增效足浴方

獨活牛膝足浴方

【具體操作】獨活、牛膝各50克，防風30克，人參、細辛各20克。將上藥加清水2000CC浸泡後煎煮，煎至水剩1500CC時，澄出藥液，倒入腳盆中，先用毛巾蘸藥液熱熨腰痛部位，待溫度適宜時泡洗雙腳，每天2次，每次40分鐘，15天為1個療程。

【功效】活血化瘀，祛濕止痛，強壯腰膝。主治急性腰扭傷。

白芍紅花足浴方

【具體操作】白芍50克，紅花30克，桂枝、獨活、威靈仙各20克，杜仲、甘草各15克。將上藥加清水適量，煎煮30分鐘，去渣取汁，與2000CC開水一起倒入盆中。先用毛巾蘸藥液熱熨腰痛部位，待溫度適宜時泡洗雙腳，每天早、晚各1次，每次熏泡40分鐘，10天為1個療程。

【功效】活血化瘀，祛濕止痛，強壯腰膝。主治急性腰扭傷。

黨參白朮足浴方

【具體操作】黨參50克，白朮、茯苓各30克，陳皮、元胡各20克，紅棗10枚。將上藥加水適量，煎煮20分鐘，去渣取汁，與1000CC開水同入盆中，先用毛巾蘸藥液熱熨腰痛部位，待溫度適宜時泡洗雙腳，每天1次，

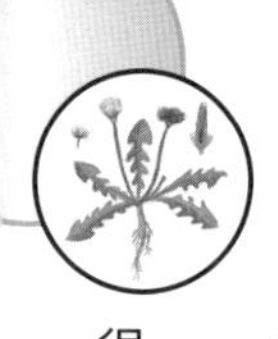

每次40分鐘。15天為1個療程。

【功效】祛風止痛，通絡溫腎。主治急性腰扭傷。

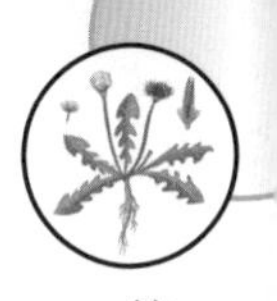

6 巧用鹽水和醋，助你治好咽喉炎

患者小檔案

症狀：咽喉腫痛，有痰，吞嚥有異物感。

實用小偏方：濃鹽水漱口法。準備一點濃鹽水和幾根棉花棒，然後仰頭張嘴，將蘸有濃鹽水的棉花棒伸到咽喉部位輕輕點幾下，接著閉上嘴巴，讓鹽水慢慢地往下浸，喉嚨裡感到鹹味，就會受刺激產生口水，再慢慢地嚥下去。

我接觸到這樣一個病人，據說還是一個小有名氣的歌手。她最近老感覺嗓子裡有痰，總是咽又咽不下去，咳又咳不出來。起初她以為是上火了，也就沒把這件事放在心上，只是到藥店買了很多口含片、消炎藥吃。過了幾天，病情不但不見好轉，反而越來越嚴重了。大家都知道，歌手需要保護自己的嗓子，更何況下個月她還有演出，於是急匆匆找我看病。我讓她張開嘴巴發出「啊」音，用小手電筒照著看了一下她的喉嚨，發現她的扁桃腺有些腫大，咽喉部也比較紅。不過，幸好她的扁桃腺沒有化膿，用不著考慮抗生素這種藥。

我向她推薦了一個偏方，準備一點濃鹽水和幾根棉花棒，然後仰頭張嘴，將蘸有濃鹽水的棉花棒伸到咽喉部位輕輕點幾下，接著閉上嘴巴，讓鹽水慢慢地往下浸，喉嚨裡感到鹹味，就會受刺激產生口水，再慢慢地嚥下去。如果嫌這個麻煩，也可以用濃鹽水漱口。

具體做法：先用熱水泡一杯濃鹽水，等水溫下降成溫水時，就開始漱口腔、咽喉大概20秒，然後吐掉，每隔10分鐘重複漱口一次，連續10次即可。

那位歌手回家以後試了兩回，過了幾天，打電話來說，她的喉嚨腫痛症狀完全消失了。之所以有這個效果，是因為鹽具有氧化性，混合一定比例的水以後有很好的殺菌消毒作用，能夠殺滅咽喉部的細菌、病毒，同時

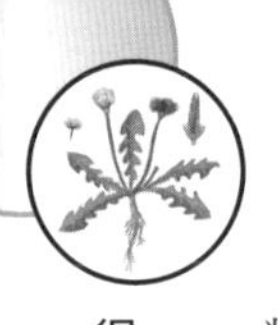

對於咽喉局部的炎症反應、水腫、滲出亦有抑制作用。

她問還需要什麼輔助的沒有。出於職業習慣，我還提供兩則偏方給她，以備不時之需。另外，我還告誡她平時少吃點辛辣刺激的食物，好好養兩天嗓子就完全恢復了。

此外，醋也能治療咽喉炎。

具體做法：將鍋內倒入100CC食醋，把一個雞蛋放到裡面煮，約煮15分鐘之後關火即可。然後把雞蛋和醋一起吃下。或者將100CC醋燒沸，放涼後備用。每次服1小匙，慢慢咽之，日咽數次。

這兩則偏方適合因咽喉炎引起咽癢、聲音嘶啞的情況，效果立竿見影。之所以有此療效，是因為醋味酸、甘，性平，有散瘀、解毒、消腫的功用。不過，此方病癒即止，多食會損齒傷胃。且脾虛濕盛，有骨關節病痛者不宜使用此方。

溫馨提醒

每天早起後，在左手掌心塗上3～4滴綠油精，按摩（順時針方向）咽喉部位20～30次。此方對咽喉炎早期患者極為有益。咽炎發病期間，勿飲酒、吸菸，飲食避免辛辣、酸等強刺激調味品。適當用聲，改善生活環境，減少粉塵、有害氣體對身體的刺激。

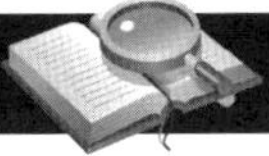

專家推薦方

增效食療方

膨大海生地茶

【具體做法】 膨大海5枚，生地12克，冰糖30克，茶適量。上藥共置熱水瓶中，沸水沖泡半瓶，蓋悶15分鐘左右，不拘次數，頻頻代茶飲。

【功效】 清肺化痰，止渴潤喉。適用於慢性咽喉炎屬肺陰虧虛者，如聲音

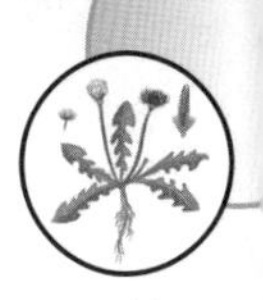

嘶啞，多語則喉中燥癢或乾咳，喉部暗紅，聲帶肥厚，甚則聲門閉合不全，聲帶有小結，舌紅苔少等。

柿子燒灰蜜丸

【具體做法】乾柿子、蜂蜜各適量。將乾柿子燒灰，研為末，蜂蜜為丸。每服6～9克，日服2次，開水送下。

【功效】清肺化痰，止渴潤喉。對咽喉炎所致的咳嗽痰多有特效。

荸薺百合羹

【具體做法】荸薺30克，百合1克，雪梨1個，冰糖適量。將荸薺洗淨去皮搗爛，雪梨洗淨連皮切碎去核，百合洗淨後，三者混合加水煎煮，後加適量冰糖煮至熟爛湯稠。溫熱食用。

【功效】清熱生津，涼血解毒，化痰消積。對治療咽喉疼痛、咽喉炎有較好的效果。

增效經穴方

【具體操作】

1.取肺俞穴、胃俞穴、大椎穴、曲池穴，用艾條雀啄灸，每次取3～5穴，各灸10～15分鐘，每日灸1～2次，連續5日為1個療程。

2.取大椎穴、膻中穴、肺俞穴、大杼穴、腎俞穴、合谷穴、尺澤穴。用艾條溫和灸，每次取3～5穴，各灸10～20分鐘，每日1次，5次為1個療程。

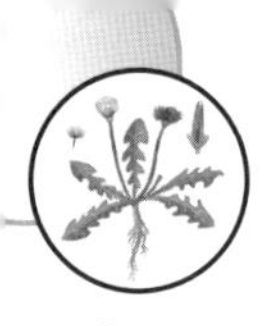

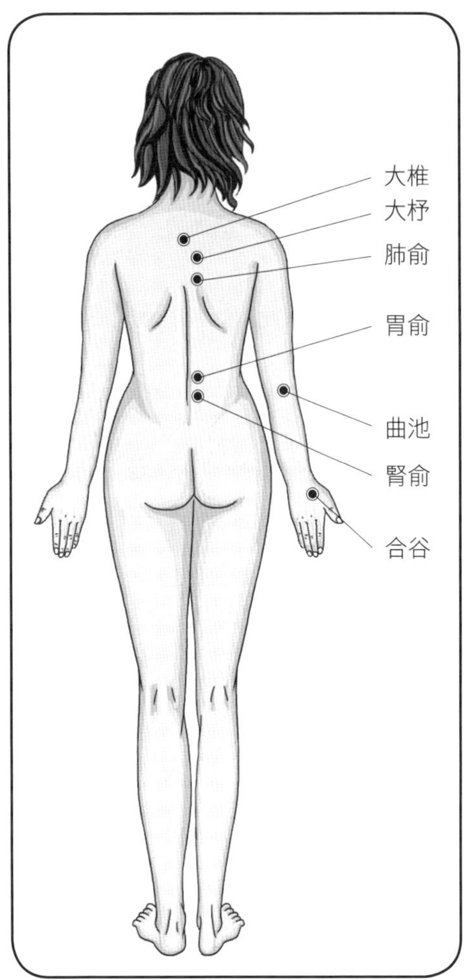

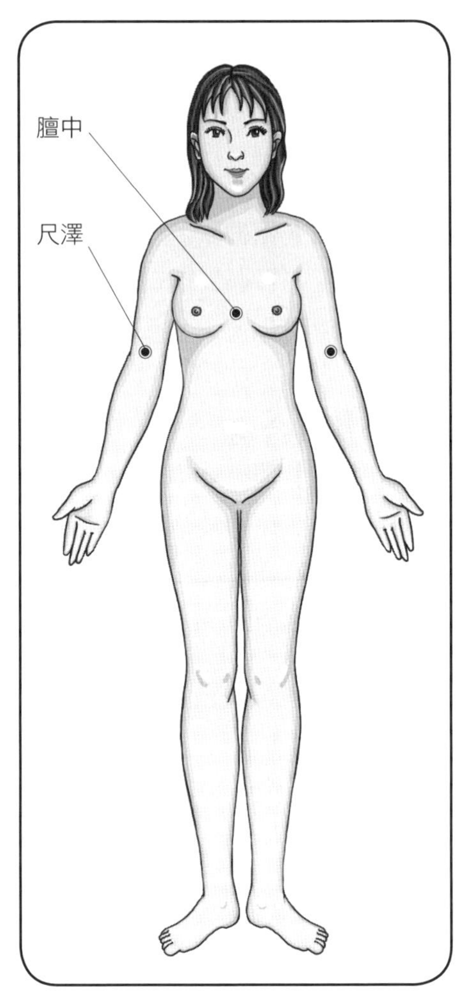

【功效】化痰消積，清熱生津。緩解咽部不適、發乾、有異物感，疼痛、乾咳、噁心等症狀。

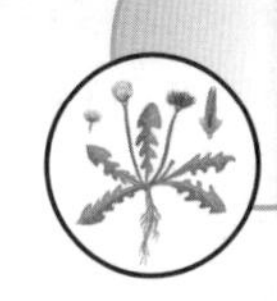

7 陰陽平衡，菠菜、核桃解除便祕之苦

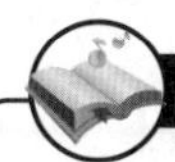

患者小檔案

症狀：便祕，大腸傳輸不利，大便不通暢，毒素排不出去。

實用小偏方：

1.常食核桃。每天早晚各吃幾塊核桃或者閒時隨意吃點，每天控制在半兩之內為佳。

2.巧食菠菜。我國民間常有人取新鮮菠菜洗淨，放入開水中燙2～3分鐘，取出切碎後，用少許麻油、低鈉鹽等調料拌食。每日1～2次。

便祕早已不再是老人和體弱者的專利了，廣大的中青年很多都在飽受便祕之苦，卻又無可奈何。我曾遇到這樣一位患者，她40來歲，卻一副弱不禁風的樣子。她說她便祕都四五年了，每次在排便的時候，總是非常痛苦，平時還伴隨有腹部脹滿、頭昏乏力等症狀，一有不順心的事就煩躁、發脾氣。回想年輕時，平時連化妝品都不抹，臉上不僅沒有那些討人嫌的各種斑點，而且連皮膚都很潤澤。造成這種鮮明對比的原因自然很多，但一個不可忽視的方面就是沒有便祕。《黃帝內經》說：「大腸者，傳道之官，變化出焉。」中醫認為，大腸的正常生理功能是傳化物而不藏。人每天吃的東西經胃腸消化吸收後，好的東西滋養全身，所剩的糟粕就由大腸傳送而出。正常情況下，處於「陰平陽秘」的平衡狀態，大腸的消化排泄正常，排出的大便帶走了體內的毒素，毒素就不會在身體內停留；一旦陰陽失調，大腸傳輸不利，大便不通暢，毒素排不出去，就會出現便祕，進而導致各種疾病的出現。

她急切地詢問防治便祕之法。我告訴她，最好的辦法就是增強身體的免疫力，增強免疫力不是吃補品，而是去運動，比如每天跑步，但這位患者說自己懶慣了，不愛跑步，剛退休時買的跑步機還放在家裡，也沒用上幾天。

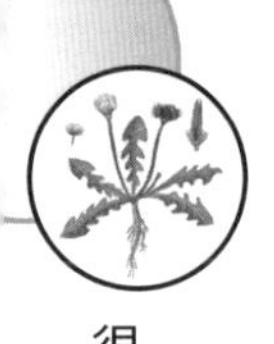

針對這位朋友的情況，我給她推薦了兩個偏方。

1.常食核桃

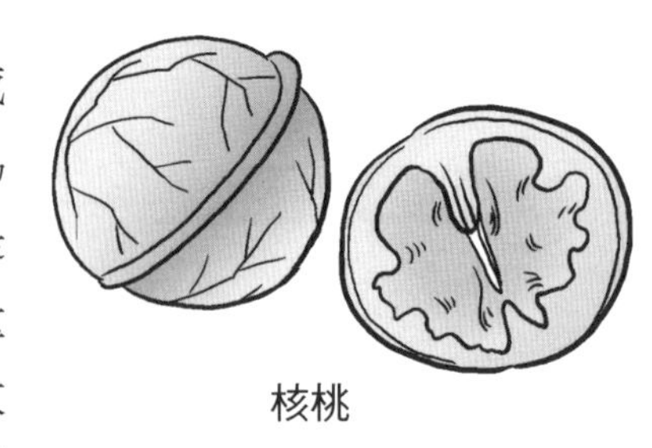
核桃

具體做法：每天早晚各吃幾塊核桃或者閒時隨意吃點，每天控制在半兩之內為佳，對於治療中老年便祕很有療效。這是因為核桃內含有豐富的核桃油，還有大量的粗纖維。吃進肚子裡，核桃油能軟化大便，潤滑腸道。此外，粗纖維能吸水膨脹，刺激腸道運動，從而達到治療便祕的效果。

2.巧食菠菜

具體做法：取新鮮菠菜洗淨，放入開水中燙2～3分鐘，取出切碎後，用少許麻油、低鈉鹽等調料拌食。每日1～2次，連吃數天，能夠充分發揮刺激腸蠕動、軟化大便的作用，達到通便的效果。

我還告誡這位患者盡量少吃辛辣，少喝酒，多吃新鮮蔬菜和水果，如吃芹菜、菠菜、大白菜、韭菜、南瓜等都利於排便，一些粗糧，如蕎麥、高粱、玉米等也是不錯的選擇。日常生活中，養成清晨起床後喝水的習慣，這既是對缺水的一次有效的補償，又是一種對體內液體的淨化，猶如雪中送炭，旱苗逢雨，因為清晨人的胃內已全部排空，此時喝水可沖刷胃壁上的一切殘渣，有利於通腸排便，最終將其全部排出體外。

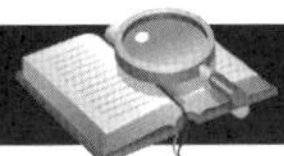

專家推薦方

增效食療方

首烏紅棗粥

【**具體做法**】何首烏30克，紅棗10枚，冰糖適量，白米60克。先將何首烏水煎取藥汁，再與紅棗、白米共煮煮粥，粥成入冰糖，溶化後服食。

【**功效**】補血益氣，潤腸通便。適用於血虛便燥。

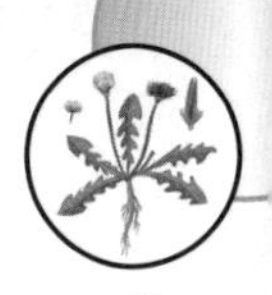

黃耆筍魚湯

【具體做法】黃耆10～20克，黨參15～30克，黑芝麻12～24克（布裹），玉竹15～30克，陳皮5克，筍殼魚100～150克。煲湯即可。

【功效】生津止渴，健脾補虛，潤腸通便。適用於氣虛便燥、津液不足之便祕。

芝麻核桃粉

【具體做法】黑芝麻、核桃仁各等份。炒熟，研成細末，裝於瓶內。每日1次，每次30克，加蜂蜜適量，溫水調服。

【功效】補益壯陽，健脾補虛，潤腸通便。適用於陽虛冷秘。

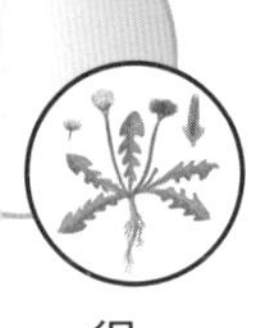

8 腹式呼吸，調治慢性支氣管炎

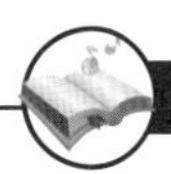

患者小檔案

症狀：慢性支氣管炎，喘不上氣，不能外出行走。

實用小偏方：讓患者坐臥、平躺，右手在下，左手在上，兩手疊加，輕輕放在肚臍下3橫指位置，用於感受腹部的起伏變化。然後，把嘴合上，用鼻子慢慢深吸氣，把空氣直接吸入腹部，然後再慢慢呼氣，呼氣時要長且慢，不要中斷，將所有廢氣從體內全部呼出來。注意呼氣時把嘴唇併攏，留一條小縫，像魚口吹泡泡一樣。

有一天，大學時期的老同學打電話找我，說她有個阿姨在鄉下老家，因為長期吸菸，患上慢性支氣管炎，現在狀況很不樂觀，本想今年把老人家接到城裡治療，但路途遙遠，再加上阿姨得靠氧氣才能正常呼吸，所以根本沒法出門。她想先在家為她阿姨調理一下，等病情好轉了，再帶老人家出門求醫。所以想問一下，我這裡有沒有什麼好辦法。

慢性支氣管炎是一種非常棘手的病症，不易治癒，即使治癒了，也容易反覆。這是因為患者肺裡的氣管長期受到炎症的破壞，縮窄了很多，當呼氣時，由於很多廢氣排不乾淨，導致新鮮空氣無法進入，這就會讓患者感到氣不夠用，喘不上氣來，所以，要想徹底治好慢性支氣管炎，那麼就要從呼吸著手。

我給她推薦了一種治療慢性支氣管炎的小偏方—「縮唇式腹式呼吸法」。這與瑜伽中宣導的腹式呼吸基本相同，但需要嘴唇的配合。

具體做法：患者坐臥、平躺，右手在下，左手在上，兩手疊加，輕輕放在肚臍下3橫指位置，用於感受腹部的起伏變化。然後，把嘴合上，用鼻子慢慢深吸氣，把空氣直接吸入腹部，手能感覺到腹部微微隆起，吸氣越深，腹部隆起越高，隨著腹部擴張，橫膈膜就下降。慢慢呼氣，呼氣時要長且慢，不要中斷，手能感覺腹部朝脊柱方向收，隨即盡量收縮腹部，

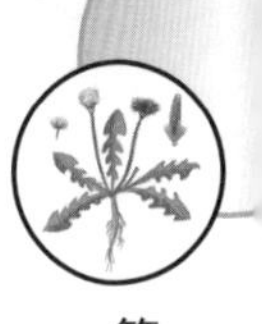

將所有廢氣從體內全部呼出來。注意呼氣時把嘴唇併攏，留一條小縫，像魚口吹泡泡一樣。

做腹式呼吸時，應盡量緩慢，盡可能地多吸一些氣，也要盡可能地把肺裡的氣全吐出去。每分鐘呼吸7～8次最好，但也不要為了達到這個目標而強行憋氣，以舒服為準即可。這個方法每天至少做3次，每次15分鐘左右，如此持續一個月，便可見效。

長期用這種呼吸方式鍛鍊，能讓患者漸漸養成腹肌、胸肌一起用力呼吸的習慣，強壯胸部呼吸肌，改善肺氣腫患者呼吸肌力量不足的情況。有效鍛鍊胸部呼吸肌，增強患者的呼吸能力，雙管齊下，徹底治癒慢性支氣管炎。

老同學聽完覺得很有道理，馬上轉告了她的阿姨，還三天兩頭打電話回家，督促她阿姨要勤快練習，又不定期地向我彙報她阿姨的練習成果。兩個月後，她阿姨竟然可以下樓行走了，這真是讓人興奮，老同學說，再治療一段時間，就把阿姨接到來，一方面可以方便照顧，另一方面想給老人家檢查一下身體。

溫馨提醒

加強體能鍛鍊，提高身體素質，戒除菸酒，避免胸背部受寒，冷天外出應戴口罩，居處要安靜整潔，空氣清新，勿去潮濕陰暗之所。急性發作或發熱不退者，應到醫院治療。

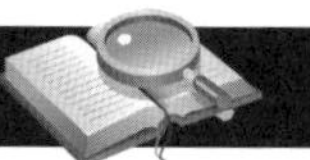

專家推薦方

增效食療方

甜杏仁粥糊

【具體做法】杏仁15克，白米50克。杏仁去皮尖，水研濾汁，加入白米，

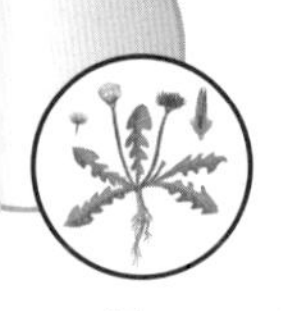

煮粥食用。

【功效】健脾消食，鎮咳化痰。適用於風寒型支氣管炎，特別是有胸悶、氣喘或便祕者。陰虛咳嗽、大便溏稀者忌服。

車前子粥

【具體做法】車前子10克，白米100克。將車前子用布包好後煎汁，再將白米入車前子煎汁中同煮為粥，每日早晚溫熱食。

【功效】利水消腫，養肝明目，祛痰止咳。適用於老人慢性氣管炎及高血壓、尿道炎、膀胱炎等。

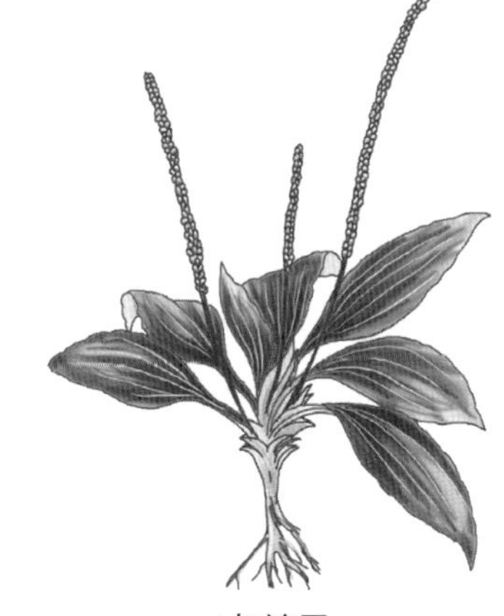

車前子

大蒜食醋飲

【具體做法】大蒜250克，食醋250CC，紅糖90克。將大蒜去皮搗爛，浸泡在糖醋溶液中，一週後取其汁服用，每次一湯匙，每日3次。

【功效】溫中散寒，潤肺定喘，止咳化痰。用於治療慢性支氣管炎。

增效足浴方

平地木瓜蔞足浴方

【具體操作】平地木25克，蒸百部、全瓜蔞、桃仁各10克，七葉膽30克，焦山楂20克，炙甘草10克。將上藥加水2000CC，煎數沸，取藥液倒入腳盆中，先薰蒸，待溫度適宜時泡洗雙腳，每天2次，每次30分鐘，10天為1療程。

【功效】理氣化痰，止咳平喘，扶正固元。主治慢性支氣管炎，適宜寒邪侵襲、寒痰壅滯、肺脾兩虛患者。

茜草橙皮足浴方

【具體操作】鮮茜草30克，橙皮20克。上藥加清水適量煎沸10分鐘，取

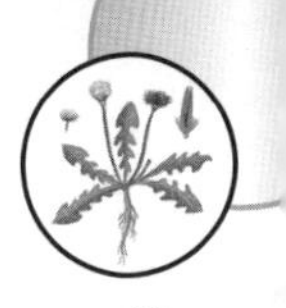

藥液同1000CC開水倒入腳盆中，先薰蒸，待溫度適宜時泡洗雙腳，每天2次，每次40分鐘，10天為1療程。

【功效】理氣調中，燥濕化痰。主治慢性支氣管炎。

牽牛子橘皮足浴方

【具體操作】牽牛子50克，橘皮、佛耳草各60克，白芥子30克。將以上4味藥入鍋加水適量，煎煮20分鐘，去渣取汁，與2000CC開水同入腳盆中，先薰蒸，後泡洗雙腳，每天熏泡1次，每次40分鐘。5天為1個療程。

【功效】燥濕化痰，祛濕止咳。主治慢性支氣管炎。

增效經穴方

【具體操作】

按壓肺俞穴、厥陰俞穴、心俞穴、腎俞穴、志室穴各30～50次，力道以痠痛為佳。然後再按揉中府穴、膻中穴、巨闕穴、肓俞穴各50次，力道輕柔。

【功效】溫中散寒，潤肺定喘，止咳化痰。肺俞穴是呼吸系統疾病的特效穴，尤其是支氣管哮喘、慢性支氣管炎所引起的咳嗽、吐血、胸部痛很有效；中府穴是治療氣喘、呼吸困難的特效穴，對咳嗽也有效。

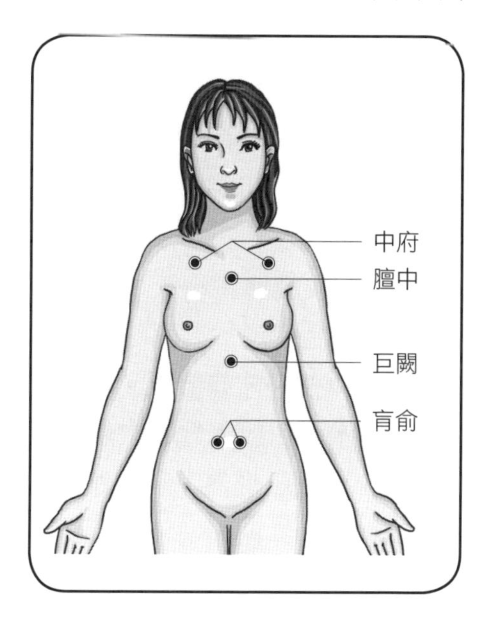

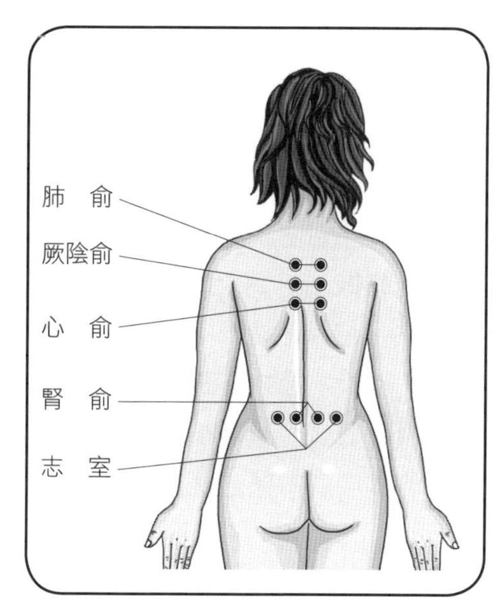

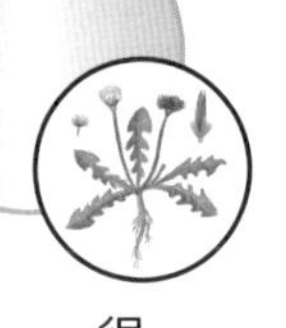

9 老薑、核桃，調理慢性胃炎

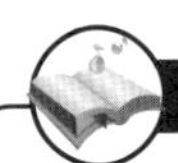

患者小檔案

症狀：慢性胃炎，間斷胃疼，胃脹。

實用小偏方：買上好的老薑，用小火烤乾，切成細塊，每天早晨空腹拌飯吃。

小米是不折不扣的快節奏一族，還是個工作狂，一工作起來就不知道時間，常常加班熬夜，隨便吃點便當或速食什麼的就算了，週末的時候就在家裡兩天不下樓，經常一天都吃不了一頓正經飯。這種情況大約持續了大半年，她的胃終於「起義」了，開始時胃偶爾疼一會兒，到最後不吃止痛藥就疼得站不住了。

治療慢性胃炎，最關鍵的是殺滅幽門螺桿菌，現在臨床上抗生素的濫用現象普遍存在，幽門螺桿菌耐藥性的問題也日益顯現。而現代中藥研究發現，有多種中藥均對幽門螺桿菌有殺滅抑制作用，其中又以黃連為最強。黃連泡水連服治療慢性胃炎很有效，但黃連最大的問題是泡水後喝起來太苦，很多人受不了這種苦味，幸好還有其他的中藥可選擇。

中醫認為，生薑是一副治療胃病的良藥。早在元代吳瑞的《日用本草》中就有生薑「去腹中寒氣」的記載。生薑切片晒乾，名為乾薑，是味常用中藥，溫胃之力更強，金元名醫李杲說它具有「辛熱以散裡寒，除胃冷而守中」的特點。所以，寒痛的胃炎與胃潰瘍患者，可經常食用。下面我們就來詳細地談一下生薑的用法。

具體做法：買上好的老薑，用小火烤乾，切成細塊，每天早晨空腹拌飯吃。怕辣的人，可用香油炸至有點焦黃（不能太焦，否則味苦而無效），和飯一起炒一下，趁熱吃，一般需要連用兩個月才有效果。

還可取老生薑500克（越肥越大越好）不用水洗，放入灶心去煨，用燒過的木炭或木柴之紅火炭埋住，次晨將薑取出，薑已煨熟，刮除外面焦皮，也不必水洗，再把薑切成薄片，如薑中心未煨熟，把生的部分去掉，然後拿60克的冰糖研碎成粉，與薑片混合，盛於乾淨的瓶中，加蓋蓋好。約過1週，冰糖溶化而被薑吸收，取薑嚼食，每日2～4次。

還有一個偏方，核桃炒紅糖。

具體做法：核桃要選取新鮮的，大約7個，砸去外殼取出仁，然後切碎，在砂鍋內溫火炒至淡黃色，再放入5克左右的紅糖炒拌幾下即可出鍋，趁熱吃下。每天早晨空腹吃，半小時後才能吃飯和喝水，此方需持續用12天，中間不可中斷。

小米聽了以後，回去按著這兩個方子吃了兩天，明顯感覺好多了，繼續服用不到兩週，小米就感覺自己又活力四射了，只不過這次，她再也不敢「虐待」自己的胃了。

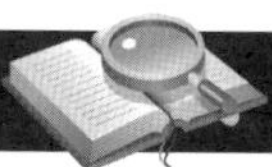

專家推薦方

增效食療方

炒南瓜

【具體做法】嫩南瓜750～1000克，菜油50CC，低鈉鹽、蔥花各少許。將嫩南瓜連皮洗淨，切細絲，攤在太陽下晾晒半天。炒鍋上火，放入菜油燒熱，倒入南瓜絲，用旺火速炒2～3分鐘，撒上低鈉鹽，顛翻炒勻，放入蔥花，再顛翻兩下，出鍋即成。

【功效】南瓜性溫味甘，有消炎止痛、補中益氣、解毒殺蟲等功效；並且南瓜中所含的果膠可保護胃腸道黏膜免受粗糙食物的較強刺激，對慢性胃炎有很好的療效。

生薑紅棗湯

【具體做法】生薑120克，紅棗500克。將生薑洗淨切片，同紅棗一起煮熟。每日吃3次，每次吃棗10餘枚，薑1～2片，吃時用原湯燉熱，飯前飯

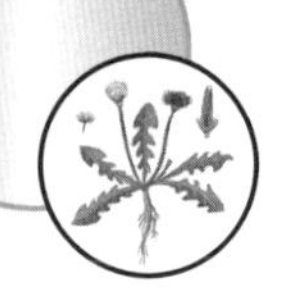

後吃均可。

【功效】健脾溫胃。適用於慢性胃炎屬脾胃虛寒型。

紅棗益脾糕

【具體做法】乾薑1克，紅棗30克，雞內金10克，麵粉500克，白糖300克，發麵適量（用酵母發麵）。將乾薑、紅棗、雞內金放入鍋內，用大火燒沸後，轉用小火煮20分鐘，去渣留汁。麵粉、白糖、酵母放入盆內，加藥汁，清水適量，揉成麵糰。待麵糰發酵後，做成糕坯。將糕坯上籠用大火蒸15～20分鐘即成。每日1次，作早餐食用。

【功效】健脾溫胃，補中益氣。適用於慢性胃炎。

增效足浴方

陳皮生薑足浴方

【具體操作】陳皮50克，生薑30克。將上藥加清水2000CC，煎至水剩1500CC時，澄出藥液，倒入腳盆中，先薰蒸，待溫度適宜時泡洗雙腳，每晚臨睡前泡洗1次，每次40分鐘，7天為1療程。

【功效】溫中散寒，止痛消炎。適用於風寒侵襲所致的胃脘疼痛，治療慢性胃炎。

馬蘭韭菜籽足浴方

【具體操作】馬蘭50克，韭菜子30克。將諸藥加清水適量浸泡10分鐘後，水煎取汁，倒入腳盆中，待溫時足浴，每次30分鐘，每日2次，連續5天為1療程。

【功效】行氣止痛，活血化瘀，清熱解毒。適用於慢性胃炎。

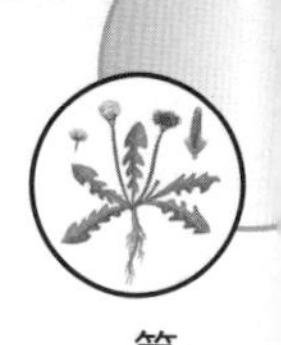

10　常吃三樣東西，提高免疫力防流感

患者小檔案

症狀：免疫力低下，易感冒，體虛，心肺功能差。

實用小偏方：黃耆黨參香菇燉雞湯。取黨參25克，香菇（鮮）50克，黃耆15克，雞肉200克，蔥、薑、料理酒、低鈉鹽各適量。將上述食材一同放入砂鍋中，加適量清水，清燉約1個小時，加入蔥、薑、料理酒、低鈉鹽調味即成。

如果我們的身體是一座城堡，那麼免疫力就相當於我們城堡的圍牆，幫我們抵擋外來的毒蟲和野獸。一旦我們這些圍牆倒塌了，那麼我們的城堡就岌岌可危了。

現實生活中，冷熱交替，寒暑更變，總能引起一兩次大範圍的流行性感冒。免疫力比較強的人一般都能挺過去，但免疫力比較弱的人就很難倖免了。當然，中醫學裡沒有「免疫力低下」這種說法，但有氣虛、體虛等類似的概念。中醫認為，因為體內正氣不足，外邪容易反覆入侵，出現感冒、咽喉炎、肺炎等感染症狀，即為西醫所解釋的免疫力低下。所以，如何提高免疫力，應當是每一個人都要重視的問題。

王女士來到我的診所，向我請教，她的父親今年已經近八十高齡了，在社區裡是數一數二的高齡老人，歲數大了，身體相對也就不那麼硬朗了。生活中稍有不注意（少穿件衣服啊、不蓋被子小睡啊什麼的）就會感冒，甚至出現肺部感染，最近一個月得了肺氣腫，一直在使用抗生素，但現在還沒有治好。醫生說他年紀大，自身免疫力低下，所以容易感染。

我告訴王女士，對付感冒最有效、最健康的方法是提高自身的免疫力，並注意搭配日常飲食中的營養。用黃耆、黨參、香菇燉雞湯就是不錯的方法。

具體做法：取黨參25克，香菇（鮮）50克，黃耆15克，雞肉200克，

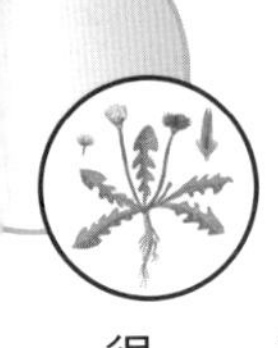

蔥、薑、料理酒、低鈉鹽各適量。將上述食材一同放入砂鍋中，加適量清水，清燉約1個小時，加入蔥、薑、料理酒、低鈉鹽調味即成。固定每週食用1～2次，同時再配合運動鍛鍊，一定能將免疫力保持在較高水準上。

清燉雞本身就是補品，有溫中補氣、補虛填精、益五臟、健脾胃、活血脈，以及強筋骨的功效。而且很容易被人體吸收利用，是增強體力、強壯身體的佳品。再加上黃耆、黨參、香菇這幾味補品，更能對人體的免疫功能產生促進作用。

黃耆：黃耆除了能治心律失常外，其抗衰老和強壯功能也得到了科學研究的證實。用黃耆來補氣、提高免疫力和強體延壽。

黨參：黨參含多種糖類、酚類、甾醇、揮發油、黃芩素葡萄糖甙、皂甙及微量生物鹼，具有增強免疫力、擴張血管、降壓、改善微循環、增強造血功能等作用，適用於各種氣虛不足倦怠乏力、氣急喘促、脾虛食少、面目水腫、久瀉脫肛患者。

香菇：香菇中含有一種叫做香菇多糖的成分，這種成分能提高輔助性T細胞的活力而增加人體體液免疫功能，不但可以用來治療反覆感染，還可用在子宮頸癌、胃癌、肺癌等腫瘤的輔助治療上。此外，香菇中還含有6大酶類的40多種酶。經常食用香菇，可以增進人體酶的種類組成和提高酶的活性，有利於身體健康。

王女士聽完我的說明，覺得非常有道理，於是決定給她父親做這個藥膳。後來聽說她父親持續服用了一段時間，效果很好，再經過檢查發現，肺部感染已經完全治好，面色紅潤，聲音洪亮，整個人精神多了。

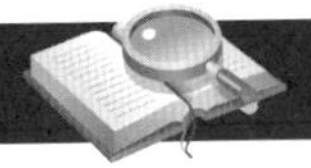

專家推薦方

增效食療方

蘆筍西芹豆漿

【具體做法】黃豆60克，西芹20克，蘆筍25克，冰糖少許。黃豆預先用

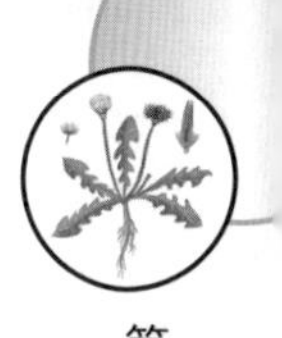

水浸泡6～10小時，撈出洗淨；蘆筍洗淨，切碎；西芹擇洗乾淨，切成小粒；將上述食材一同置於全自動豆漿機杯體中，加入適量水至上下水位線之間，接通電源，按下指示鍵，煮至豆漿機提示豆漿煮好，用過濾網濾出豆漿，加入少許冰糖調勻，待糖化即可飲用。

【功效】蘆筍富含多種維生素、礦物質，西芹富含膳食纖維，能減少致癌物質存留在體內，搭配製成豆漿，可預防癌症，提高機體免疫力。

紫薯南瓜粥

【具體做法】米100克，紫薯10克，南瓜20克，冰糖適量。米淘洗乾淨，紫薯洗淨去皮，切成小粒；南瓜去除瓤籽、皮，洗淨，切成小粒；將上述食材一同放入鍋中，加適量清水，大火煮沸，轉小火熬煮成粥，加入冰糖調勻即成。

【功效】紫薯可抗氧化，南瓜可提高免疫力，常食可為身體補充能力，增強體力。

燕麥枸杞山藥粥

【具體做法】枸杞10克，燕麥片15克，山藥20克，白米80克。枸杞、白米洗淨，山藥用鋼絲球刷洗去皮，切成小粒；將白米與枸杞、山藥、燕麥一同放入鍋中，加適量清水，大火煮沸，轉小火熬煮成粥，即成。

【功效】清心安神，補中益氣，助五臟，強筋骨。枸杞能補血益精，可平衡膳食營養，提高免疫力，達到強身健體、延年益壽的功效。

增效經穴方

【具體操作】

1.將手拇指按壓魚際穴，感覺酸楚時，稍微等待，或兩手相互揉搓，至發熱；然後用拇指捏揉曲池穴，每次1～3分鐘；最後將雙手搓熱，用手順著腰椎骨往下搓，搓至長強穴處有發熱感為宜，每日固定按摩20分鐘。

2.用手掌根部敲擊胸骨處的膻中穴，力道以舒適為準，每次敲擊100

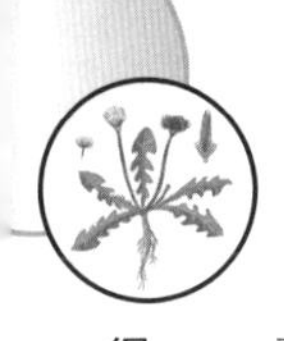

下以上，每日1次。

【功效】長期持續按摩可打通任督、調節臟腑，促進消化，有助於增強機體免疫力，改善肺功能，遠離疾病的困擾。

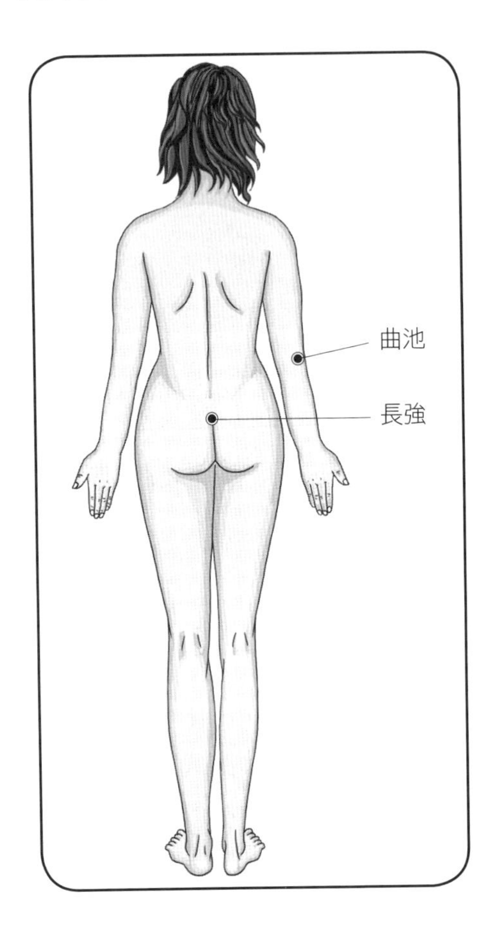

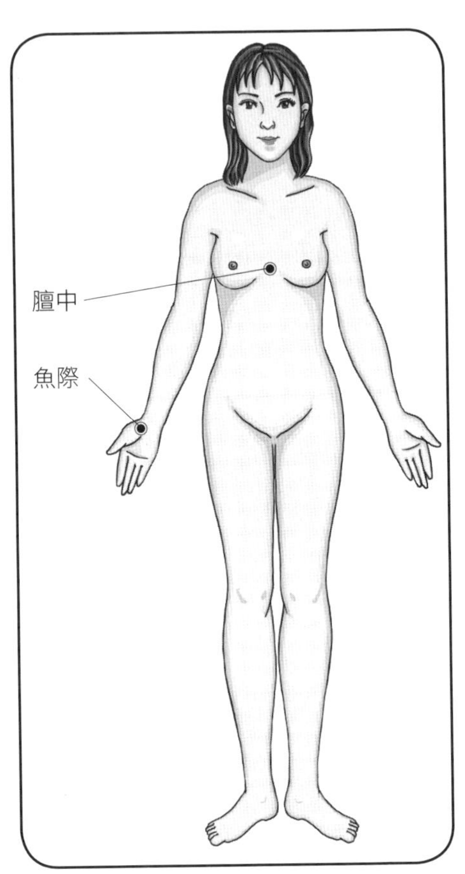

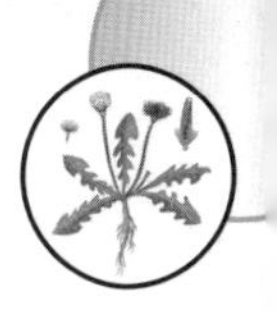

11 飯後薑棗茶，遠離宮寒保健康

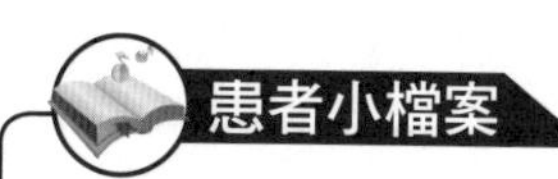

症狀：宮寒，腹部有寒涼感。

實用小偏方：每日一杯薑棗茶，生薑洗淨切成細絲，乾棗用溫水浸泡片刻，取出去核，切成小塊，與生薑一同放入茶杯中，注入沸水沖泡，加蓋悶約15分鐘，即可飲用，可反覆沖泡至味淡。

去年冬天，在一個飯局上和某位小姐握手的時候，感覺她的手異常冰冷，那天屋內並不冷，而且她穿得也很厚實。詢問後，才知道原來她有個毛病，就是一到冬季，就容易手腳冰涼，怎麼暖也暖不過來，而且月經來潮時，肚子還會冷痛，經血中還夾有血塊，她很驚訝地問我這是為什麼，我告訴她這是「宮寒」。

「宮寒」是很多女性朋友常有的煩惱，所謂「宮寒」就是指婦女腎陽不足，胞宮失於溫煦所出現的下腹墜脹，疼痛，得熱則緩和，白帶多、痛經、月經失調、脈沉緊、舌苔薄白多津為主要症狀者。不要小看一個「寒」字，宮寒不僅讓女性受孕率下降，還會讓女性惹上煩心的婦科疾病。因此，女性要遠離婦科疾病，首先要知道如何讓子宮暖。

俗話說：「子宮暖，氣色好；子宮寒，疾病生。」要預防或者改善宮寒，要從根上做起，就是保證氣血暢通。首先是飲食調理。多吃補氣暖身的食物，如核桃、紅棗、花生。不妨每日午餐或晚餐後喝一杯薑茶，能主動化解體內寒氣，長期持續服飲對調理宮寒十分有益。

具體做法：購買一些生薑和乾棗，生薑洗淨切成細絲，乾棗用溫水浸泡片刻，去核，切成小塊，與生薑一同放入茶杯中，注入沸水沖泡，加蓋悶約15分鐘，即可飲用，可反覆沖泡至味淡。

此外，女性要注意固定鍛鍊，中醫認為「動則生陽」，運動可以改善體質，每天固定半小時的走路時間，能改善循環。平日多用熱水泡腳，刺

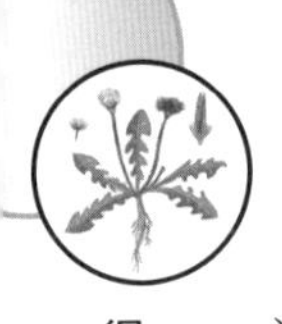

激足底的經絡和穴位，使全身溫暖。

日常生活中要注意下身，給小腹、腰部和雙腳保暖。月經期間，女性不要久坐冰冷的凳子。注意腳部保暖，春夏之交不要過早曝露雙腿、過早穿短裙，穿裙子的話，最好要穿厚羊毛襪打底，以防寒從腳下生。

溫馨提醒

患有宮寒的女性朋友，平時飲食中可放一些黑胡椒、生薑等熱性食材，有助於保持子宮溫暖。性寒的食物要盡量少吃或不吃，如綠豆、苦瓜、白菜等，忌吃冷飲、冰鎮飲料等冷藏食品。

專家推薦方

增效食療方

紅花暖宮蛋

【具體做法】取雞蛋1顆，打一個口，放入藏紅花1.5克，攪勻蒸熟即成。月經來潮的第2天開始吃，每天吃1顆，連吃9天，然後等下一個月經來潮的第二天再開始服，持續服3～4個月經週期。

【功效】疏散瘀血，溫暖子宮，治療宮寒引起的手腳冰冷、小腹冷痛、經色黯黑夾雜血塊等症狀。

母雞艾葉湯

【具體做法】老母雞1隻，艾葉15克。將老母雞洗淨，切塊，同艾葉一起煮湯，分2～3次食用。

【功效】補氣攝血，健脾甯心，溫經散寒，活血化瘀。治療宮寒引起的手腳冰冷、小腹冷痛、經色黯黑夾雜血塊等症狀。

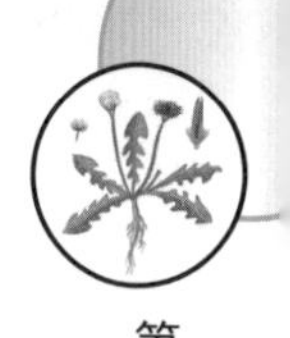

歸地燒羊肉

【具體做法】羊肉500克，當歸、生地各15克，乾薑10克。羊肉洗淨，切塊，放砂鍋中，煮沸後，去除浮沫，轉小火，放入當歸、生地、乾薑，熬煮成湯，羊肉熟爛後，以低鈉鹽調味即成。

【功效】溫中補虛，益氣攝血，溫經散寒，活血化瘀。治療宮寒引起的手腳冰冷、小腹冷痛、經色黯黑夾雜血塊等症狀。

增效足浴方

桂枝茴香足浴方

【具體操作】桂枝、小茴香、艾葉、當歸、紅棗各10克、白酒50CC。將上述5味藥入鍋，加水煎煮30分鐘，去渣取汁，與3000CC開水及白酒50CC一同倒入泡足桶中。先薰蒸，後泡足30～40分鐘，每晚1次，7次為1個療程。

【功效】溫通經脈，散寒止痛，養血活血，健脾益氣，使氣助血行，改善宮寒症狀。

丹參小茴香足浴方

【具體操作】丹參60克，小茴香15克，艾葉30克，桃仁20克，白酒50CC。將上述4藥入鍋，加水煎煮30分鐘，去渣取汁，與3000CC開水及白酒一同倒入泡足桶中。先薰蒸，後泡足30～40分鐘，每晚1次，7次為1個療程。

【功效】溫經散寒，活血止痛。治療宮寒引起的手腳冰冷、小腹冷痛、經色黯黑夾雜血塊等症狀。

艾葉生薑足浴方

【具體操作】艾葉60克，生薑30克，當歸15克，川芎20克。將以上藥物同入鍋中，加水適量，煎煮30分鐘，去渣取汁，倒入泡足桶中。先薰蒸，後泡足30～40分鐘，每晚1次，7次為1個療程。

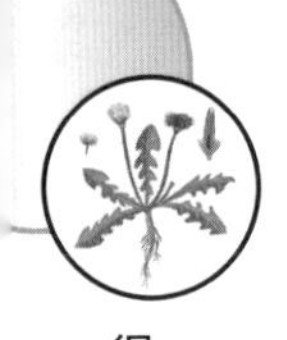

【功效】溫經散寒，活血止痛。治療宮寒引起的手腳冰冷、小腹冷痛、經色黯黑夾雜血塊等症狀。

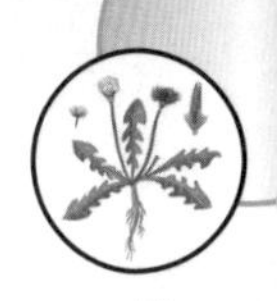

12 房事後腹痛，趕緊艾灸神闕穴

患者小檔案

症狀：性交後腹痛。

實用小偏方：取艾炷點燃，對準肚臍眼的神闕穴進行懸灸，離皮膚的距離以稍燙為宜，灸約10分鐘，灸至皮膚出現紅暈，小腹有溫熱舒服的感覺即可。

麗麗的家庭不怎麼富裕，家裡有4個兄弟姐妹，她又是老大，在這樣的家庭裡生活就不可避免地背起養家的重擔。剛讀完初中，由於家裡沒錢供那麼多孩子上學，麗麗就主動說不讀書了，開始在外打工。幾年後，她認識了現在的老公，不久他們就結婚了，因為在工廠工作很辛苦，每天回家都很晚，所以與老公做愛時，每次都只為「完成任務」。麗麗的老公是個大老粗，一點也不懂得溫柔，每次都很用力，匆匆幾下就解決了，近來她發現自己每次房事後都有不同程度的腹痛，起初還以為是自己吃錯了什麼東西，可是每次都一樣的狀況，她開始著急了，於是趕緊給我打來電話，問我該怎麼辦。

聽了麗麗的敘述，我讓她別太擔心，房事後腹痛是由於骨盆腔的肌肉受到刺激後出現的突然收縮、痙攣現象。引起的因素也很多，如腹部受涼、陰道乾澀、男子性交用力過大，或是子宮外孕、骨盆腔瘀血等都會引起房事後腹痛。為保險起見，我讓麗麗先去醫院做一下檢查，排除子宮外孕和骨盆腔炎症的可能。又過了幾天，麗麗再次打來電話，告訴我，她的婦檢一切正常，但是和老公房事後，還是會出現腹痛，我斷定這肯定是體內有寒氣引起。我給麗麗推薦了一種非常簡便而有效的方法，用艾炷灸小腹肚臍眼的神闕穴。

具體做法：取艾炷點燃，對準肚臍眼的神闕穴（位於肚臍正中央處，它是針灸學中著名的大補之穴，在古代常被用來救治昏迷的患者）進行懸

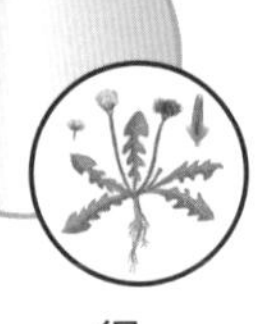

灸，離皮膚的距離以稍燙為宜，灸約10分鐘，灸至皮膚出現紅暈，小腹有溫熱舒服的感覺即可，可產生溫補元氣、固脫復甦，熱力可透過肚臍，溫暖骨盆腔，緩解肌肉痙攣、收縮，從而達到緩解房事後腹痛的作用。持續艾灸可驅散體內寒濕，預防骨盆腔炎、附件炎等婦科疾病。

我還提醒麗麗，有時間要多與丈夫溝通，交流房事的感受，這樣不僅可以加深夫妻感情，而且對和諧的夫妻性生活也是有好處的。

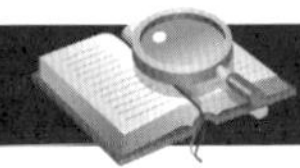

專家推薦方

增效食療方

杜仲燉豬腰

【具體做法】豬腰2副，杜仲5克，核桃仁30克，薑片3～5片，低鈉鹽少許。將豬腰切開，洗淨，與杜仲、核桃仁、薑片一起放入砂鍋中，加適量清水，煮沸後，轉小火燉至熟爛，去除杜仲，加入少許低鈉鹽調味，即可食用。

【功效】補腎助陽，強腰益氣。治療房事後腹痛腰痛、全身乏力、小便頻多、畏寒肢冷等症狀。

板藍根大青茶

【具體做法】七葉膽、板藍根、大青葉各30克，茶葉15克。用水煎煮取汁代茶飲，每日1劑，水煎服。

【功效】清熱解毒，利濕扶正。適用於因感受風寒而致的房事後腹痛、腹脹等不適症狀。

丁香煮酒

【具體做法】丁香5粒，黃酒50CC。先將丁香洗淨，放入瓷杯中，再將黃酒倒入瓷杯裡，把瓷杯上籠煮10分鐘即成。每日1劑，連用7～10天為1個

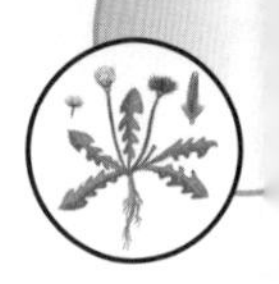

療程。

【功效】溫補腎陽，止吐止瀉。適用於因感受風寒而致的房事後腹痛、腹脹等不適症狀。

增效經穴方

【具體操作】

1.灸三陰交穴：採用艾條溫和灸，對三陰交穴進行施灸，灸至皮膚出現紅暈，使患者有溫熱舒服的感覺，每次灸20～30分鐘，7天為1個療程。休息1～2天後，再進行第二療程，一般灸1～2療程，症狀就會明顯有好轉。

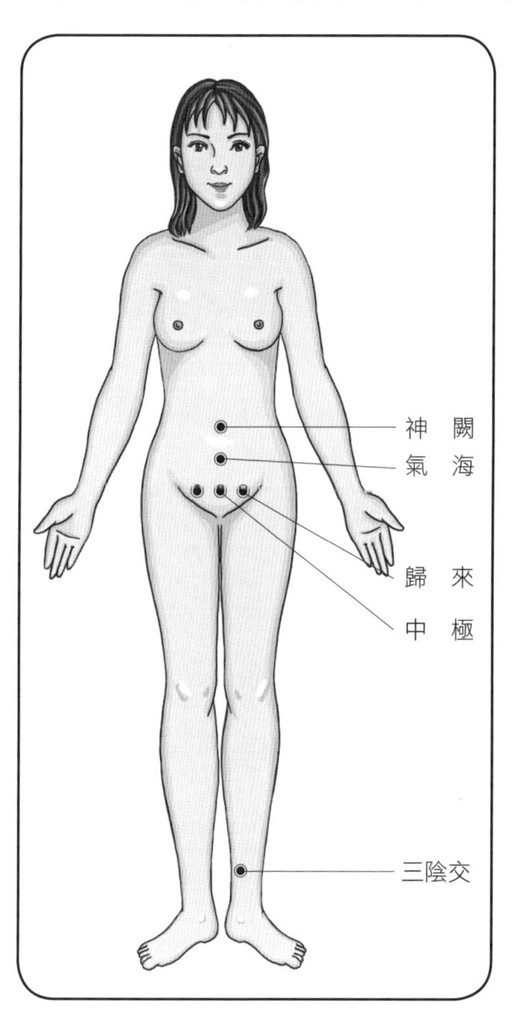

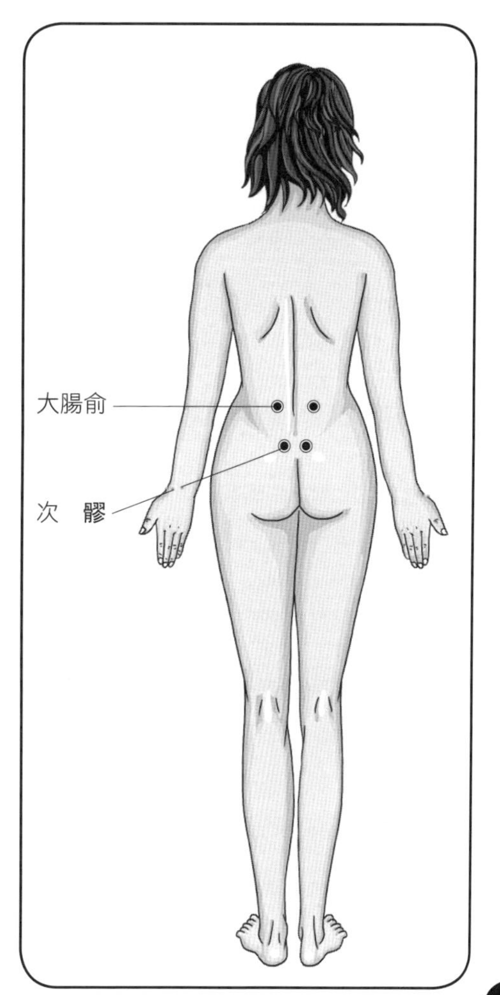

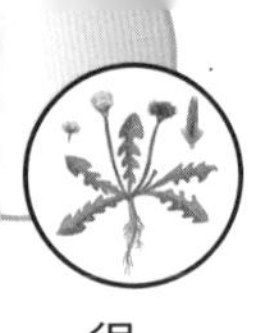

2.灸氣海穴、中極穴、歸來穴：選用艾炷隔薑灸。取艾絨做成直徑1.5公分、高1.8公分的艾炷，置於0.1公分厚的鮮薑片上，然後放在所選穴位上，每穴灸3壯，每壯6～7分鐘。

3.灸神闕穴、三陰交穴、大腸俞穴、次髎穴：用艾炷隔薑灸，取艾絨做成直徑1.5公分、高1.8公分的艾炷，置於0.1公分厚的鮮薑片上，然後放在所選穴位上，每穴灸3壯，每壯5～10分鐘，以灸至局部皮膚灼熱紅潤為準，每日或隔日灸1次。

【功效】活血化瘀，疏通筋脈。有效緩解骨盆腔充血引起的腹部墜脹、疼痛，及腰骶部痠痛，治療房事後腹痛。

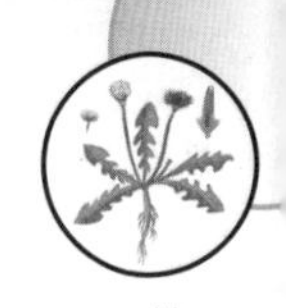

13 巧吃南瓜，讓更年期焦慮無影無蹤

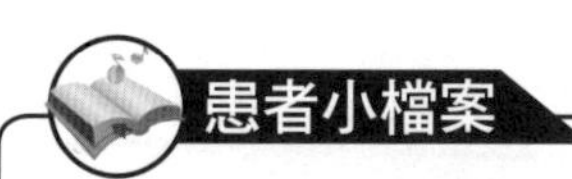

症狀：心煩氣躁，夜晚睡不好，白天易出虛汗。

實用小偏方：南瓜蒸鱈魚方。小南瓜1個，至1/2處削開蓋，掏出內瓤，放入蒸鍋內蒸10分鐘；鱈魚200克，洗淨切成小塊，加適量海鮮醬拌勻，放入盤內，入蒸鍋內蒸5分鐘，連湯倒入南瓜盅內，撒上蔥薑末，再蒸2分鐘即成。

鄰居張阿姨最近為了兒子媳婦鬧離婚的事很是心煩，正巧又趕上更年期這個節骨眼上，這些煩心的事更讓她焦躁不安，晚上睡不著，白天還不停地出虛汗，焦慮感、煩躁感讓她快發瘋了。於是，她跑去跟我媽媽哭訴，我媽媽得知後，讓她到我診所看看，看有沒有什麼小偏方可以調理的。

一大早我剛要上班時，張阿姨在公園附近喊住了我，說了一下情況後，趕緊問：「我這情況可以治嗎？有沒有什麼偏方可以調理的？」我聽後笑眯眯地說：「別著急，來，我們先坐下，我慢慢跟你說。」休息了一下後，我為張阿姨把了脈，脈有些亂，但如果能好好調理一下，是可以恢復的。我讓張阿姨平時多吃一些南瓜，就能緩解她現在的焦慮情緒了。

張阿姨一聽，當我是在逗她，於是拉住我說：「醫生，你跟我開玩笑吧？」我說：「怎麼可能，我是認真的。」隨後，我便道出了我的緣由。

南瓜性溫，味甘，無毒，入脾、胃經，能潤肺益氣，化痰排濃，驅蟲解毒，治咳止喘，療肺癰便祕，並有利尿、美容等作用，是夏秋季節的瓜菜之一，它含有澱粉、蛋白質、胡蘿蔔素、維生素B群、維生素C和鈣、磷等成分，其營養價值高，其中南瓜含有的維生素B_6和鐵，能幫助身體把儲存的血糖轉化成葡萄糖，而葡萄糖可活躍腦細胞，使人產生快樂的情緒，從而來緩解焦慮、煩躁等情緒。清代名臣張之洞就曾建議慈禧太后

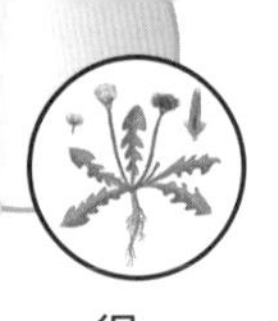

多食南瓜，因為南瓜有補中益氣、清熱解毒的功效，可調治脾虛氣弱、營養不良，對紓緩緊張情緒、對抗憂鬱也有相當不錯的食療作用。我教張阿姨做了一道有關南瓜的佳餚，叫做南瓜蒸鱈魚。

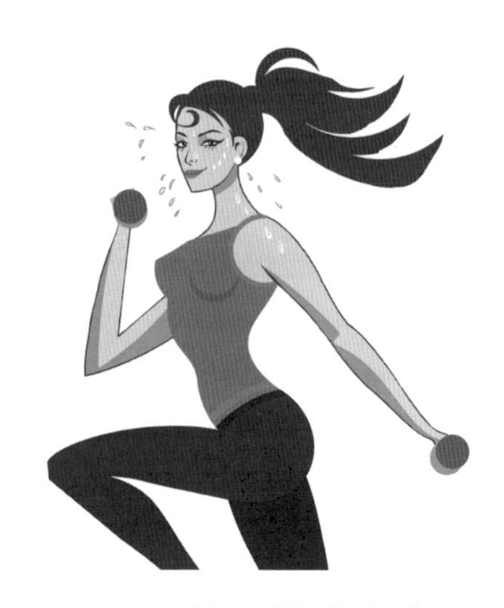

具體做法：取小南瓜1個，至1/2處削開蓋，掏出內瓤，放入蒸鍋內蒸10分鐘；鱈魚200克，洗淨切成小塊，加適量海鮮醬拌勻，放入盤內，入蒸鍋內蒸5分鐘，連湯倒入南瓜盅內，撒上蔥薑末，再蒸2分鐘即成。可補中益氣，增加血清素的分泌量，從而減輕焦慮感。

此外，科學證明，多運動可使人產生腦內啡（即一種心情愉悅感），靜坐深呼吸及任何消耗體力的運動，都可以紓緩女人壓抑的情緒。如果條件有限，自我暗示法也是很有效的。以最舒服的方法輕鬆地坐下或躺下來，鬆開任何緊繃的衣服，閉上眼睛，嘗試消除思緒，讓自己達到最放鬆的狀態。將注意力集中於左臂，在心中反覆告訴自己：「我的左臂感到溫暖且沉重。」嘗試去體會那種感覺，再把注意力依次集中在您的右臂、左腿、右腿上，用同樣的方法做到自我暗示，速度不要太快，直至四肢完全放鬆。

我說完後，張阿姨明白了其中的緣由，這才鬆開了手讓我去上班，她這就回家試試。

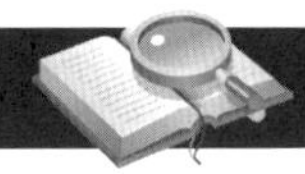

專家推薦方

增效食療方

桑葚玉竹茶

【**具體做法**】桑葚子10枚，玉竹12克，紅棗5枚。將紅棗洗淨，去核，切

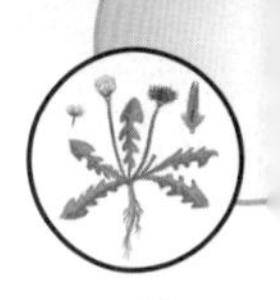

開，與桑葚子、玉竹一同置於茶杯中，沖入適量沸水，加蓋悶約15分鐘，即可代茶飲用。

【功效】可滋陰養血、養心益智、安神，促進血液循環，改善氣血不足、面色萎黃、口乾咽燥及大便乾燥等症狀。

桂圓糯米豆漿

【具體做法】黃豆60克，糯米20克，桂圓肉15克。黃豆預先用水浸泡6～10小時，撈出洗淨；糯米淘洗乾淨，用清水浸泡1小時；將泡好的黃豆、糯米與桂圓肉一同倒入全自動豆漿機杯體中，加清水至上下水位線之間，接通電源，按下指示鍵，煮至豆漿機提示豆漿煮好，即可飲用。

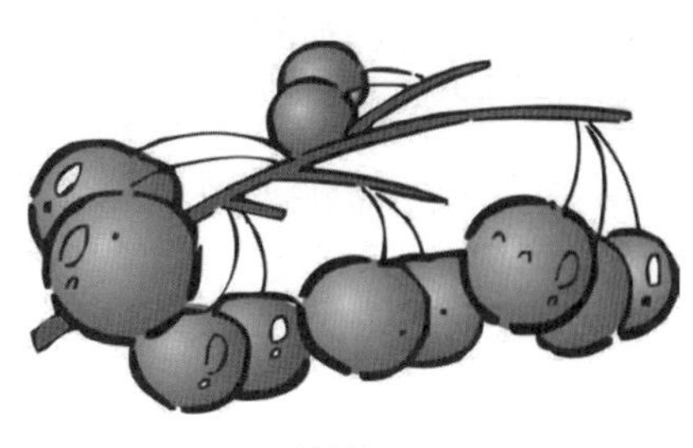
桂圓

【功效】豆漿中桂圓可補血安神、補養心脾，黃豆中的大豆異黃酮有助於改善更年期症狀，搭配製成豆漿，能緩解更年期失眠、心煩氣躁潮熱等症狀。

龍眼酸棗仁飲

【具體做法】酸棗仁10克，龍眼12克，芡實10克，白糖適量。酸棗仁搗碎，裝入紗布包中，與芡實、龍眼一同放入砂鍋中，加水約500CC，煮30分鐘，成汁後，取出酸棗仁包，加適量白糖，濾出汁液，即可代茶飲用。

【功效】理氣和中，安神養心，益腎固精。能緩解更年期失眠、心煩氣躁潮熱等症狀。

增效足浴方

黃耆白朮足浴方

【具體操作】黃耆30克，白朮、陳皮、黨參、當歸、甘草各9克，升麻15克，柴胡12克。將上藥加清水2000CC，浸泡20分鐘，煎至剩藥液1500CC

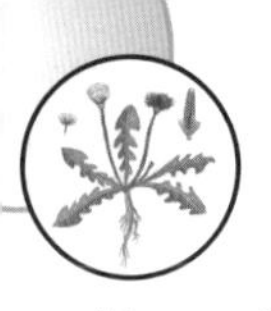

時，取藥液倒入腳盆中，先薰蒸，待溫度適宜時泡洗雙腳。每晚入睡前泡洗1次，每次40分鐘，10天為1療程。

【功效】補中益氣，疏肝解鬱。緩解更年期失眠、心煩氣躁潮熱等症狀。

磁石菊花足浴方

【具體操作】磁石30克，菊花、黃芩、夜交藤各15克，生龍骨30克，合歡花15克。將上藥加清水適量，煎煮40分鐘，去渣取汁，與1500CC開水同入腳盆中，先薰蒸，待溫度適宜時浸泡雙腳30分鐘，每晚臨睡前1次。15天為1個療程。

【功效】安神，除煩，安眠。適用於失眠症，尤其對胸中煩熱、頭痛失眠效佳。

丹皮梔子足浴方

【具體操作】丹皮、梔子、當歸、炒白朮、紅棗、青皮各15克，柴胡、薄荷各10克，龍骨、牡蠣各60克，酒大黃5克（另包後下）。將上藥加清水適量，煎煮40分鐘，去渣取汁，與1500CC開水同入腳盆中，先薰蒸，待溫度適宜時浸泡雙腳30分鐘，每晚臨睡前1次。15天為1個療程。

【功效】清熱涼血，滋陰清熱。緩解更年期失眠、心煩氣躁潮熱等症狀。

夜交藤白朮足浴方

【具體操作】夜交藤25克，白朮20克，半夏、陳皮、茯苓、柴胡、合歡皮各15克。上藥加清水2000CC煎至1500CC，倒入盆中，先薰蒸，待溫度適宜時泡洗雙腳。每晚臨睡前泡1次，每次40分鐘，10天為1個療程。

【功效】解鬱化痰，安神。用於肝鬱痰擾所致的失眠。

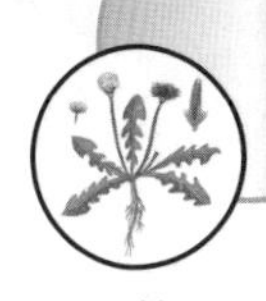

14 心慌心悸，黃耆米為你解急

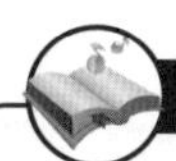

患者小檔案

症狀：更年期心悸、心慌症狀，並患有貧血症狀。

實用小偏方：取黃耆10克，米100克，冰糖少許。將黃耆擇淨，切成薄片，用冷水浸泡30分鐘，然後用水煎後，將汁液與米同煮成粥即成，每日1劑。

一天，一位姓謝的年輕人攙扶著一個中年女性來我的診所看病，我趕緊讓他們坐下，隨後問：「這是怎麼了？」年輕人答道：「我媽媽心慌，然後暈倒了。」我用聽診器聽了中年婦女的心跳，心跳較快，有雜音，而且她的脈也很弱，面色慘白。

我告訴年輕人，他媽媽這是更年期心悸心慌症狀，不要過於擔心，沒有什麼大礙，可以用中藥調理一下，雖然起效比較慢，但是比較安全而且無副作用。我給他推薦了一個簡單的偏方，用黃耆15克，開水沖泡後每日代茶飲用。黃耆是有名的補氣中藥，有「補氣諸藥之最」的美譽，像小謝母親這樣更年期，並患有貧血症狀，出現的心悸、心慌症狀的人，按中醫看來就是損傷了心氣，用黃耆來補益心氣正好合適。黃耆裡含有的黃耆總黃酮成分有抗心律失常的作用，它還能增加心肌營養，產生強心效果。因此，不論從中醫還是西醫理論來說，這個簡單易行的小偏方都是很適合的。

黃耆確實是個好東西，除了能治心律失常外，還有提高免疫力的作用。此外，黃耆的抑制衰老和強健身體的功能也得到了科學研究的證實。有個試驗用來研究人體細胞的生長壽命，結果發現，如果不使用黃耆，細胞在分裂繁殖到第6代時就會自然死亡，但使用黃耆後，卻延長到88～89代死亡。所以，身體健康的人也可以用黃耆泡水當茶喝，用來補氣，提高免疫力和強體，延緩衰老。倘若整天喝黃耆水喝膩了，還可以做黃耆粥來

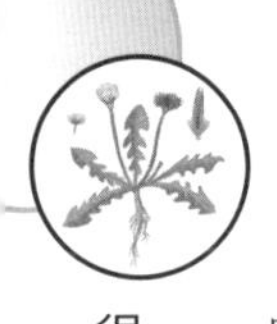

吃。

具體做法：取黃耆10克，米100克，冰糖少許。將黃耆擇淨，切成薄片，用冷水浸泡30分鐘，然後用水煎後，將汁液與米同煮成粥即成，每日1劑。

小謝將此方法告訴給了母親，經過1個多月的調理，效果還真是不錯，小謝的母親來診所複診時，心悸心慌的毛病徹底治好了，再沒發作過，而且氣色也開始好起來了。我囑咐小謝的母親，一定再持續食用一段時間，這樣既可強身健體，對緩解更年期的其他症狀也有好處。

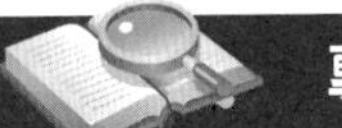

專家推薦方

增效食療方

首烏當歸飲

【具體做法】何首烏9克，當歸6克，酸棗仁6克，白糖適量。將何首烏、當歸、酸棗仁同放鍋中，加適量的水；將鍋置大火上，待煮沸後改小火煮20分鐘，可離火，將汁倒入碗中，加白糖飲用。

【功效】何首烏又稱制首烏，味苦、甘、澀，性溫，有養血益肝、補腎滋陰的作用。適用於更年期心悸失眠、頭暈耳鳴、潮熱、腰膝酸軟患者。

紫包滑蛋

【具體做法】雞蛋3顆，紫包菜50克，低鈉鹽、雞精粉各適量。紫包菜切成絲，沖洗乾淨；雞蛋打散；起油鍋，下紫包菜，放少許低鈉鹽、雞精粉，炒熟出鍋裝盤；起油鍋，放蛋液、低鈉鹽、雞精粉同炒至滑嫩，放入紫菜中間即可。

【功效】健脾益氣，滋補肝腎，清熱解毒。適用於更年期有心情煩躁、心悸、潮熱等症狀者食用。

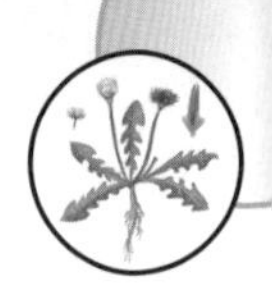

參棗蒸白鴨

【具體做法】白鴨500克，人參3克，紅棗50克，白果75克，蓮子10克，料理酒、醬油少許。將蓮子去心，人參切片、烘脆、研末，白果剝殼、去心，棗去核，白鴨褪毛、去內臟、洗淨；把蓮子、白果、棗肉、人參末均拌勻後塞入鴨腹內，用醬油、料理酒在鴨皮上擦抹，然後將鴨子放在搪瓷器皿或陶製容器內，上籠旺火蒸3小時至酥爛即可。

【功效】補氣養血，健脾和胃。適用於更年期神疲乏力、頭暈眼花、腹瀉或大便稀薄、心悸、面色蒼白等症，亦可作為病後體弱、營養不良、貧血、糖尿病等慢性病患者之日常膳食。

增效足浴方

合歡柴胡足浴方

【具體操作】合歡皮、柴胡、五加皮各20克，遠志、當歸、杜仲各10克。將上藥加水適量，煎煮20分鐘，去渣取汁，與1000CC開水同入盆中，先薰蒸，待溫度適宜時泡洗雙腳，每天1次，每次40分鐘。15天為1個療程。

【功效】疏肝解鬱。適用於神經衰弱型心煩意亂、失眠多夢、心慌心悸等症。

黃連麥冬足浴方

【具體操作】黃連3克，棗仁、麥冬、白芍、白薇、丹參各9克，龍骨15克。將上藥加清水適量，浸泡20分鐘，煎數沸，取藥液與1500CC開水同入腳盆中，待溫度適宜時泡洗雙腳，每天2次，每次40分鐘，30天為1療程。

【功效】清心，平肝。主治婦女更年期綜合症。證見烘熱汗出、心煩易怒、口乾、失眠、心悸心慌等。

夜交藤龍骨足浴方

【具體操作】夜交藤20克，龍骨、酸棗仁、五味子、石菖蒲各15克，百

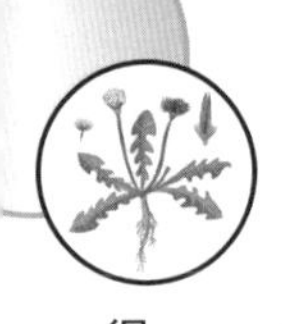

合、合歡皮各12克，遠志、梔子仁各8克，珍珠母、牡蠣各6克。將上藥加清水適量，煎煮30分鐘，去渣取汁，與2000CC開水一起倒入盆中，先薰蒸，待溫度適宜時泡洗雙腳，每天1次，每次熏泡40分鐘。

【功效】鎮靜安眠，清心除煩，養心安神。適用於心神不安、失眠多夢、煩躁心悸等症。

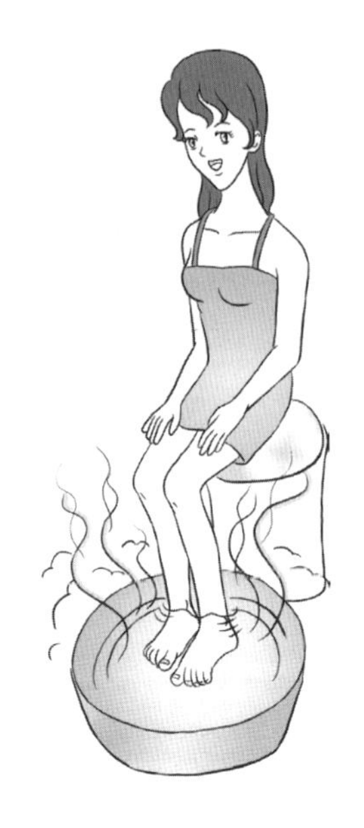

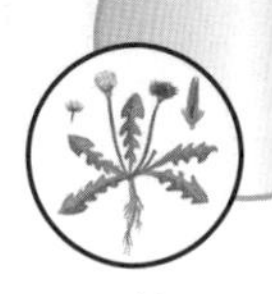

15 憂鬱不算病，一杯參茶來助興

患者小檔案

症狀：憂鬱症，常出現情緒低落、悲觀等情緒。

實用小偏方：人參茶飲。取人參片3克，以沸水沖泡，加蓋悶約15分鐘，即可頻飲，每日1劑。

老百姓常說「家家有本難念的經」，這句話可一點也沒說錯，前幾日，一位姓劉的女士來我診所看病，進門時，劉女士一臉的委屈，說自己很痛苦。我有些納悶，於是便與劉女士聊了起來，得知劉女士也算是位成功女性，有一份不錯的工作和穩定的收入，兒子正在上大學，老公也在一家前景不錯的公司做部門經理，鄰居們見了，都說劉女士有福氣，殊不知劉女士卻並不像外人看到的那樣幸福，她工作壓力很大，情緒很低落，再加上快進入更年期，心裡非常煩躁，老公還時常出去喝酒，因此他們經常吵架鬥嘴，所以她對生活感到悲觀，有時甚至感到很痛苦。她也曾去看過醫生，醫生告訴她患上了憂鬱症，而且她性格內向，不喜歡跟陌生人談論自己的私事。我了解情況後，她吞吞吐吐地問我有什麼方法能幫助她。

憂鬱症是一種常見的精神疾病，患者常會出現情緒低落，興趣降低，思維遲緩，缺乏主動性，自責自罪，飲食睡眠差，擔心自己患有各種疾病，感到全身多處不適，嚴重者可出現自殺念頭和行為。常發生在生活壓力大、無處疏泄、得不到家庭的溫暖、性格內向的人身上。而劉女士正是如此。我看著劉女士的樣子，心裡也甚是心酸，給她推薦了一個簡單的方法，每天一杯參茶。

具體做法：取人參片3克，以沸水沖泡，加蓋悶約15分鐘，即可頻飲，每日1劑。

人參具有治療心情煩躁、憂鬱等精神症狀的功能，人參中含有人參皂苷，人參皂苷對腦神經細胞有興奮作用，對腦缺氧損傷的神經細胞有保護

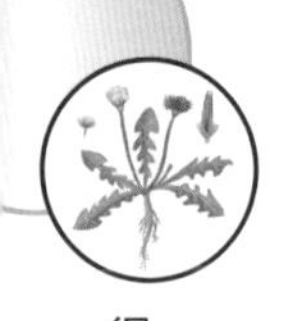

作用，還能促進神經細胞之間的傳遞，增強學習和記憶能力。因此，每天喝杯參茶不僅可以提神醒腦，而且對緩解憂鬱症非常有效。

劉女士聽後，心情似乎好了一些，說回家一定試試。我看著她準備要走，還特別囑咐她，平時要注意睡眠，可以加服一些魚肝油，這樣既可補充營養，又強健身體。

劉女士回去後，買了一些參茶和魚肝油，每天持續服用，過了一些日子，憂鬱的症狀就消失了，整個人氣色也好多了，工作也更高效了。於是，興奮地給我打來了電話，特意表示感謝。

專家推薦方

增效食療方

知母丹皮飲

【具體做法】茶葉3克，茉莉花10克，黑豆30克。知母6克，丹皮6克，柴胡10克，鬱金6克，蜂蜜20克。將知母、丹皮、柴胡、鬱金洗淨後用清水浸泡30分鐘，入鍋加水適量，煎煮40分鐘，去渣取汁，待藥汁轉溫後調入蜂蜜即成。

【功效】疏肝解鬱，清熱瀉火。適用於肝鬱氣滯型更年期綜合症患者，對肝鬱化火者尤為適宜。

柏仁合歡粥

【具體做法】柏子仁10克，合歡皮9克，當歸9克，白糖少許，淨水適量，白米50克。柏子仁、合歡皮、當歸入鍋，加水上火煎十幾分鐘，去藥渣留汁；白米淘洗乾淨，入鍋加適量淨水，煮粥如常法；粥熟兌入藥汁，加入白糖，用勺按同一方向調勻（此法易攪拌均勻，不稀）即成。

【功效】柏子仁味甘、性平，有養心安神的功效；當歸養血補血；合歡皮安神解鬱。適用於血瘀血虛型更年期綜合症。

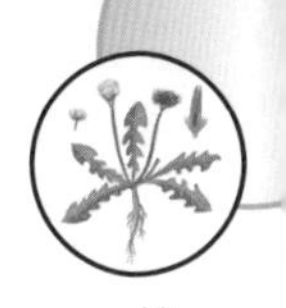

金銀山菊花茶

【具體做法】金銀花5克，菊花3朵，山楂5克，蜂蜜適量。將金銀花、菊花、山楂一同置於杯中，用沸水沖泡，加蓋悶約5分鐘後，加入適量蜂蜜調勻，即可代茶飲用。

【功效】清熱止痛，除煩安神。適用於情緒憂鬱、兩脇脹痛的女性常飲。

增效足浴方

青皮柴胡足浴方

【具體操作】青皮、柴胡各60克，枳殼20克。將上藥加清水適量，煎煮30分鐘，去渣取汁，與2000CC開水一起倒入盆中，先薰蒸，待溫度適宜時泡洗雙腳，每天1次，每次熏泡40分鐘，10天為1療程。

【功效】理氣通絡，疏肝解鬱。適用於情緒憂鬱、兩脇脹痛等。

石菖蒲女貞子足浴方

【具體操作】石菖蒲、女貞子、旱蓮草、白芍各13克，酸棗仁18克，白朮、川芎、玫瑰花各9克。將上藥加清水適量，浸泡20分鐘，煎數沸，取藥液與1500CC開水同入腳盆中，趁熱薰蒸，待溫度適宜時泡洗雙腳，每天2次，每次40分鐘，15天為1療程。

【功效】疏肝解鬱。適用於心煩意亂、情緒憂鬱等。

地榆三皮足浴方

【具體操作】地榆、五加皮、合歡皮、柴胡各22克，丹皮、元胡各18克，當歸、杜仲、遠志各9克。將上藥加清水適量，煎煮30分鐘，去渣取汁，與2000CC開水一起倒入盆中，先薰蒸，待溫度適宜時泡洗雙腳，每天早、晚各1次，每次熏泡40分鐘，10天為1療程。

【功效】疏肝解鬱。適用於情緒憂鬱、心煩意亂、失眠多夢等症。

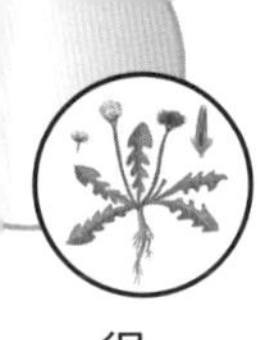

二芍柴胡足浴方

【具體操作】赤芍、白芍、柴胡、生地、茯苓各18克，當歸15克，蒼朮、甘草各10克。將上藥加清水適量，煎煮30分鐘，去渣取汁，與2000CC開水一起倒入盆中，先薰蒸，待溫度適宜時泡洗雙腳，每天1次，每次熏泡40分鐘，10天為1療程。

【功效】疏肝解鬱，健脾和營。適用於心情憂鬱、兩脇脹痛等。

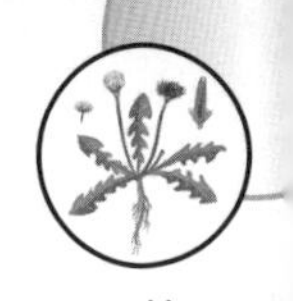

16 常吃豆腐，防治更年期綜合症

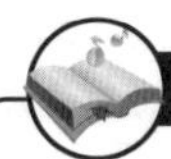

患者小檔案

症狀：憂慮，記憶力差，注意力不集中，失眠，煩躁。

實用小偏方：麻婆豆腐食療方。取嫩豆腐塊氽水，鍋置中火上，將油燒至六分熱，放入牛肉末煸炒，加豆瓣醬炒香，放薑末、蒜泥、豆豉炒勻；放辣椒末，待炒出紅油時加入肉湯、黃酒、醬油、低鈉鹽燒沸，再下豆腐、雞精粉、太白粉勾芡收汁；最後下青蒜苗，炒斷生即起鍋，撒上花椒末即成。

張蕾今年42歲了，自從提前退休在家後，憂慮、記憶力減退、注意力不集中、失眠、極易煩躁，甚至喜怒無常等症狀逐漸出現，鬧得家人也很無奈。去醫院查個遍也沒查出毛病。最後在家人的介紹下，到我這裡開方子調理。

到了40～60歲這個年齡段，女性體內氣血開始衰弱，精氣隨之匱乏，從而逐漸失去月經和生育功能，容易出現煩躁易怒、記憶力減退、失眠、心慌、身體發胖、尿頻等與停經有關的症狀，俗稱「更年期綜合症」。中

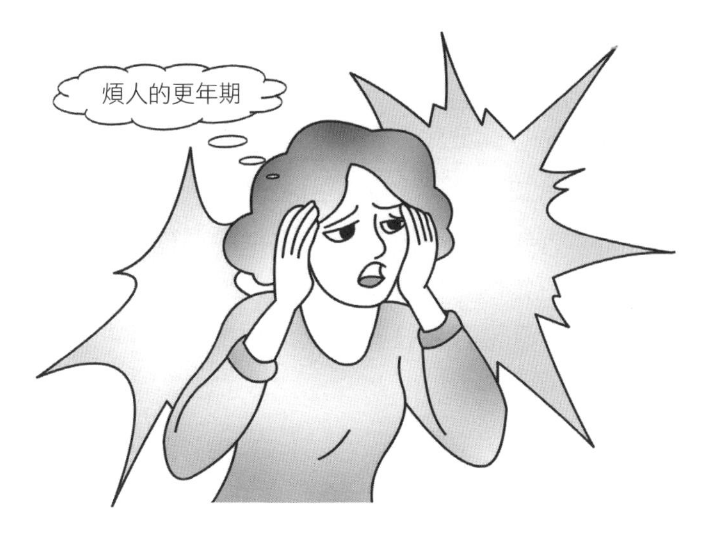

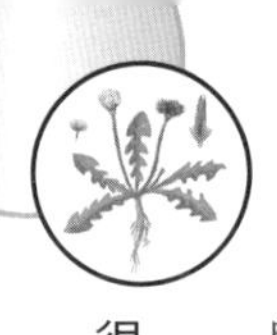

醫將其稱之為「臟燥」。

我給她推薦吃豆腐，豆腐是淮南王劉安發明的綠色健康食品。時至今日，已有2100多年的歷史，深受我國人民及世界人民的喜愛。豆腐中富含優質蛋白、大豆卵磷脂、大豆異黃酮、大豆膳食纖維、寡糖等成分，對於減肥、美化皮膚、預防生活習慣病、防止骨質疏鬆症的發生，以及減輕更年期障礙都有很大的幫助。而且，每天只要喝一杯豆漿就可以獲得預期的效果，是既方便又經濟實惠的飲品。一般家常菜中都會有這麼幾道既好吃又易做的佳餚。

1.麻婆豆腐

具體做法：嫩豆腐塊400克，肉湯120CC，薑末、蒜泥、太白粉、豆豉、豆瓣醬碎、辣椒末、花椒末、黃酒、低鈉鹽、雞精粉、醬油各適量。豆腐塊汆水，鍋置中火上，將油燒至六分熱，放入牛肉末煸炒，加豆瓣醬炒香，放薑末、蒜泥炒出味，加豆豉炒勻；放辣椒末，待炒出紅油時加入肉湯、黃酒、醬油、低鈉鹽燒沸，再下豆腐，用小火燒至冒泡時加味精，太白粉勾芡收汁；最後下青蒜苗，炒斷生即起鍋，撒上花椒末即成。清熱解毒，健脾益氣，滋補肝腎，生津潤燥。適用於更年期有食欲不佳、疲乏無力、心情煩躁等症狀者食用。

2.豆腐乾炒薺菜

具體做法：豆腐乾50克，薺菜150克，蔥、薑末各10克，低鈉鹽少許，醋適量，醬油10CC，雞精粉1克，植物油50CC。豆腐乾切成小片；薺菜洗淨去根，切成小段，放盤中備用。炒鍋上火，注油燒熱，下蔥、薑末炒出香味，放薺菜、豆腐乾、低鈉鹽、醋、醬油炒熟，撒味精炒勻，盛入盤中即成。特別適合更年期肝火血熱引發頭痛、目痛者食用。

聽我說完，張蕾興奮極了，剛好這兩道菜她都很愛吃，說回家一定天天做著吃，我聽後，趕忙說，別那麼性急，天天吃，再好吃的東西也會有吃膩的時候，女性更年期階段要注意營養搭配，這樣才能更好地預防更年期症狀。

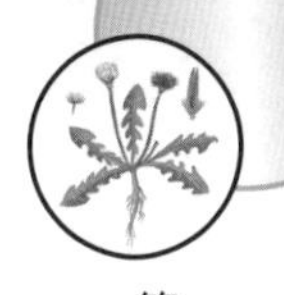

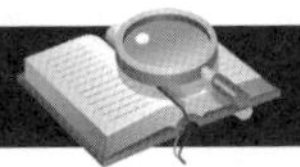

專家推薦方

增效食療方

沙苑枸杞蒸黃花魚

【具體做法】沙苑子10克，枸杞15克，黃花魚500克，料理酒10克，低鈉鹽4克，雞精粉3克，白糖3克，醬油15CC，雞油15克，薑、蔥適量。將沙苑子炒香；枸杞去果柄、雜質，洗淨；黃花魚去鰓、鱗、腸雜，洗淨；薑切片，蔥切花；將黃花魚放入盆內，加入低鈉鹽、雞精粉、薑、蔥、料理酒、醬油，醃漬30分鐘，將黃花魚撈起，放入蒸盤內，加入沙苑子、枸杞、雞油，置大火大氣蒸籠內蒸15分鐘即成。

【功效】補氣，開胃，明目，美容。適用於視物不清患者及更年期婦女食用。

西芹炒淡菜

【具體做法】西芹100克，淡菜50克，薑片、蔥段、黃酒、低鈉鹽、雞精粉、太白粉、雞湯各適量。西芹洗淨，切成段；淡菜洗淨，用黃酒浸泡；炒鍋內倒入花生油，燒至六分熱時，放入薑片、蔥段，加入淡菜、西芹，低鈉鹽調味，炒至熟透，調入雞精粉，用太白粉勾芡即可。

【功效】健脾益氣，滋補肝腎，清熱解毒。適用於更年期有煩躁不安、潮熱、多汗、失眠、高血壓等症狀者食用。

山楂蒸白菜

【具體做法】山楂100克，白菜200克，薑末、蔥花、蒜泥、低鈉鹽各3克，雞精粉適量。山楂洗淨去核，切片，放入砂鍋內煎20分鐘，去渣取汁，待用；白菜洗淨，切成段；將白菜放入蒸盆內，加入山楂汁、低鈉鹽，置蒸籠內蒸熟，調入雞精粉、蒜泥，撒入薑末、蔥花即可。

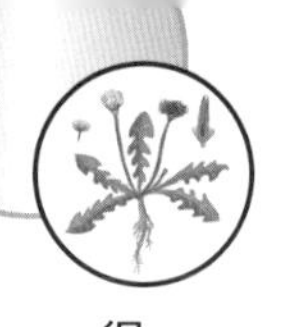

【功效】健脾益氣，滋補肝腎，清熱解毒。適用於更年期食欲缺乏、消化不良，以及煩躁不安、失眠等症狀者食用。

金針菜熗芹菜

【具體做法】金針菜100克，芹菜150克，醬油10CC，醋適量，低鈉鹽少許，蔥、薑末各10克，太白粉適量，油50CC。金針菜去硬根洗淨；芹菜去根及葉，切成斜刀段待用；炒鍋上火，注油燒熱，下蔥、薑末熗鍋，放芹菜、金針菜、醬油、醋、低鈉鹽及少許清湯燜熟，下太白粉勾薄芡，熗炒幾下即可。

【功效】健脾益氣，滋補肝腎，清熱解毒。適用於女性更年期肝經有熱、引發頭痛、眩暈者。

增效足浴方

女貞子首烏足浴方

【具體操作】女貞子、制何首烏各55克，苦丁茶15克。將上藥加清水2000CC，煎至水剩1500CC時，澄出藥液，倒入腳盆中，待溫度適宜時泡洗雙腳，每晚臨睡前泡洗1次，每次40分鐘，15天為1療程。

【功效】滋補肝腎，平肝降火。適用於更年期綜合症見月經紊亂、頭昏耳鳴、五心煩熱、急躁口苦者。

白蘿蔔合歡皮足浴方

【具體操作】白蘿蔔250克，合歡皮、夜交藤各50克。將白蘿蔔切片，與另2味同入藥鍋，加清水適量，煎煮30分鐘，去渣取汁，與2000CC開水一起倒入盆中，待溫度適宜時泡洗雙腳，每天1次，每次熏泡40分鐘，10天為1療程。

【功效】疏肝解鬱，理氣化痰。適用於更年期綜合症見胸脇及小腹脹滿疼痛、憂鬱不樂者。

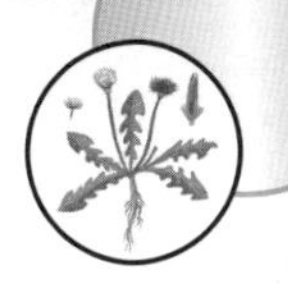

柴胡白芍足浴方

【具體操作】柴胡、白芍、香附各15克，枳殼、鬱金各30克，陳皮、木香各9克。將上藥加清水2000CC，煎至水剩1500CC時，澄出藥液，倒入腳盆中，待溫度適宜時泡洗雙腳，每晚臨睡前泡洗1次，每次30分鐘，20天為1療程。

【功效】滋陰潛陽，養血安神，理氣解鬱。適用於肝氣鬱結型更年期綜合症。

增效經穴方

【具體操作】取崑崙穴、申脈穴、太沖穴、行間穴、俠溪穴、失眠點穴、湧泉穴、陽陵泉穴、足三里穴。足浴後，用雙手拇指捏揉崑崙、申脈穴50～100次。按壓太沖穴、行間穴、俠溪穴、陽陵泉穴、足三里穴50～100次。點按失眠點穴、湧泉穴各100次，力道稍重，以有氣感為宜。

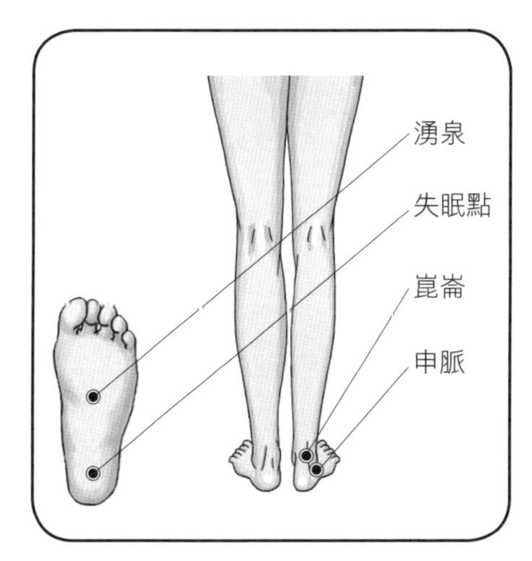

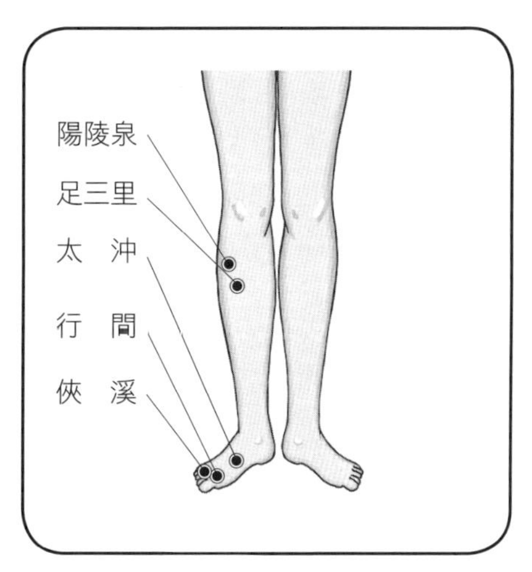

【功效】滋補肝腎，疏肝解鬱，理氣化痰。緩解更年期頭昏耳鳴、舌心肝熱、憂鬱不樂等症狀。

國家圖書館出版品預行編目資料

很小很小的小偏方：女人煩惱一掃而光 / 土曉明作. -- 初版. -- 新北市：華志文化, 2016.10
面； 公分. --（健康養生小百科 ; 42）
ISBN 978-986-5636-62-3（平裝）

1.偏方　2.婦科

414.65　105014085

華志文化事業有限公司
系列／健康養生小百科A042
書名／很小很小的小偏方：女人煩惱一掃而光

作　　者　土曉明醫師
執行編輯　楊雅婷
美術編輯　簡郁庭
封面設計　黃雲華
文字校對　陳麗鳳
企劃執行　康敏才
總 編 輯　黃志中
社　　長　楊凱翔
出 版 者　華志文化事業有限公司
電子信箱　huachihbook@yahoo.com.tw
地　　址　116台北市文山區興隆路四段九十六巷三弄六號四樓
電　　話　02-22341779
印製排版　辰皓國際出版製作有限公司

總經銷商　旭昇圖書有限公司
地　　址　235新北市中和區中山路二段三五二號二樓
電　　話　02-22451480
傳　　真　02-22451479
郵政劃撥　戶名：旭昇圖書有限公司（帳號：12935041）

出版日期　西元二〇一六年十月初版第一刷
售　　價　二六〇元

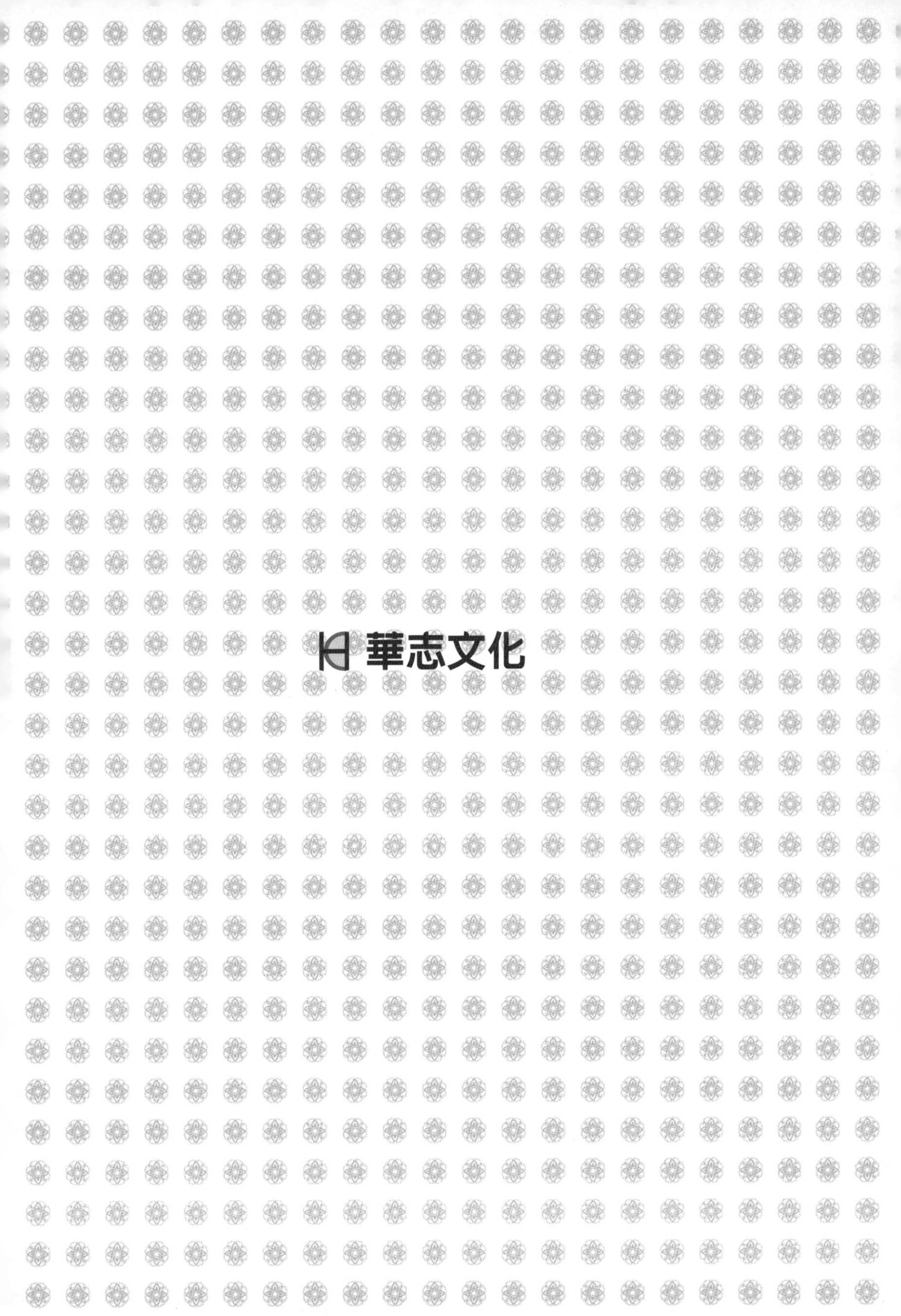
華志文化

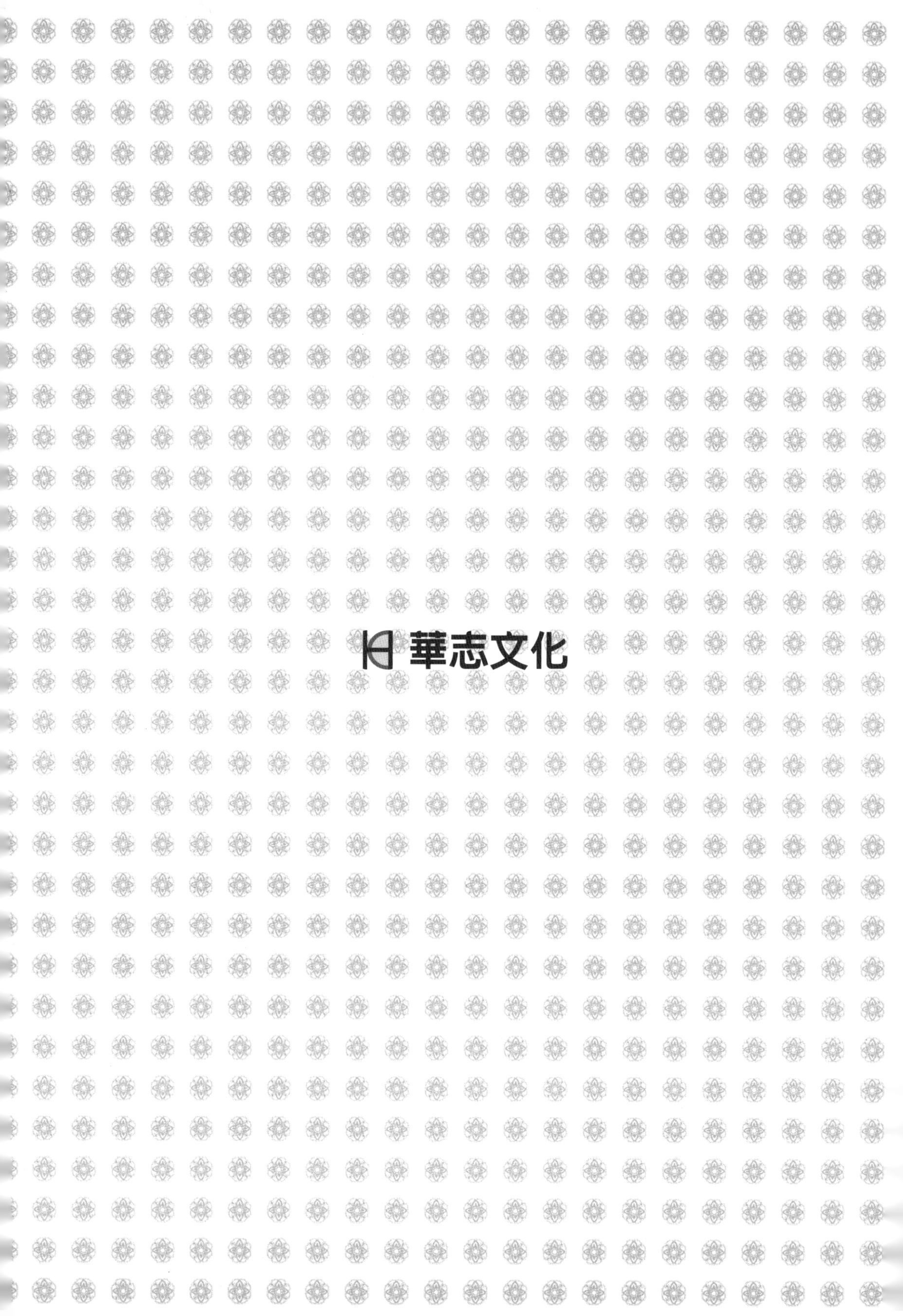
華志文化